医用射频
皮肤美容临床应用高阶

主编　刘红梅　黄乃艳

北京大学医学出版社

YIYONG SHEPIN PIFU MEIRONG LINCHUANG YINGYONG GAOJIE

图书在版编目（CIP）数据

医用射频皮肤美容临床应用高阶 / 刘红梅，黄乃艳主编. -- 北京 : 北京大学医学出版社，2025. 5.
ISBN 978-7-5659-3378-3

Ⅰ. R622

中国国家版本馆 CIP 数据核字第 2025AG9159 号

医用射频皮肤美容临床应用高阶

主　　编：刘红梅　黄乃艳
出版发行：北京大学医学出版社
地　　址：（100191）北京市海淀区学院路 38 号　北京大学医学部院内
电　　话：发行部 010-82802230；图书邮购 010-82802495
网　　址：http://www.pumpress.com.cn
E-mail：booksale@bjmu.edu.cn
印　　刷：北京金康利印刷有限公司
经　　销：新华书店
责任编辑：李　娜　　**责任校对**：靳新强　　**责任印制**：李　啸
开　　本：889 mm × 1194 mm　1/16　　**印张**：9.75　　**字数**：228 千字
版　　次：2025 年 5 月第 1 版　2025 年 5 月第 1 次印刷
书　　号：ISBN 978-7-5659-3378-3
定　　价：158.00 元

编委会名单

主　编　刘红梅　黄乃艳

副主编　（按姓名汉语拼音排序）

樊　华　赖迪辉　李廷慧　刘丽红

王　敏　夏　炜　钟　华　周炳荣

编　委　（按姓名汉语拼音排序）

丁梓蔚（江苏省人民医院皮肤科）

樊　华（福建省妇幼保健院整形外科）

胡永亮（解放军总医院第八医学中心皮肤科）

黄乃艳（北京梅颜医疗美容诊所）

赖迪辉（清华大学附属垂杨柳医院皮肤科）

雷秋花（卓正医疗）

李珊逸（解放军总医院第八医学中心皮肤科）

李廷慧（解放军总医院第八医学中心皮肤科）

刘红梅（北京梅颜医疗美容诊所）

刘丽红（北京研塑医疗美容诊所）

王　敏（北京工商大学轻工科学与工程学院）

王　新（盘山县人民医院医学美容整形中心）

夏　炜（西安市中心医院西安博仕臻妍医疗美容有限责任公司新城医疗美容诊所）

杨　扬（解放军总医院第八医学中心皮肤科）

余　佳（卓正医疗）

张德全（解放军总医院京中医疗区皮肤科）

钟　华（卓正医疗）

周炳荣（江苏省人民医院皮肤科）

绘　图　赵秦丽

主编简介

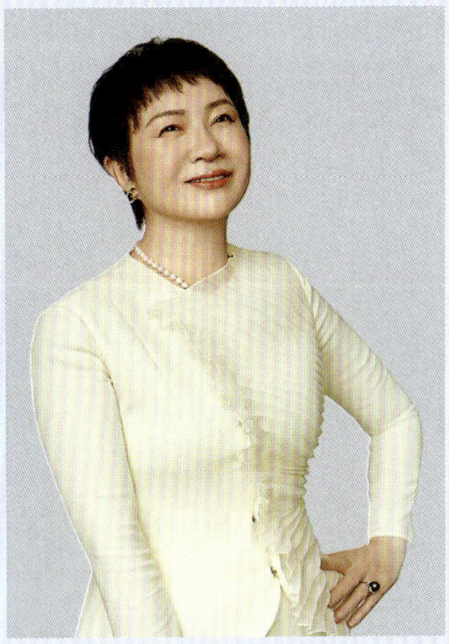

刘红梅，副主任医师，北京梅颜医疗美容诊所创始人及技术负责人，第四军医大学（现为空军军医大学）皮肤病与性病学专业硕士、中国人民解放军军医进修学院激光医学专业硕士。

刘红梅主任在非手术皮肤美容抗衰领域深耕 28 年，是皮肤美容领域资深专家，对非手术医疗美容技术深有钻研，尤其擅长激光美容、医用射频、美塑疗法、注射美容等综合治疗及非手术瘢痕的综合治疗、色素增加性皮肤病的治疗等。

刘红梅主任主编或参编《微创面部年轻化新材料与新技术规范化应用》《面部年轻化安全精准注射技术》等专著 4 部；参与制定团体标准 3 项，参与撰写专家共识 13 项，如《微针治疗操作规范》《强脉冲光临床应用专家共识》《皮秒激光临床应用专家共识》《Ellansé 的材料特性及鼻唇沟填充的专家共识》《激光美容相关常见疾病诊疗指南（2024 版）》等。

刘红梅主任现任中国抗衰老促进会副理事长及医学美容专业委员会主任委员、中国整形美容协会医美线技术分会理事会副会长及激光美容分会常务委员、中国非公立医疗机构协会整形与美容专业委员会副主任委员、中华医学会医学美学与美容学分会委员等职务，并担任北京工商大学研究生实践导师。

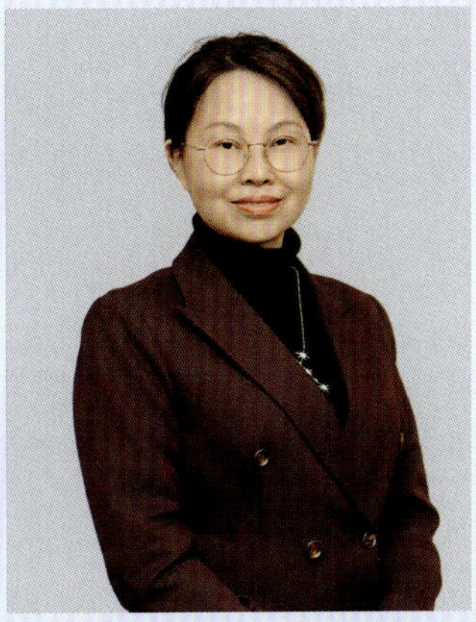

黄乃艳，副主任医师、副教授，中国人民解放军军医进修学院激光医学专业博士，加拿大不列颠哥伦比亚大学皮肤科访问学者。曾就职于解放军总医院激光医学科，现任北京梅颜医疗美容诊所科研组主任。

黄乃艳主任从事激光医学临床及基础研究 20 余年，对激光治疗多种疾病有丰富的经验，擅长激光治疗血管性疾病如鲜红斑痣、小血管瘤、毛细血管扩张、炎性肉芽肿等，色素性疾病如太田痣、咖啡斑、文身、色素痣等，皮肤赘生物如寻常疣、扁平疣、软纤维瘤、疣状痣等。主持国家自然科学基金面上项目 2 项，发表论文 20 余篇，其中被 SCI 收录 7 篇、被 EI 收录 3 篇。参编书籍《光动力疗法》。曾任中华医学会激光医学分会学组委员、中国光学会激光医学委员会委员、《中国激光医学杂志》编辑等。

序言一

在当今医疗美容的广阔领域中，无创治疗项目备受瞩目，而射频治疗凭借其卓越的效果，成为常用、有效且受青睐的物理治疗技术之一。无论是追求肌肤紧致的爱美人士，还是致力于提升技术的专业人士，射频技术都在他们的视野中占据着重要地位。

不少人认为射频操作简单、安全性高，甚至觉得未经过专业训练的人也能操作相关设备。这一认识是错误的。实际上，射频技术的复杂性远超想象。其技术原理涉及多个学科领域，操作方法及客观效果也丰富多样。针对不同的治疗部位和皮肤状况，需要采用不同的参数和操作方法。也正因为如此，临床医生对射频物理原理与实用技术的认知普遍存在不足。在实际操作中，操作方法千差万别，导致治疗效果也参差不齐。

虽然射频技术在皮肤治疗领域已得到广泛应用，但目前国内仍缺少全面、系统介绍该技术的相关著作。鉴于此，本书应运而生。本书从多个关键角度出发，对射频技术进行深入剖析。首先是射频的物理基础，本书详细、专业地解读了其背后的物理原理。其次，本书探讨了射频使用的生物学效应与机制，概述其对皮肤组织产生的一系列生物学变化。再次，本书从临床应用的视角出发，对射频技术的科学性和安全性进行了全面分析与讲解。为了从更多维度探讨这一技术，作者团队对近年来发表的国内外相关文献进行了广泛收集、细致归纳和深度总结，力求基于大量宏观数据，全方位展示射频技术在皮肤美容治疗领域的应用。通过阅读本书，读者可以系统地学习射频技术，从基础理论到临床实践，逐一深入掌握。

在应用章节中，各位专家毫无保留地分享了大量个人心得和高阶应用技巧。这些都是他们在长期临床实践中积累的宝贵经验，凝聚了无数次实践与探索的智慧结晶。他们将这些有价值的知识呈现给读者，旨在帮助医美从业者实现从“新手小白”到行业高手的进阶蜕变。

编写本书的目的，是希望凭借诸位专家的渊博学识和共同努力，将射频技术在医学美容中的应用，从基础原理到临床实践，科学、完整地呈现给广大读者。愿本书能成为广大同仁的得力助手，助力大家更快、更全面地掌握射频技术这一有力武器，为推动医疗美容行业的蓬勃发展贡献力量。

李文志

序言二

现代医学近百年的发展历程波澜壮阔，医疗美容行业作为其中的一叶扁舟，亦在近 30 年的时光中风起云涌。回顾其中历程，技术的进步始终是推动医疗进步的核心动力，不断重塑医疗的内涵，为人类带来福祉。

医疗美容的发展，经历了从早期传统手术为主导，到如今非手术的轻医美逐渐占据重要地位，这一转变就建立在声光电技术与注射材料的发展基础之上。在声光电技术领域，激光和光子技术起步较早且成果显著。自 1983 年 Anderson 博士于《科学》(*Science*)杂志上发表选择性光热作用原理的文章以来，大量激光和光子设备涌现。随后，相应的临床应用和研究逐渐开展，尤其是用于色素性疾病和血管性疾病的治疗方面，在临床效果上达到了新高度。

射频技术应用于医疗美容临床相对激光稍晚，但其优势逐渐凸显。相对于激光，射频用于黄种人有效规避了色素沉着的问题。同时，单极射频和射频微针作用深度更深，这些优点使射频技术成为医学美容中不可或缺的组成部分。以单极射频为例，在临床治疗中，对于面部松弛的患者，单极射频能够穿透至皮肤深层，刺激真皮层的胶原蛋白收缩与再生，从而改善衰老的面部外观。而射频微针技术更是在治疗痤疮瘢痕、减轻皮肤纹路、改善皮肤质地等方面展现出独特优势。

新的射频设备不断研发推出，适应证范围也持续拓展。在这样的行业背景下，刘红梅主任主编的这部射频应用专著填补了国内相关领域的一项空白，具有重要的学术意义。

本书全面系统地阐述了射频技术的原理与机制，从射频能量对皮肤的作用原理，到不同组织层次的热效应反应，均进行了深入剖析。在临床应用方面，详细介绍了各种射频设备在面部、颈部、眼部、身体等不同部位的操作规范与治疗策略。例如，在面部年轻化治疗中，根据患者年龄、肤质、衰老评级等差异，精准制订能量等级、治疗频次等方案。同时，本书还分享了专家们在临床实践中积累的宝贵经验与技巧，如针对不同肤质如何优化能量参数以达到更佳疗效，以及如何处理治疗过程中的常见问题及并发症等。

对于医美从业人员而言，本书无疑是提升专业技能的必备工具。它不仅为医生们提供了从理论到实践、从基础到高阶的系统性指导，更期望助力从业人员不断精进，推动医疗美容行业朝着更加规范化、专业化的方向迈进。

石　冰

目　录

第 1 章 皮肤衰老的基础知识

第 1 节 皮肤解剖及生理

皮肤是人体最大的器官，是抵御外界环境变化的第一道防线，具有十分重要的屏障作用。皮肤在防御病原体方面所发挥的作用也非常突出，对于其免疫功能的研究越来越受到重视。此外，皮肤也是一种感觉器官，能够帮助机体调节体温，更好地适应外界环境。

人体的皮肤是由多个结构层次（大致可分成表皮层、真皮层以及皮下组织）、附属器（如毛囊、皮脂腺和汗腺等）以及多种细胞（包括角质形成细胞、黑素细胞、成纤维细胞以及包括朗格汉斯细胞在内的多种免疫细胞等）所组成的一个复杂的器官组织[1]。其中，表皮是皮肤组织的最外层，通过基膜与真皮层相连。角质形成细胞是主要的表皮细胞，负责表皮组织的更新。真皮位于表皮和皮下组织之间，主要由成纤维细胞和细胞外基质组成，包含结缔组织、胶原蛋白基质、神经和血管网络以及一些皮肤附属器。皮下组织位于真皮以下，由松散的结缔组织和脂肪组成，脂肪细胞是该结构中的主要细胞（图 1-1）。

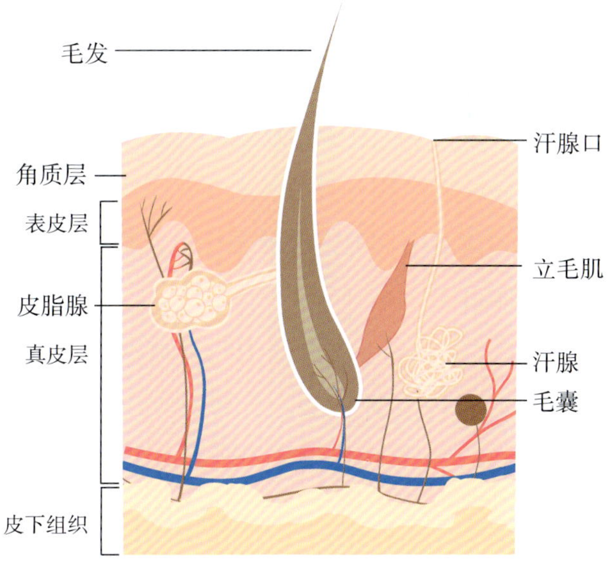

图 1-1　皮肤结构示意图

了解皮肤及其附属器的结构和功能对于理解健康状态和疾病状态下皮肤的生物学特性，以及阐明各种皮肤病症的病理生理学机制至关重要。

一 皮肤及其附属器的结构

（一）表皮

表皮（epidermis）作为皮肤的最外层结构，其结构较为紧致，能够保护皮肤和深层组织免受物理因素（如热量、紫外线、辐射等）、病原微生物以及化学物质等有害物质的侵害，同时可以防止内部的水分流失[2]。表皮包含的细胞主要有角质形成细胞、黑素细胞、朗格汉斯细胞和梅克尔细胞等，其中角质形成细胞的占比超过 80%。根据角质形成细胞分化的状态，表皮可分为 5 个结构层次：角质层、透明层、颗粒层、棘层和基底层[3]。

1. 角质形成细胞 角质形成细胞（keratinocyte）是表皮中最主要的细胞，其增殖、分化和迁移对于维持皮肤稳态至关重要。角质形成细胞由基底层中的表皮干细胞增殖分化而来，并在基底层中增殖并逐步转运至表皮外层。当它们分化时，其体积会增大且形态趋于扁平。其分化结束于由颗粒层细胞向角质层细胞的转变过程中[4]。在这个过程中，角质形成细胞内的一些组分（如细胞核、部分细胞器和质膜等）会逐渐消失，转变为无核化的角质层细胞，这种转变过程被称为表皮细胞的角化。

角蛋白（keratin）是角质形成细胞分化过程中产生的一种重要蛋白，占到表皮内总蛋白的 30%～80%。角蛋白可以分为两类：Ⅰ型角蛋白，包括 K9～K40，是酸性的；Ⅱ型角蛋白，包括 K1～K8 和 K71～K86，是碱性的。角蛋白对于维持表皮结构的稳定性以及辅助表皮发挥屏障功能至关重要。此外，角蛋白还为毛发和皮肤腺体等提供结构强度和弹性方面的支持[5]。

传统上，角质形成细胞被认为主要发挥对表皮结构的支撑作用，是表皮中的“骨架”细胞。随着相关研究的不断深入，越来越多的证据表明角质形成细胞在维持皮肤功能方面发挥多元化的生理作用，这些作用体现在包括皮肤痛觉、瘙痒、炎症以及免疫调节在内的广泛的病理生理过程中。例如，表皮组织的不断再生是一个由级联信号网络调控的精细过程，该信号网络是由角质形成细胞通过旁分泌和自分泌的方式与外界环境相互作用进行控制，从而形成一种动态的平衡。当这种平衡状态受到破坏时，皮肤结构就会形成损伤，从而产生病理性的相关信号。如果这种病理损伤的状态不能及时得到控制，可能会导致更加严重的皮肤损伤，如慢性炎症性疾病等。

（1）基底层：基底层是由附着于基底膜上的形态为圆柱体的角质形成细胞构成，是表皮的最底层。基底层细胞具有较强的增殖和分化能力，能够为表皮的再生提供新的细胞，其中可能包含有表皮干细胞。增殖后的角质形成细胞会逐渐向棘层移动，并逐步分化为棘层细胞。基底层角质形成细胞的特征包括能够表达角蛋白 K5 和 K14[6]，并且 HE 染色后其胞质呈现为嗜碱性。研究表明，角蛋白 K5 或 K14 的表达异常会影响基底层细胞内张力细丝的功能，进而引发单纯大疱性表皮松解症等皮肤疾病，这表明该蛋白的正常表达具有重要作用。此外，基底层中还包含黑素细胞和梅克尔细胞等其他细胞。

（2）棘层：棘层在基底层之上，由于棘层中的角质形成细胞间由桥粒结构紧密连接，形成棘刺状突起，因此得名。棘层通常由 4～8 层细胞组成，细胞形态相较于基底层细胞趋于扁平，胞内细胞器丰富，尤其富含核糖体。角质形成细胞从基底层迁移至棘层后进一步实现分化，表达典型的分化标记蛋白，如 K1 和 K10 以及 caspase-14[7]。此外，棘层中还包含肥大细胞、朗格汉斯细胞等免疫细胞，与表皮的免疫功能相关。

（3）颗粒层：随着角质形成细胞的迁移和分化，胞内的脂质和蛋白质组成也在发生变化。从棘层进入到颗粒层后，角质形成细胞开始在细胞质中形成交联的角蛋白丝和聚丝蛋白。细胞器开始退化，并形成一种被称为层状体（lamellar body）的直径约 200 nm 的膜结合结构。角质形成细胞也转变为颗粒角质细胞。颗粒角质细胞中的聚丝蛋白是因其具有聚集角蛋白丝的能力而得名，但其作用并不局限于此。研究显示，聚丝蛋白缺乏或功能障碍会导致多种皮肤疾病，如鱼鳞病和特应性皮炎等 [8]。

（4）透明层：透明层仅在手掌和脚底的厚而无毛的皮肤上可见。它存在于角质层与颗粒层中间，由 2 ~ 3 层死亡的角质形成细胞和增厚的质膜组成，是在角质层的基部所形成的一种特殊的均质结构，具有较强的折光性。

（5）角质层：角质层是表皮的最外层，是皮肤发挥屏障功能的主要结构。角质层可以防止有害物质和微生物进入体内，并避免体内水分流失，从而有助于体内的液体平衡 [9]。人体皮肤角质层有 18 ~ 20 层，平均厚度为 8.2 ~ 12.9 μm（不同的身体部位有较大差别）。角质层主要由嵌入脂质基质（主要包括神经酰胺、胆固醇、胆固醇酯、胆固醇硫酸盐和游离脂肪酸等成分）中的无核角质形成细胞组成。上述两种成分形成类似于“砖块”（角质形成细胞）和“砂浆”（细胞间的脂质）的“砖墙结构”。

表皮是一个不断更新、处于动态平衡的组织。研究表明，外层的角质层细胞到达体表一定时间后，就会从表皮分离脱落。这个过程是由一些丝氨酸蛋白酶所介导，这些丝氨酸蛋白酶通过攻击角质形成细胞间的桥粒连接结构，使得细胞间结构趋于松散并最终脱落。角质层和颗粒层中含有一种硫酸胆固醇，是这些丝氨酸蛋白酶的抑制剂。在颗粒层以及较深层的角质层中，硫酸胆固醇的浓度较高，抑制了丝氨酸蛋白酶的作用。然而，靠近外侧的角质层中硫酸胆固醇浓度逐渐变低，使得丝氨酸蛋白酶变得活跃，从而实现角质层细胞的生理性脱落。

2. 黑素细胞　黑素细胞（melanocyte）是一种能够产生色素的树突状细胞，主要存在于表皮、头发和眼睛中，在内耳、脑膜、心脏和其他组织中也有一定量的黑素细胞。黑素细胞起源于外胚层神经嵴，由其前体细胞黑素母细胞迁移至靶器官后增殖分化，最终形成黑素细胞。在皮肤中，黑素细胞主要存在于基底层和毛囊中，其主要功能是产生黑色素，是一种由酪氨酸衍生的复杂聚合物。黑素细胞不仅决定了头发、皮肤和眼睛的颜色，还能通过遮挡和反射紫外线来减少紫外线照射对细胞的有害影响 [10]。黑色素是在一种含有酪氨酸酶的囊泡结构——黑素小体中产生的。黑素小体能够被转移到与黑素细胞邻近的角质形成细胞中，从而保护相应组织免受紫外线照射造成的损伤。与此同时，研究表明角质形成细胞还能通过旁分泌的方式调控黑素细胞的分化，进而影响皮肤稳态和色素沉着。

3. 朗格汉斯细胞　朗格汉斯细胞（Langerhans cell）是存在于表皮中的一种树突状细胞（dendritic cell），在表皮的免疫功能中主要承担先天免疫和适应性免疫之间的连接作用，维持皮肤免疫稳态，是表皮免疫系统中重要的抗原提呈细胞。朗格汉斯细胞在表皮结构的各个分层中都有一定的分布，其在棘层和基底层中的数量相对较多。朗格汉斯细胞表达多种表面标记分子，包括 MHC Ⅰ、MHC Ⅱ、CD1a、CD45、IgE Fc 受体、E- 钙黏素、Langerin 等，这些分子可用于朗格汉斯细胞的识别和鉴定。

作为一种树突状细胞，朗格汉斯细胞通过其

树突结构与附近的角质形成细胞接触。树突的伸展和收缩是一个动态过程，称为树突监视伸展和收缩循环。这一特性允许朗格汉斯细胞在表皮中持续监测环境因素，并通过颗粒层细胞之间的紧密连接穿透到角质层。朗格汉斯细胞具有多种模式识别受体（pattern recognition receptor），包括 Toll 样受体（Toll-like receptor，TLR）（例如 TLR2、TLR4 等）和甘露糖特异性凝集素 Langerin[11]。TLR 能够识别细菌抗原，而 Langerin 则识别某些病毒抗原。在正常的生理情况下，朗格汉斯细胞能够协调机体的免疫耐受，防止不必要和有害的免疫激活。当细胞感知到危险信号时，例如在皮肤受到感染或者当皮肤的结构完整性由于创伤而受到损害时，它们会将抗原提呈给 T 淋巴细胞，激活适应性免疫系统进行有效的免疫反应。

4. 梅克尔细胞 梅克尔细胞（Merkel cell）存在于所有脊椎动物的皮肤和部分黏膜中。梅克尔细胞是在表皮基底层中被发现的一种透明细胞，其直径约为 10 μm。梅克尔细胞采用常规 HE 染色难以鉴别，可以使用电镜进行观察和鉴定。此外，梅克尔细胞内的一些蛋白可以作为其鉴定的靶蛋白，例如细胞角蛋白 20（cytokeratin 20）等[12]。梅克尔细胞与神经组织联系密切，被认为是一种特殊的神经信号感受细胞。梅克尔细胞在不同部位分布的密度差异很大，其在感觉敏感部位（如手掌、嘴唇、牙龈等）分布的密度明显大于其他部位。

（二）真皮

真皮（dermis）位于表皮和皮下组织之间，由细胞外基质（主要包括胶原蛋白、弹性蛋白和糖胺聚糖等）和大量成纤维细胞以及一部分免疫相关细胞（包括巨噬细胞、T 淋巴细胞、肥大细胞、嗜酸性粒细胞、树突状细胞等）组成。此外，真皮中还包含血管、神经以及一些皮肤附属器（如皮脂腺、毛囊等）。真皮从结构上可以分为两个亚层，即浅层（称为乳头状真皮）和深层（称为网状真皮）。上层的乳头状真皮由疏松的网状结缔组织、胶原蛋白和弹性纤维组成。表皮与乳头状真皮层被一层胶原蛋白和富含层黏连蛋白的基底膜隔开，这层基底膜由表皮角质形成细胞和乳头状成纤维细胞接合而成。在乳头状真皮层下是网状真皮层，由致密的不规则结缔组织组成。

1. 成纤维细胞 成纤维细胞（fibroblast）主要来源于原代间充质细胞。此外，成纤维细胞也可能起源于上皮细胞并通过上皮 - 间充质转化而来，以及内皮细胞并通过内皮 - 间充质转化而来。成纤维细胞由不同的细胞群组成，根据它们所在的组织不同而具有不同的功能。成纤维细胞在组织结构支持中发挥重要作用，它们能够分泌和响应细胞因子、趋化因子和生长因子，还参与包括伤口愈合在内的多个病理和生理进程。皮肤中成纤维细胞的一个主要功能是合成细胞外基质，包括胶原蛋白、蛋白聚糖、弹性蛋白、纤维连接蛋白、微纤维蛋白和层黏连蛋白等细胞外基质蛋白，通过组装成为纤维状或片状结构，进而形成结缔组织[13]。此外，成纤维细胞还通过共价交联、蛋白质糖基化等方式，以及分泌赖氨酸氧化酶、基质金属蛋白酶（matrix metalloproteinases，MMPs）和 MMPs 抑制剂等修饰酶来控制细胞外基质蛋白的稳定性，从而调控细胞外基质微观结构的重塑。

在真皮组织的不同分层中，成纤维细胞的特点也有所区别。乳头状真皮层中的成纤维细胞体积相对较小且增殖更快，分布在真皮表层；网状真皮层中的成纤维细胞则体积相对较大，增殖更加缓慢，占据真皮深层。这两个成纤维细胞亚群分泌的细胞外基质成分、对细胞因子的反应，以及蛋白酶、生长因子等的分泌水平也存在一定的差异。

2. 弹力纤维　弹性纤维（elastic fiber）是真皮中的重要成分，主要由弹性蛋白（elastin）和微原纤维（microfibril）组成，占成人皮肤真皮层无脂肪干重的 2%～4%。弹性纤维垂直或平行于皮肤表面，形成一个复杂的网络。乳头状真皮层和网状真皮层均含有弹性纤维，但它们在厚度和组成比例方面均有差异。可溶性的弹性蛋白单体是由成纤维细胞合成并分泌。弹性蛋白单体分泌到胞外后，通过特定的细胞表面相互作用与成纤维细胞结合，并逐渐沉积到富含纤维蛋白的微原纤维上，组装成为弹性纤维后即从细胞表面释放出来。微原纤维作为弹性纤维形成的支架，在弹性纤维的形成过程中能够帮助弹性蛋白正确排列。

3. 胶原纤维　胶原纤维（collagen fiber）是真皮的主要纤维成分，在真皮细胞外基质中占有较高比重。胶原纤维主要成分为Ⅰ型胶原蛋白，还含有一部分Ⅲ型胶原蛋白[14]。胶原蛋白中有两种特殊的氨基酸残基——羟脯氨酸和羟赖氨酸，这两种氨基酸可能有助于延缓胶原蛋白过早地被蛋白酶降解，从而提升胶原纤维的稳定性。Ⅰ型胶原蛋白组成的胶原纤维较为粗大，能够为皮肤提供较强的张力，使皮肤承受一定的拉力。Ⅲ型胶原蛋白组成的纤维则较为纤细，是网状纤维的主要成分。

4. 网状纤维　网状纤维（reticular fiber）的主要成分为Ⅲ型胶原蛋白，能够用银染标记为黑色，所以也被称为嗜银纤维，其嗜银的特性可能与结合在纤维上的糖蛋白有关。网状纤维主要分布于血管、神经以及一些腺体的周围，发挥支撑组织形态和保护细胞的作用。

5. 基质　基质（matrix）是存在于真皮的纤维成分和细胞之间的一种胶状物质，是真皮中的重要成分。基质主要是由蛋白多糖和其他多糖成分（如透明质酸等）构成。基质在维持皮肤电解质平衡、保持皮肤含水量、发挥皮肤过滤功能等方面具有重要意义。例如，基质中的多糖成分具有极强的结合水分子的能力，能够使皮肤保持湿润状态；蛋白多糖与多糖成分连接形成的筛状结构能够阻止较大的物质（如细菌等）通过，使真皮中的吞噬细胞更容易将其吞噬和清除。

（三）皮下组织

皮下组织（subcutaneous tissue）位于真皮组织下方，主要成分是松散的结缔组织和脂肪，并包含淋巴管、血管、神经以及汗腺等皮肤附属器，主要功能是为机体提供热量储备，参与体温调节，并具有一定缓冲外力的作用[15]。皮下组织能够内陷到真皮层中，并将皮肤附着在下面的骨骼和肌肉上。该组织中的细胞主要是脂肪细胞，还有一部分成纤维细胞和巨噬细胞等。

（四）皮肤附属器

皮肤附属器（cutaneous appendages）主要包括汗腺、毛发、皮脂腺以及指（趾）甲，均由胚胎的外胚层分化，在皮肤的生理功能中各自发挥不同的作用。

1. 汗腺　汗腺（sweat gland）是一种卷曲的管状皮肤附属物，其主要功能是通过皮肤蒸发水分来控制体温。人体有 200 万～300 万个汗腺分布在几乎整个体表。人体的汗腺可以分为两种类型，一种称为顶泌汗腺，它的导管通向毛囊；另一种称为外泌汗腺，开口于表皮并将汗液排放到皮肤表面，是人体汗腺的主要类型。

（1）顶泌汗腺：顶泌汗腺（apocrine sweat gland）是较大的汗腺，因此也曾被称为大汗腺，主要分布在腋窝、肛周和生殖器皮肤上，也可见于外耳道、眼睑、躯干以及乳晕等部位。顶泌汗腺是由单层肌上皮细胞包裹柱状分泌细胞形成导管结构。顶泌汗腺导管分泌细胞的管腔部分被挤压后，将汗液释放到分泌管腔中，这种分泌方式称为大汗液分泌。顶泌汗腺的导管向靠近皮肤表面的毛囊底部开放，并向皮脂腺开口开放。顶泌汗腺分泌的汗液相较于外泌汗腺的汗液更加黏稠，其成分中包含碳水化合物、脂类和蛋白质等。顶泌汗腺分泌的汗液本身是无味的，而细菌等微生物将汗液分解后会产生气味。人在青春期时，激素分泌较为旺盛，顶泌汗腺也较为活跃，会分泌更多的汗液。

（2）外泌汗腺：外泌汗腺（eccrine sweat gland）曾经被称为分泌汗腺，除唇红部、龟头、包皮内侧、阴蒂、小阴唇等部位外，几乎遍布全身，在腋部、额部等部位较为密集。外泌汗腺在结构上主要由分泌部分和导管部分组成。分泌部分是位于真皮层下部和皮下脂肪中的一个卷曲结构，由两种不同的称为透明细胞和暗细胞的单层柱状细胞构成。透明细胞含有大量线粒体，在液体和电解质运输中具有较高活性，并分泌大部分汗液。暗细胞线粒体较少，能够分泌糖蛋白和多种抗菌肽[16]。此外，分泌部分被梭形的肌上皮细胞包围，肌上皮细胞的收缩可以将汗液泵入导管部分并排出体外。肌上皮细胞还提供一定的机械强度，从而在分泌大量汗液时防止分泌部分过度膨胀。分泌部分首先产生接近等渗的初级汗液，随后经过钠离子的重吸收后形成低渗汗液，最后分泌出去。导管部分则由两层立方细胞组成，从分泌部分穿过真皮层延伸至表皮的基底层，最后开口于表皮表面。

2. 毛发 毛发（hair）分布在除唇红部、乳头、龟头、包皮内侧、阴蒂等无毛皮肤外的大部分部位。毛发在结构上按照在皮肤内外，可以分为位于皮肤以外的毛干（hair shaft）和位于皮肤以内的毛根（hair root）。毛发的主要成分为角化的角质形成细胞和角蛋白，由外到内可分为毛小皮、皮质层以及髓质三层。髓质位于中心，被皮质层包围，占比较少，有时可能不存在髓质（例如胎毛）。皮质层是毛发的主要结构，占比在 80% 以上。毛小皮是毛发最外层的结构。皮质层主要是由角化的毛母质细胞构成，胞内含有黑素颗粒，是决定毛发颜色的关键因素。皮质层的角化细胞呈梭形，具有一种含硫元素较少的角蛋白。皮质层的细胞相较于毛小皮的细胞角化进程较晚，细胞在没有完全角化时还可以观察到细胞核，完全角化后细胞核就会消失。

毛囊（hair follicle）作为重要的皮肤附属物之一，在皮肤功能和皮肤再生过程中起着不可替代的作用，并且具有复杂而精细的结构。毛囊由多层特化的上皮细胞构成，从外到内可分为结缔组织鞘、外毛根鞘、内毛根鞘，呈同心状排列，毛发纤维位于中心。毛囊的底部被称为毛球（hair bulb）。毛乳头是毛球底部的一个结构，主要由结缔组织和毛细血管环组成，该结构在头发生长和头发周期的调节中起重要作用。毛乳头的周围由毛母质所包裹。毛囊具有很强的自我更新能力，并表现出周期性的生长模式。毛囊中富含干细胞群，不仅有助于头发生长和再生，还有助于损伤后的皮肤再生[17]。毛囊的生长和其中干细胞的活性受到多种信号通路的调节。

毛发的生长是动态的，大致可分为以下三个阶段。①生长期：在此期间，毛发正在积极生长；②退行期：在此期间，毛发停止生长，但毛囊生发中心的细胞活动仍在继续；③休止期：这是最后一个阶段，在此期间毛发没有生长或毛球没有活动。此外，毛发的生长还会受到年龄、气候、环境、健康状况等诸多因素的影响，不利的外界因素会导致毛囊肿瘤、斑秃等相关疾病的发生。

3. 皮脂腺　皮脂腺（sebaceous gland）是皮肤重要的附属器。大多数皮脂腺位于毛囊和立毛肌之间，皮脂腺与毛囊、立毛肌一起构成毛囊皮脂腺单元。皮脂腺是由一个或多个囊泡和一个共同的短导管组成。导管由层状上皮组成，大部分在毛囊上部开口，也有部分直接在皮肤表面开口。在腺泡周围有一层未成熟的细胞，细胞器丰富，能够通过活跃的细胞分裂产生新的腺泡细胞。皮脂腺分布在整个皮肤表面，手掌和脚底除外。它们在头皮和面部的密度最高。皮脂腺的主要功能是分泌皮脂和润滑皮肤。皮脂腺也是人体表皮系统的一部分，保护身体免受微生物的侵害。皮脂腺能够分泌酸性物质，在皮肤表面形成一层微酸性的膜，可以作为抵挡细菌、病毒和其他可能渗透皮肤的潜在致病因素的屏障。此外，皮脂腺能够通过分泌和运输维生素 E 来实现皮肤的抗氧化保护作用[18]。皮脂腺的功能主要受内分泌系统的调节，雄激素是影响皮脂合成和分泌的主要因素，并调节皮脂腺的分化和增殖。

4. 指（趾）甲　指（趾）甲（nail）是手指或脚趾末端覆盖在组织表面的坚硬角化结构，主要成分为角化的细胞和角蛋白。指（趾）甲的总体结构较为复杂，主要包括甲板、甲根、甲母质、甲床等结构。其中，外露的部分称为甲板；甲板延伸至皮肤下方的部分称为甲根；被甲板覆盖的下方皮肤称为甲床，甲床受损会导致甲板畸形；甲母质位于甲根的下方，能够产生新的角化细胞，控制指（趾）甲的生长。指甲的生长速度大约为每月 3.5 mm，趾甲的生长速度大约为每月 1.6 mm。指（趾）甲的生长速度与机体的健康状况密切相关。此外，一些致病性真菌能够感染指（趾）甲，导致甲真菌病。当机体缺乏维生素（如维生素 A 和 B）、蛋白质、脂质等营养物质的摄入时，也会造成指（趾）甲的相关疾病。

二　皮肤的屏障作用

皮肤屏障功能在很大程度上依赖于表皮高度聚合的多层细胞结构。首先，角质形成细胞通过复杂的分化过程，最终形成皮肤最外层的致密保护层——角质层；其次，在颗粒层和棘层中，细胞间通过相互连接形成排列紧密的细胞层，防止有害物质的入侵。美国学者 Elias 提出了皮肤的“砖墙结构”理论[19]，指出皮肤屏障就像“砖和砂浆”组成的墙面——角质形成细胞是“砖块”，细胞间基质是“砂浆”，形成了坚固紧密的物理屏障。

在角质层中，表皮中的角质形成细胞经历了凋亡驱动的终末分化过程。最终角化的角质形成细胞的细胞膜被坚硬的蛋白质和脂质包膜所取代，而后者能够为角质层提供机械强度，使得角质层具有较强的抗压力和抗磨损能力。而细胞间的脂质基质则形成主要的渗透性屏障，能够很大程度上防止细菌等致病微生物和其他有害物质（如有害化学物质、粉尘等）的入侵。更深层的颗粒层和棘层中的角质形成细胞也是皮肤屏障功能的重要组成部分。角质形成细胞间有多种形式的紧密连接，包括桥粒连接、紧密连接和黏附连接。这些细胞间的连接与细胞骨架相通，具有较高的强度并能有效地限制细胞间隙的通透性，不仅能够抵御微生物和有害物质，而且能够有效控制皮肤中的水分、电解质以及营养物质的流失。

皮肤屏障功能主要依赖于表皮层，而真皮层和皮下组织也发挥了一定的作用。例如，真皮层中的细胞外基质含有大量的弹力纤维、胶原纤维等，能够为皮肤提供一定的弹性和张力；皮下组织中的脂肪细胞能够为皮肤提供缓冲能力，这些结构对于皮肤抵抗外界的压力、拉力等物理因素的影响都有重要作用。此外，一些皮肤附属器也参与皮肤的屏障作用。例如，皮脂腺通过分泌酸性物质在皮肤表面形成一层微酸性膜，能够有效抑制细菌等致病微生物从皮肤进入机体[20]。总之，皮肤作为机体最外层的器官，屏障作用是其重要功能之一，皮肤的各个层次和结构均参与了这项功能的发挥。

三 皮肤的免疫作用

皮肤的免疫作用由分布在表皮层和真皮层的多种免疫细胞实现[21]。在表皮层中，角质形成细胞和朗格汉斯细胞是最为重要的免疫细胞。真皮层中的免疫细胞种类则相对较多，包括中性粒细胞、巨噬细胞、树突状细胞、肥大细胞、淋巴细胞以及成纤维细胞等。

角质形成细胞作为表皮中的主要细胞，在皮肤的免疫系统中发挥重要作用，主要体现在合成和分泌细胞因子以及参与抗原提呈等方面。角质形成细胞能够表达肿瘤坏死因子-α（tumor necrosis factor-α，TNF-α）和γ干扰素（interferon-γ，IFN-γ）受体，当机体监测到危险信号后，这些受体与相应的细胞因子结合，能够诱导角质形成细胞表达多种炎性因子，如CXCL5、CXCL8（也称为白细胞介素-8，interleukin-8，IL-8）、TNF、IL-34和细胞间黏附分子-1（intercellular adhesion molecule-1，ICAM-1，也称为CD54）等[22]。这些细胞因子对于皮肤常驻免疫细胞的激活和免疫细胞向皮肤的募集至关重要。与此同时，IFN-γ能够上调角质形成细胞表面的主要组织相容性复合体Ⅱ（major histocompatibility complex Ⅱ，MHC Ⅱ）的表达，提升细胞向T淋巴细胞提呈抗原的能力，促进适应性免疫反应的活化。朗格汉斯细胞作为表皮中特化的树突状细胞，其最重要的作用就是监测表皮中的致病原，并完成抗原提呈。朗格汉斯细胞是表皮中唯一的髓系细胞。在表型上，朗格汉斯细胞以MHC Ⅱ的高表达、Langerin的表达以及Birbeck颗粒的存在为特征。朗格汉斯细胞的存在依赖于角质形成细胞分泌的IL-34，该分子是集落刺激因子-1受体（colony stimulating factor-1 receptor，CSF-1R）的配体之一，CSF-1R在朗格汉斯细胞的表达缺失可能会导致朗格汉斯细胞的功能受损。

角质形成细胞产生的炎性细胞因子（如TNF-α和IL-1）和趋化因子（如CXCL1、CXCL-5、CXCL-8），在募集和激活中性粒细胞和巨噬细胞中发挥重要作用。中性粒细胞能够产生活性氧（reactive oxygen species，ROS）、抗菌肽和蛋白酶等，并能吞噬入侵的病原体。中性粒细胞产生细胞因子（如TNF-α、IL-1β和IL-6）和趋化因子（如CXCL2、CXCL8和CCL2），能够吸引更多的免疫细胞，从而放大炎症信号。巨噬细胞能够吞噬并清除致病微生物和细胞碎片等“危险因素”，同时能够产生炎性因子（如IL-1、IL-6和TNF-α等）以及MMP，这些细胞因子和酶有助于致病原的清除。此外，真皮层中的肥大细胞与Ⅰ型超敏反应相关，淋巴细胞（主要为T淋巴细胞）则在活化后参与适应性免疫应答，调控具有针对性和特异性的免疫反应，成纤维细胞则在免疫反应的调节方面发挥一定作用。

四 皮肤的感觉作用

皮肤是一个感觉器官，包含大量由感觉神经支配的感受器，包括痛觉感受器、瘙痒感受器、温度感受器和触觉感受器等。痛觉感受器、瘙痒感受器、温度感受器和一些机械感受器作为神经自由末梢存在。还有一些机械感受器以小体的形式存在于皮肤中，如表皮中的梅克尔细胞复合体和真皮中的迈斯纳小体（Meissner corpuscle）、帕西尼小体（Pacini corpuscle）和鲁菲尼末梢

（Ruffini ending）等。其中，梅克尔细胞复合体最初在 1875 年被弗里德里希·梅克尔描述为“触觉小体”，是无毛皮肤中由感觉神经纤维通过突触连接支配的特化细胞群。迈斯纳小体位于乳头状真皮层，也与触觉感受相关；帕西尼小体位于网状真皮层，对压力和振动有反应[23]。这两种小体都与位于感觉神经节的 A α 和 A β 感觉神经纤维相连。

存在于表皮内的神经纤维可以通过释放各种类型的神经肽与不同层次皮肤的细胞进行信息交流。几乎所有的皮肤细胞都表达神经肽的受体，皮肤细胞通过这些受体接收来自神经系统的信号。反过来，皮肤细胞同样也可以产生神经肽来刺激神经纤维。这种交互作用创造了一个有益的双向反馈循环。皮肤神经系统能够接受和响应各种类型的刺激，这些刺激可以是物理的（如温度、机械力、光照等）、化学的，也可以是由过敏原、微生物感染、创伤或炎症等生理或病理因素导致的。此外，中枢神经系统也可以调节皮肤的一些功能，包括血管舒张、体温调节、毛发竖立、腺体和细胞分泌等。

皮肤能够保护感觉神经避免暴露于环境中而受到过度刺激，而皮肤的损伤则会导致与瘙痒相关的病理状况，如特应性皮炎等。正常情况下，表皮神经末梢通过与角质形成细胞的相互作用而被保护在紧密连接结构屏障以下。在某些病理状态下，这一保护机制的破坏可能导致表皮神经的异常激活，从而产生病理性的瘙痒。

五　皮肤的体温调节作用

皮肤具有调节体温的功能。皮肤能够通过温度感受器感受外界温度或自身体温的变化，从而产生神经信号，并传递给下丘脑。随后，皮肤接收中枢神经系统的信号，通过调节血管的收缩和舒张、排汗以及打颤等方式对体温做出调节。例如，当皮肤感受到外界温度较高时，机体会通过舒张血管，加快血液流动，增加皮肤血流量，以及增加排汗等方式增加皮肤散热；相反，当皮肤感觉外界温度较低时，会通过收缩血管、减少皮肤血流量、减少排汗来减少热量损失，通过打颤的方式增加热量的产生，提高机体温度。

第 2 节　皮肤衰老的机制及临床表现

一　衰老和皮肤衰老的概念

衰老（senescence）是一种缓慢而复杂的生物学过程，也是机体正常生理代谢的一种必然结果。衰老是在结构和机能上与时间相关的、积累性的退行性改变，是不可逆性衰退，主要表现为组织器官内在稳态、生理功能与再生能力的逐渐下降。

皮肤衰老（skin senescence）即皮肤老化（skin aging），属于机体衰老的一部分。皮肤作为机体最大的器官，由于持续受到内在和外在因素的共同影响，更易出现临床上肉眼可见的老化表现[24]。

二 皮肤衰老的分类

从皮肤衰老的分类上看，主要分为内源性老化（intrinsic aging）和外源性老化（extrinsic aging）或光老化（photo aging）。随着年龄不断增长，表皮和真皮都会在内在结构、功能和外观上逐渐表现出各种变化。这种变化是不可逆的，主要表现为皮肤萎缩、松弛、皱纹形成和加深、血管及色素性改变如毛细血管扩张、色素沉着等。这些临床表现主要由衰老的皮肤细胞以及细胞外环境的改变共同导致，其作用机制非常复杂。

三 皮肤衰老的机制

无论是皮肤内源性老化，还是外源性老化，其衰老改变主要发生在细胞水平，即皮肤衰老的基础是细胞衰老（cell senescence）。细胞衰老的内在因素主要与细胞本身抗氧化能力下降和作为自由基的活性氧增加有关；导致其衰老的外在因素包括紫外线损伤、周围环境刺激等，其中紫外线损伤是细胞衰老最重要的外在因素。细胞衰老的主要特征是细胞失去代谢和增殖能力，进入不可逆的细胞周期停滞状态，这种停滞状态主要出现在细胞有丝分裂的 G_1 期，并且细胞对有丝分裂 E2F 信号不敏感。细胞衰老既可发生在正常生理状态下，也可发生在病理情况下，如慢性炎症刺激、各种代谢性疾病及恶性肿瘤等[25-26]。

目前，皮肤科学界主要存在以下几种与皮肤衰老相关的理论，包括自由基和氧化应激、炎症性衰老、光老化损伤和非酶糖基化理论，以及衰老基因、雌激素调控等理论。这些理论分别从不同角度深入分析和阐述了皮肤衰老的机制，对临床的进一步研究提供了方向和基础。

（一）与皮肤衰老机制相关的理论

1. 自由基和氧化应激理论 自由基（free radical，FR）是导致皮肤老化的主要原因之一。活性氧（ROS）是一类具有反应活性的、与氧代谢相关的含氧自由基和易形成自由基的过氧化物的总称。体内常见的 ROS 包括超氧阴离子（O_2-）、过氧化氢（H_2O_2）、高活性羟基自由基（·OH）、单线态氧（$^1O_2$）、脂质过氧化物（lipid hydroperoxide，LH）和氮氧化物（nitrogen oxides，NO），在皮肤老化过程中起重要作用。正常情况下，细胞内 ROS 的产生和清除处于一种动态平衡状态，保证和维持了细胞内环境的稳定。但在某些情况下，ROS 易与细胞中的其他分子发生氧化反应而导致氧化应激（oxidative stress，OS），后者主要是指细胞内氧化和抗氧化之间的一种失衡状态，是导致细胞衰老的一个重要因素[25]。

在细胞代谢过程中，线粒体通过氧化代谢产生 ROS。当细胞中 ROS 累积过多时，线粒体会受到破坏，导致线粒体产生腺苷三磷酸（adenosine triphosphate，ATP）的能力下降。同时，过量 ROS 可直接造成细胞损伤，如使线粒体 DNA 损伤，$^1O_2$ 将鸟嘌呤（guanine）氧化为 8-氧鸟嘌呤（8-oxoguanine，8-oxoG），并导致蛋白质碳基化等，使细胞功能发生损伤，导致细胞衰老[26]。另外，ROS 还可通过刺激丝裂原活化蛋白激酶（mitogen-activated protein kinase，MAPK）和激活由核磷蛋白 c-Fos 和原癌基因 c-Jun 构成的异二聚体激活蛋白 1（activator protein-1，AP-1）复合物来诱导基质金属蛋白酶（MMPs）的合成，使其表达增加。MMPs 可由多种细胞如成纤维细胞、白细胞等产生和分泌，属于一类重要的锌依赖性内肽酶，主要降解真皮重要组分胶原蛋白和弹性蛋白以及细胞外基质（extracellular matrix，ECM），在皮肤衰老过程中发挥重要作用[27]。

此外，自噬在细胞衰老中也具有重要作用。自噬（autophagy）是细胞的一种进化上保守的分解过程。正常情况下，细胞通过自噬能够去除不需要或受损的蛋白质、脂质或其他细胞成分。当细胞处于饥饿状态时，自噬可通过降解自身的非必需成分来为细胞提供必要的营养，维持细胞活性和内环境稳定。在细胞衰老过程中，自噬可识别并区分细胞内正常或受损的线粒体，并招募线粒体自噬受体（mitophagy receptors，MRs），包括 NDP52、P62/SQSTM1 等，促进受损线粒体与吞噬体结合，清除受损的细胞器。在氧化应激状态下，自噬可通过降解氧化的蛋白和脂质来减轻细胞的氧化损伤，从而延缓细胞衰老。研究发现，在衰老的成纤维细胞中，哺乳动物雷帕霉素靶蛋白（mammalian target of rapamycin，mTOR）活性增高、自噬相关蛋白 ATG5-ATG12、Beclin-1 和 p62 表达以及 LC3-Ⅱ/LC3-Ⅰ比值下降，可能会抑制自噬清除细胞内受损蛋白和细胞器的作用，从而加速细胞衰老。相反，雷帕霉素（rapamycin）可显著抑制紫外线诱导的人皮肤成纤维细胞的衰老，同时诱导细胞自噬水平的增加[28]。

2. 炎症性衰老理论　慢性炎症也可导致细胞衰老，即炎症性衰老（inflammaging）。后者是随年龄增长而逐渐形成的一种无菌性的、影响健康的衰老过程。导致炎症性衰老的主要因素包括细胞“碎片”的慢性累积、各种炎症细胞因子的相互作用，如促炎细胞因子表达升高和抗炎细胞因子表达下降等，这些影响因素的持续存在可导致包括皮肤在内的细胞不可逆性老化。在皮肤层面上，衰老的角质形成细胞和成纤维细胞分泌大量“衰老相关分泌表型（senescence associated secretory phenotype，SASP）”，包括肿瘤坏死因子-α（TNF-α）、白介素-1（IL-1）、IL-6、γ-干扰素（IFN-γ）和 MMPs 等多种促炎细胞因子。它们可通过促进 ROS 产生和激活共济失调毛细血管扩张突变（ataxia telangiectasia mutated，ATM）/p53/p21 信号通路，进而引起细胞周期阻滞，诱导细胞衰老。与此同时，当皮肤和细胞发生慢性炎症时，MMPs 表达随之增加，从而导致细胞外基质中胶原蛋白等的降解[26-27]。

这里还要特别强调一下“免疫衰老（immunosenescence）”。顾名思义，它与免疫系统本身关系密切。由于皮肤是抵御外部刺激的第一道防线，皮肤中的免疫细胞发挥着关键作用。皮肤免疫衰老的主要机制在于细胞层面上的两个互补过程的相互影响：第一个过程来源于皮肤组织中免疫细胞老化及其相关事件的直接影响，包括促炎细胞因子的释放、细胞基因组不稳定和代谢途径改变，以及吞噬细胞的低应答和免疫应答受损等；第二个过程来源于皮肤组织中细胞老化的间接影响，导致一系列特异或非特异性的分子信号免疫模式的改变，从而引起皮肤免疫功能的衰变。其特征性表现主要包括朗格汉斯细胞数量与迁移能力的下降和抗菌肽的低表达。此外，皮肤免疫衰老也受到皮肤结构和功能衰退的影响，主要表现为角质形成细胞和成纤维细胞的萎缩及功能减退，真皮胶原蛋白的生成总量降低，树突状细胞的迁移和吞噬功能受损以及 T 淋巴细胞激活能力的减弱等[24, 27, 29]。

炎症性衰老与免疫衰老密切相关。两者的相互作用和影响主要表现为：一方面，由于慢性炎症刺激导致细胞微环境改变而加速皮肤免疫细胞的衰老，大量分泌的促炎因子的累积等因素共同导致炎症性衰老发生和发展；另一方面，由于衰老的特异性免疫细胞直接和间接促使自身炎症反应，导致相关促炎细胞因子的激活，同时还由于其免疫监视功能不同程度地减弱，致使衰老的特异性免疫细胞无法及时清除其他衰老细胞等。此外，衰老的非特应性免疫细胞产生大量衰老相关分泌表型（SASP），促成细胞周围的炎性环境，同时还招募相关免疫细胞参与和促进皮肤炎症性衰老的进程[25, 29]。

有学者进一步提出了较新的“皮肤衰老相关分泌表型（skin aging associated secretory phenotype，SAASP）”的概念。SAASP 主要与皮肤内源性老化相关。在这种主要以衰老的成纤维细胞为代表的新表型中，SASP 和 SAASP 之间存在着一些重叠成分，包括 MMP-1、MMP-3、MMP-10、MMP-14 以及 IL-8、IL-1b 和 IFN-γ 等。同时，约有 30 个与新陈代谢和连接通路相关的新型蛋白已被鉴定为与 SAASP 表型相关的专属蛋白。此外，在皮肤免疫细胞中，效应 T 淋巴细胞通过上调 TNF-α 和 IFN-γ 以及与 $CD4^+$ T 细胞相关的促炎辅助 T 细胞-17（helper T cell-17，Th-17）的表型来促进 SAASP 的表达[30-31]。

3. 光老化损伤理论 紫外线（ultraviolet rays，UVR）可通过多种损伤机制作用于皮肤细胞，引起细胞氧化损伤而引起衰老，导致皮肤光老化。UVR 作为重要的外在促衰老因素全程参与了尤其是光暴露部位的衰老过程。自然界中的 UVR 分为 UVA、UVB 和 UVC 三种类型，其波长分别为 320 ~ 400 nm、280 ~ 320 nm 和 100 ~ 280 nm。随着波长增加，UVR 对皮肤的穿透程度越深。其中，UVB 因其波长较短，其大多数辐射可被表皮组织吸收；而波长较长的 UVA 辐射可深达真皮组织。在内源性老化基础上，由 UVA 和 UVB 慢性辐射的叠加作用促使了皮肤的光老化进程。UVR 促进皮肤衰老可能的机制包括：

（1）直接或间接损伤细胞线粒体 DNA（mitochondrial DNA，mtDNA）：UVR 可通过形成嘧啶二聚体（pyrimidine dimer，PD）直接损伤细胞 DNA；还可通过促进 ROS 产生，间接导致 mtDNA 损伤，使其突变增加，从而干扰线粒体内正常的电子传递链和氧化磷酸化过程，后两者功能异常又会产生更多的 ROS 参与损伤，进而引发恶性循环，导致细胞发生衰老。

（2）促进细胞外基质成分的降解：正常情况下，细胞中 MMPs 活性会受到基因转录的精准调控。而 UVR 可诱导激活 MMPs 基因刺激因子 AP-1，刺激角质形成细胞和成纤维细胞形成和分泌 MMPs，加速降解包括胶原蛋白和弹性蛋白在内的细胞外基质重要组分，导致其断裂、破碎，形成剪切性碎片，其中部分剪切性碎片可作为促炎因子，引发一系列炎症反应。

（3）诱导细胞发生炎症性衰老：UVR 通过影响细胞稳态，诱导皮肤免疫系统异常重塑，促进细胞炎症性衰老。UVR 长期辐射可促使角质形成细胞、成纤维细胞和黑素细胞发生衰老并抑制其增殖，刺激它们分泌 SASP，导致促炎因子如 IL-1α、IL-6 和 TNF-α 等表达增加；同时，UVR 可激活单核细胞、巨噬细胞和自然杀伤细胞，并促使相关趋化因子如 CCL-2、CCL-3 和 CXCL-1、CXCL-8 以及粒细胞 - 巨噬细胞集落刺激因子（granulocyte-macrophage colony stimulating factor，GM-CSF）表达增加，诱发和激活细胞炎症反应。

（4）影响皮肤血管生成：UVR 辐射可诱导皮肤血管扩张和迂曲等改变，这是内在老化皮肤所没有的。研究发现，UVR 早期辐射可诱导和促使血管内皮生长因子（vascular endothelial growth factor，VEGF）等因子的表达上调，并参与 UVR 的光老化损伤；而 UVR 慢性辐射可引起血管数量显著减少等改变，这可能是由于 UVR 慢性辐射可诱导真皮胶原蛋白和弹性蛋白的降解，同时不再提供血管本身营养所需的物质支持等因素而导致的 [27, 32-34]。

相比之下，UVR 引起皮肤光老化的临床表现较内源性皮肤老化更为明显，有时甚至还会促使细胞的恶性转化，导致皮肤发生癌前病变和恶性肿瘤，如光线性角化病、基底细胞癌以及鳞状细胞癌等，对人体的健康安全造成严重后果。因此，如何针对 UVR 进行有效防护，阻止和减缓 UVR 对皮肤的慢性损伤是防止皮肤光老化的重要策略之一。

4. 非酶糖基化理论　非酶糖基化（nonenzymatic glycosylation，NEG）是在某些病理状态下发生的一系列复杂的非酶促反应，也就是没有外源性催化剂（酶）的参与而自发进行的糖基化反应（Maillard 反应）。这种反应在生物体内广泛存在和缓慢进行着，它通常发生在蛋白质和糖类等大分子中，导致其结构和功能发生明显改变，进而影响其正常代谢，导致细胞衰老。其中，NEG 引起的蛋白质交联损伤是导致细胞衰老的最主要原因。如临床上常见的动脉粥样硬化、糖尿病及糖尿病性皮肤病变等均与 NEG 密切相关。与 NEG 相关的皮肤表现主要包括皱纹形成和增加、皮肤颜色改变如色素沉着等。

具体而言，NEG 主要是一种发生在细胞内的涉及游离还原糖和蛋白质、DNA 和脂类中游离氨基之间的非酶促反应。这种反应虽然进行得非常缓慢，但在晚期可引起糖基化终末产物（advanced glycation end products，AGEs）的形成和累积。AGEs 在皮肤内形成和累积会破坏正常细胞稳态，通过其与蛋白质交联损伤机制，导致细胞内结构蛋白硬化和功能蛋白损伤；同时，AGEs 也会导致细胞内 ROS 和相关炎症的产生，加速皮肤老化。在细胞代谢过程中，AGEs 的产生是不可逆的。具体来说，主要通过 4 种可能的机制造成细胞损伤。①参与蛋白质的重新修饰：AGEs 可通过蛋白质修饰直接改变细胞内蛋白质或酶、脂质和核酸的结构，影响其功能稳定，从而干扰细胞活性，如 AGEs 可对蛋白质中赖氨酸和精氨酸残基（这些基团参与构成酶的活性位点）进行重新修饰，从而导致蛋白质或酶失活，进而影响细胞活性和功能。②催化自由基的产生：AGEs 作为自由基的来源，可促进细胞的氧化应激并增加 ROS 产生。此外，AGEs 还可通过降低超氧化物歧化酶（superoxide dismutase，SOD）和还原型谷胱甘肽（reduced glutathione，GSH）等抗氧化物质的数量，以及激活蛋白激酶 C（protein kinase C，PKC）等多种作用机制，进一步加速 AGEs 本身的产生与累积。③参与炎症反应：AGEs 可直接或间接与不同细胞表面的衰老特异性受体结合，激活核因子-κB（NF-κB）/MAPK 信号通路，促使 MMPs 表达增加并诱导细胞内 ROS 和相关炎症因子产生，参与并促进炎症反应。④AGEs 可与大分子蛋白产生交联损伤，进而改变和影响其功能和活性，如 AGEs 与弹性蛋白异常交联后可使其活性变弱或丧失，导致位于真皮组织和脉管系统中的弹性蛋白变性、变硬，影响弹性蛋白的正常结构和功能 [35]。

高糖（high glucose，HG）水平与皮肤衰老之间具有相关性。对于糖尿病患者而言，其真皮中 MMP-1、MMP-2 等表达升高，引起交联损伤的胶原蛋白水平升高，随着它们的不断积累，会影响真皮中胶原纤维的正常结构和功能，且不易被修复。此外，由于糖尿病患者体内高糖微环境的持续存在，促使皮肤细胞尤其是成纤维细胞的功能受损，削弱其修复损伤组织的能力，从而加速皮肤衰老。随着未来人口老龄化和糖尿病患者数量的不断增加，这可能将促使皮肤本身在高水平 NEG 的持续作用下加速衰老。由此推测，NEG 导致的皮肤老化在未来会变得更为常见[27, 35]，积极治疗和预防 NEG 相关性疾病在目前和今后都显得尤为重要。

（二）涉及皮肤衰老的其他理论

1. 衰老基因理论 针对衰老基因（senescence genes，SnGs）的探究是近年来另一个热点研究方向。SnGs 的生物学功能贯穿了细胞衰老的全过程，包括细胞周期、SASP、mRNA 稳定性、伤口愈合及细胞凋亡抑制等。研究发现，TP53 是一种衰老标记基因，可抑制细胞周期并促进细胞应激和 DNA 损伤。IRF5 和 IRF7 基因编码干扰素调节因子，起到抑制细胞生长和诱导衰老的作用。而 RUNX1 是一种致癌基因，可诱导成纤维细胞，引起与细胞衰老相关的生长阻滞。正常情况下，SnGs 在正常人体不同类型的组织和细胞中共表达，并随着年龄变化而保持稳定，如成纤维细胞目前已被广泛应用于 SnGs 功能的研究，这将有助于进一步识别和认识该细胞的衰老类型和特征[36]。

另外，转录组学和基因组测序技术是近年来开始应用于研究细胞衰老机制的方法之一，这就意味着从遗传基因学层面对细胞衰老相关的全基因组进行研究和分析成为可能。转录组学可以在空间和时间上量化基因的表达差异，提供基因如何被调节的信息，并揭示其生物学功能。通过单细胞基因组测序技术，可以更深入地拓展包括皮肤细胞衰老在内的人体衰老相关机制研究的新思路，有助于进一步探索针对皮肤不同类型衰老的相关药物的治疗机制，并为新型抗衰老药物的研发提供潜在靶点[37]。

2. 雌激素调控理论 雌激素（estrogen）主要由女性的卵巢和胎盘分泌产生。然而，它并不是单一的激素，而是一组类固醇激素的总称，包括雌酮、17β-雌二醇（17β-estradiol）和雌三醇等。皮肤是雌激素受体（estrogen receptor，ER）存在和分布的部位。雌激素在皮肤组织的发育和生理功能中发挥重要作用。雌激素的大多生理功能都与 17β-雌二醇有关。绝经后，血液循环中的 17β-雌二醇表达缺失是女性皮肤衰老的重要内在因素之一。研究显示，切除年轻小鼠的卵巢可降低皮肤抗拉能力，促进真皮弹性纤维“碎片”形成，而恢复 17β-雌二醇的生理水平可恢复皮肤的力学性能。在光老化方面，17β-雌二醇可能通过抑制 NF-κB 或直接抑制氧化应激而发挥抗氧化和抗衰老作用，因此它可用于防止 UVB 诱导的细胞外基质的改变并降低卵巢切除小鼠皮肤癌的患病风险[38]。

总之，皮肤衰老的机制极其复杂，上述各种理论从不同角度阐述了该问题。究其本质，皮肤衰老的根本原因在于诸多内外因素共同作用，引起皮肤细胞不同程度的氧化损伤。因此，如何有效地纠正和防止皮肤细胞的氧化损伤，更好地修复和维护正常的皮肤屏障，是防止和延缓皮肤衰老的重要因素和研究方向。

（三）与皮肤衰老相关的生物标志物

由于衰老细胞具有一些共同的生物学特征，故可以在体外或体内被检测与识别。目前，与皮肤衰老相关的生物标志物越来越多地在临床实践中被用于评估皮肤老化程度和衰老相关疾病，并可有效地评估防治措施的效果。同时，研究这些生物标志物也有助于深入了解皮肤衰老的现象和机制。以下列举了与皮肤衰老相关的常用生物标志物，供临床参考。

1. 细胞周期调节因子 细胞衰老可迫使细胞退出细胞周期，使细胞失去应对生长因子或有丝分裂原的能力，此现象称为细胞周期阻滞（cell cycle arrest，CCA）。CCA 是细胞衰老的典型表现。作为细胞周期调节因子（cell cycle regulator，CCR）的 p21、p16 和 p53 基因，通常作为临床上检测衰老细胞的相关指标。其中，p16 因其显著的变化、检测的便利性和能够在各种衰老细胞中被发现，被认为是细胞衰老的通用生物标志物之一。研究发现，p16 可增加 p21 蛋白的稳定性，p21 基因可通过转录因子 Sp1 激活 p16 基因的表达，这两种途径可协同抑制细胞周期，诱导细胞衰老。

2. 与衰老相关的异染色质聚集 衰老的细胞通常表现为点状异染色质结构的聚集，这一特征被称为与衰老相关的异染色质聚集（senescence-associated heterochromatic foci，SAHF）。SAHF 富含异染色质蛋白 1γ（heterochromatin protein 1γ，HP1γ）、抗沉默功能蛋白 1（anti-silencing-function protein 1，ASF1）、组蛋白 H3K9me3 和磷酸化组蛋白 H2AX。SAHF 可分离细胞周期调节基因并增强与年龄相关的生长停滞，但不能在所有物种的衰老细胞中都检测出来，因此具有一定局限性，仅可作为检测细胞衰老的参考性生物标志物之一。

3. 核纤层蛋白 B1 核纤层蛋白 B1（Lamin B1）是细胞核膜的主要组成部分，能维持细胞核形状和大小，参与调控胞核基因组的稳定性。Lamin B1 与细胞衰老密切相关。体外试验发现，由 DNA 损伤药物、紫外线辐射和致癌基因等不同因素引起的衰老细胞中，Lamin B1 表达降低。此外，Lamin B1 在人衰老皮肤细胞中表达下调，在实验小鼠的光老化皮肤中也显示出同样结果。Lamin B1 还与细胞自噬密切相关。在细胞衰老过程中，核自噬被异常激活，导致 Lamin B1 表达降低。因此，Lamin B1 可作为检测细胞衰老的生物标志物之一。

4. 端粒 端粒（telomere）是细胞衰老的生物标志物之一。在皮肤的内、外源性老化过程中，均可观察到端粒长度的缩短。由于 DNA 损伤是触发细胞衰老的重要因素，前者所产生的端粒功能障碍诱导损伤灶（telomere dysfunction induced foci，TIF）常被用于检测和量化体内或体外的衰老细胞。然而，需要注意的是，该生物标志物的检测虽可作为一种判断细胞衰老的方法，但仅适用于检测生殖细胞、干细胞和大多数癌细胞等，并不适用于正常细胞的检测。

5. 衰老相关分泌表型 细胞炎症性衰老通常伴有衰老相关分泌表型（SASP）产生，而 NF-κB 是衰老细胞分泌 SASP 的核心调控因子。然而，SASP 可能会因细胞类型和衰老程度不同而有所变化，因此作为细胞衰老的生物标志物具有一定局限性。在临床检测中，SASP 可同时结合其他生物标志物，综合判断细胞衰老的程度，特别是在研究炎症性衰老对细胞或组织微环境的影响时，具有重要的生物学意义[26, 28]。

6. 其他生物学标志物 皮肤衰老一般都伴有细胞外基质中胶原蛋白含量的减少，而胶原蛋白中羟脯氨酸（hydroxyproline，HYP）含量最高，其他非皮肤组织中几乎不存在 HYP。因此，HYP 可作为评价皮肤衰老的一个参考指标。透明质酸（hyaluronic acid，HA）又称玻尿酸，是一种酸性黏多糖，由皮肤成纤维细胞产生和分泌，能改善皮肤营养代谢，增加皮肤弹性，防止皮肤衰老。然而，随着年龄的增长，透明质酸的含量逐渐降低，因此也可以作为评价皮肤衰老的指标之一[39]。

四 皮肤衰老的临床表现

随着年龄的增长，在内在和外在促老因素的共同持续影响下，皮肤内源性老化和外源性老化也在同时和缓慢地进展。其中，内源性皮肤老化的临床表现主要包括皮肤过度干燥、萎缩和变薄、色素分布不均、皮肤弹性降低和感觉迟缓等；外源性皮肤老化的临床表现主要包括皮肤松弛、皱纹形成及血管老化性改变和色素沉着等[40]。以下，我们分别就内源性、外源性皮肤老化以及与之相关的部分具有代表性的皮肤病进行一一介绍。

（一）内源性老化

表皮萎缩和变薄是皮肤内源性老化的主要临床表现之一。其主要的发生原因包括：一方面，表皮变薄与角质形成细胞有丝分裂率降低密切相关。由于衰老的角质形成细胞从基底层向角质层迁移速率变慢，直接影响了正常的表皮更替时间，同时导致皮肤创面修复速度减慢。研究表明，在衰老的表皮组织中，与角质形成细胞增殖相关的调节因子 CD44 糖蛋白表达下降，导致基底层角质形成细胞的增殖速度减缓，自我修复能力减弱。另一方面，由于内源性老化真皮组织中透明质酸的结构不能够正常维持，衰老的成纤维细胞产生和分泌胶原蛋白的能力明显衰退，导致细胞外基质的重要组分Ⅰ、Ⅲ型胶原纤维的数量和比例明显降低；同时，弹性纤维的退行性改变，包括其数量明显减少、排列更加松散等，使真 - 表皮交界处逐渐趋于扁平化，致使真 - 表皮营养供应的交换面积缩小，进一步引起皮肤的整体厚度缩小，最终形成了表皮萎缩、变薄及弹性降低的病理基础[41-43]。

在衰老的成纤维细胞中，由于 DNA 启动子甲基化及基质细胞衍生因子-1（stromal cell derived factor-1，SDF1）缺乏影响了黑色素生成；同时，衰老的黑素细胞本身形成黑色素的能力下降，也直接导致黑色素产生减少，最终导致皮肤色素分布不均。此外，树突状细胞的数量减少也可引起角质形成细胞产生维持正常免疫应答所必需的细胞因子数量减少，从而导致皮肤免疫功能的降低，进一步削弱了表皮抵御外界环境刺激的屏障功能。

此外，皮肤体温调节功能异常在内源性老化过程中也较为常见，这种情况主要见于中老年人群。其主要发生原因包括：一方面，衰老的皮肤中皮下脂肪层变薄会削弱皮肤整体的绝缘特性；另一方面，真皮组织中的温触觉感受器——麦氏小体（Meissner’s corpuscles）和帕氏小体（lameller corpuscle）数量的下降，也会引起皮肤温触觉功能变弱。以上这些因素的共同影响导致皮肤感觉异常和迟缓。因此，此类人群的皮肤有时极易被低温烫伤，这种烫伤是皮肤长期接触高于 45 ℃的温热物体而导致的一种慢性热损伤。

对于皮肤附属器而言，也可以观察到内源性老化的相关表现，如在衰老皮肤中可见真皮毛囊数量和密度下降、皮脂腺分泌功能减弱以及小汗腺数量减少且活性变弱等。此外，中性脂质的合成减少也是老年人群皮肤存在过度干燥表现的原因[26, 44-46]。

（二）外源性老化

外源性老化在这里主要是指光老化，其临床表现包括皱纹形成、皮肤松弛、血管扩张迂曲和色素沉着等。其中，皱纹形成是光老化皮肤最常见的外在表现。UVR 长期辐射主要引起真皮胶原蛋白和弹性蛋白结构的改变。其中，构成皮肤重要支架的弹性纤维中微原纤维在皮肤老化过程中会表现出结构方面的异常，这是因为在光老化损伤的皮肤中，编码弹性蛋白的基因发生了选择性剪接，致使弹性纤维正确组装所需的蛋白质合成不足，进而导致皮肤细胞外基质的结构改变和密度降低。从细胞层面上，UVR 可促使角质形成细胞的异型性增加，表现为细胞的极性丧失和结构紊乱；UVR 还可上调角质形成细胞和成纤维细胞的相关受体，可直接导致皮肤相关的重塑因子如 MMPs 等的转录，使其合成增加。上述这些因素是促使光老化皮肤出现皱纹和松弛的病理基础。如临床上常见的"菱形皮肤"，就是与皮肤光老化密切相关的疾病，其发病主要与 UVR 导致真皮弹性纤维变性有关。

此外，光老化还可伴有皮肤血管的显著变化。其主要组织学改变为真皮血管内皮变薄、血管网排列紊乱及血管周围炎细胞浸润等。其中，在光老化早期，主要表现为真皮血管不同程度地扩张、迂曲。随着 UVR 的持续损伤，晚期光老化主要表现为血管的总体数量和密度下降，使其易于破裂、出血。如老年性紫癜，常反复发生于易受外伤的光暴露部位，这与皮肤光老化、外伤等因素密切相关。

光老化还可引起皮肤色素增加，主要表现为不均匀的皮肤色素沉着。由于 UVR 会诱导皮肤黑素细胞的数量增加，继而使角质形成细胞中黑素小体的数量增加，这是皮肤对 UVR 辐射的一种适应和保护性机制。由于黑色素增加，深色皮肤比白皙皮肤具有更强的光防护作用。研究发现，UVR 诱导角质形成细胞 DNA 损伤并激活 p53 基因，从而启动阿黑皮素原（proopiomelanocortin，POMC）的转录，随后被裂解为包括 α-促黑素细胞激素（α-melanocyte stimulating hormone，α-MSH）在内的多肽类激素，后者与黑素细胞中的黑皮素-1 受体（melanocortin-1-receptor，MC1R）结合，诱导小眼畸形相关转录因子（microphthalmia associated transcription factor，MITF）激活黑色素生成，导致皮肤色素增加。相对而言，光老化引起的皮肤不均匀色素沉着主要见于长期被日光暴晒的部位，如面颈部、四肢伸侧及肩背部等。

正常的脂质代谢也会保护和维持皮肤的正常屏障功能。光老化可引起皮肤脂质代谢异常，导致皮肤屏障功能受损。研究发现，随着光老化的持续进展，编码和调节脂质代谢的基因 LIPN、LIPK 和 SMPD3 表达下降，促使皮肤脂质代谢失衡。此外，光老化还可引起皮脂腺萎缩和数量下降。上述这些因素的共同影响最终导致皮肤变得粗糙而失去光泽 [47-51]。

当然，UVR 并不是导致皮肤外源性老化的唯一影响因素，其他外在因素还包括大气污染、烟草及烟雾刺激等。其中，污染空气中含有的大量污染颗粒包括铅、煤烟、氮氧化物、氧化硫和臭氧等有毒、有害物质，如臭氧可诱导芳基烃受体和激活细胞色素 P450，可产生对皮肤有害的代谢物。这些物质通过诱导促炎因子的释放而引起细胞氧化应激，同时产生的超氧化物和自由基可直接导致 MMPs 合成增加，从而使胶原蛋白降解，促进皮肤外源性老化。此外，大气污染造成的大量污染颗粒会增加皮肤癌的发病率；烟草及烟雾提取物也能诱导 MMPs 产生并激活芳基烃受体，进而引起皮肤色素增加和皱纹形成 [52]。

（三）与皮肤衰老相关的皮肤病变的临床表现

有一些皮肤病与皮肤衰老相关。这些皮肤病具有一定的共性，即由内源性或外源性皮肤老化引起；也存在不同之处，如皮疹表现不一样等。以下介绍有代表性的黄褐斑、脂溢性角化病、光线性角化病、糖尿病性皮肤病变和老年性血管瘤。

1. 黄褐斑　黄褐斑（melasma）主要累及面部的光暴露部位，其本质是由于慢性光老化诱发的多种损伤机制共同作用，导致皮肤细胞氧化损伤而引发的一种外源性皮肤老化的疾病。其临床表现主要是单侧或对称分布、边界清楚的呈网状外观的浅褐色或深褐色斑疹或斑片，尤其在夏季或日晒时皮损会更加明显，一般不伴有明显的自觉症状。

2. 光线性角化病 光线性角化病（actinic keratosis，AK）的发病基础主要是长期、反复的UVR（主要是UVB）辐射导致皮肤角质形成细胞的累积性损伤。该病主要累及暴光部位皮肤，表现为单发或多发、边界欠清、表面覆有黏附性鳞屑的红色或褐色斑疹或角化性丘疹，周围可有不同程度的毛细血管扩张，伴或不伴有瘙痒等症状。由于该病是一种光老化引起的癌前病变，必要时需皮肤镜进一步鉴别。

3. 脂溢性角化病 脂溢性角化病（seborrheic keratosis，SK）是来源于表皮的良性肿瘤，好发于中老年人群。该病生长缓慢，皮损的形状和大小可不一致，可单发，也可多发，主要累及正常衰老的表皮，也可见于光老化的皮肤。SK在早期可表现为边界清楚、不规则的浅褐色或褐色斑疹或斑片；在后期，皮损可逐渐隆起，表面颜色变深，形成较厚的呈疣状外观的褐色或黑褐色斑块，可伴或不伴有瘙痒等症状。

4. 糖尿病性皮肤病变 本质上，糖尿病性皮肤病变（diabetic dermopathy，DD）与AGEs过度累积而导致皮肤衰老密切相关，是由糖尿病导致的代谢紊乱、周围神经和微血管的慢性病变累及皮肤的一种并发症，而不是某种独立的疾病。该病累及范围广、危害大，可见于糖尿病发病的各个时期，并随血糖控制不良而进行性加重，严重影响糖尿病患者的生活质量。该病的主要临床表现包括皮肤萎缩、皱纹加深、弹性下降、皮肤暗沉而失去光泽，甚至出现色素沉着等。此外，皮肤外伤后易形成不易愈合的浅表糜烂甚至溃疡，并伴有不同程度的瘙痒及疼痛等症状。

5. 老年性血管瘤 老年性血管瘤（senile angioma，SA）又称为樱桃样血管瘤，好发于老年人群，其本质属于一种内源性皮肤老化。该病一般随着年龄增加而逐渐增多，多见于躯干，也可累及面颈、四肢等皮肤部位。临床表现为边界清楚的单个或数个、大小不一的鲜红色斑丘疹或斑块。一般没有自觉症状，可不予治疗[53-54]。

第3节 皮肤衰老的评价标准

皮肤衰老是皮肤组织在不同内外环境因素的持续作用下细胞结构和功能发生的退行性变，是人体衰老最直观的体现，可分为内源性老化和外源性老化（主要来源于光老化）。临床具体表现为皱纹、弹性改变、色素变化、血管变化以及松弛和下垂。目前，皮肤衰老的评价方法主要包括临床评估法、图像分析法、仪器检测法等。

一　临床评估法

临床评估法主要包含被测评者自评和专家评估两部分。被测评者自评主要通过问卷调查来完成；专家评估则是由经验丰富的皮肤科医生根据事先制定的标准对测试部位的皮肤老化情况进行评估，而这些标准通常是行业内公认的判定标准，如 Glogau 分型（表 1-1），就是通过结合临床评估与图像分析两种方法综合得出的判断皮肤光老化严重程度的量表[55]。

表 1-1　皮肤光老化的临床分型（Glogau 分型）

分型	皮肤皱纹	色素沉着	皮肤角化	毛细血管	光老化阶段	年龄（岁）	化妆要求
Ⅰ型	无或少	轻微	无	无	早期	20～30	无或少用
Ⅱ型	运动中有	有	轻微	有	早 - 中期	30～40	基础化妆
Ⅲ型	静止中有	明显	明显	明显	晚期	50～60	厚重化妆
Ⅳ型	密集分布	明显	明显	皮肤灰黄	晚期	60～70	化妆无用

二　图像分析法

图像分析法主要是通过专业仪器收集测试部位的皮肤图像，然后通过分析测试部位皮肤的老化特征，如色素、皱纹、纹理、毛孔等，以进行皮肤衰老程度的评估，也可以通过软件（Image-Pro Plus，IPP）分析获得相对量化的数据。目前，图像分析法较多用于皮肤纹理和质地的分析，包括全脸和局部纹理，主要评估皮肤的粗糙度、皱纹的深度及长度等[56]。此外，根据图像分析所得出的皮肤颜色、红区、斑点、毛孔等变化，可用于后续面部年轻化治疗的评估。基于高清图像制订的不同程度老化图谱是评价皮肤衰老程度最常见的方式之一。中国抗衰老促进会皮肤慢病管理与健康促进分会参考国内外文献中的多个量表，并根据国人的实际情况，制定了暴光部位皮肤老化图谱，包括面部皱纹、面部色斑、面颈部皮肤松弛、手背部皮肤老化，并结合不同使用者需求，将皱纹严重程度划分为 4 度、9 级；松弛、手背皮肤、色斑严重程度划分为 4 度、6 级[57]。

（一）皱纹

面颈部皱纹包括额纹、鱼尾纹、眉间纹、眶下皱纹、鼻唇沟纹、木偶纹、颈纹等，分级描述如下。

1. 额纹　位于发际线以下、眉以上区域，与额肌纤维垂直走行，沿额部平行排列（表 1-2）。

表 1-2　额纹 4 度、9 级评分

严重程度	评分	描述
无	0	皮肤光滑、无皱纹
轻	1	皮纹稍加深
	2	皮纹明显
	3	1～2 条浅表皱纹
中	4	≥3 条浅表皱纹
	5	1～2 条中等程度皱纹，以及少量浅表皱纹
	6	≥3 条中等程度皱纹，以及多条浅表皱纹
重	7	1～2 条重度皱纹，以及多条中等程度皱纹
	8	≥3 条重度皱纹

2. 鱼尾纹 以眼外眦为起点，向外侧呈放射状排列（表 1-3）。

表 1-3 鱼尾纹 4 度、9 级评分

严重程度	评分	描述
无	0	皮肤光滑、无皱纹
轻	1	皮纹稍加深
	2	皮纹明显
	3	1～2 条浅表皱纹
中	4	≥3 条浅表皱纹
	5	1～2 条中等程度皱纹
	6	≥3 条中等程度皱纹
重	7	1～2 条重度皱纹
	8	≥3 条重度皱纹

3. 眉间纹 位于两眉之间，垂直走向，与降眉间肌纤维走向平行（表 1-4）。

表 1-4 眉间纹 4 度、9 级评分

严重程度	评分	描述
无	0	皮肤光滑、无皱纹
轻	1	皮纹稍加深
	2	皮纹明显
	3	1～2 条浅表皱纹，长度≤1 cm
中	4	1～2 条浅表皱纹，长度>1 cm
	5	1～2 条中等程度皱纹
	6	≥3 条中等程度皱纹
重	7	1～2 条重度皱纹
	8	皱纹进一步加深，两侧皮肤隆起

4. 眶下皱纹 位于眶下区域（表 1-5）。

表 1-5 眶下皱纹 4 度、9 级评分

严重程度	评分	描述
无	0	眶下皮肤紧致、光滑
轻	1	眶下皮肤纹理略增粗
	2	眶下皮肤纹理加深
	3	内眦下方较多浅表细纹
中	4	内眦下方浅表细纹延长至眶下区域
	5	内眦下方中等程度皱纹
	6	内眦下方中等程度皱纹延长至眶下区域
重	7	内眦下方及眶下区少量重度皱纹
	8	内眦下方及眶下区大量重度皱纹

5. 鼻唇沟纹 位于鼻翼旁到口角之间的连线（表 1-6）。

表 1-6 鼻唇沟纹 4 度、9 级评分

严重程度	评分	描述
无	0	皮肤光滑，软组织无凹陷
轻	1	皮肤软组织轻度凹陷
	2	皮肤软组织中度凹陷
	3	浅表皱纹伴皮肤软组织轻度凹陷
中	4	中等程度皱纹伴皮肤软组织轻度凹陷
	5	中等程度皱纹伴皮肤软组织中度凹陷
	6	重度皱纹伴皮肤软组织中度凹陷
重	7	重度皱纹延伸至口角以下，伴皮肤软组织重度凹陷
	8	重度皱纹伴皮肤软组织重度凹陷

6. 嘴角皱纹 即口角与下颌缘的连线（表 1-7）。

表 1-7 嘴角皱纹 4 度、9 级评分

严重程度	评分	描述
无	0	皮肤光滑、无皱纹，皮肤软组织无凹陷
轻	1	皮肤纹理加深，皮肤软组织无凹陷
	2	口角短而浅的轻度皱纹，皮肤软组织轻度凹陷
	3	口角较短的中等程度皱纹，皮肤软组织轻度凹陷
中	4	口角较短的中等程度皱纹，皮肤软组织轻度凹陷，皮肤轻度松弛
	5	口角中度皱纹延长，皮肤软组织轻度凹陷，皮肤轻度松弛
	6	口角中度皱纹延长至下颌缘，皮肤软组织中度凹陷，皮肤中度松弛

续表

严重程度	评分	描述
重	7	口角重度皱纹，皮肤软组织明显凹陷，外侧皮肤中度松弛
	8	口角重度皱纹，皮肤软组织明显凹陷，外侧皮肤重度松弛

7. 颈纹 即下颌以下至锁骨线以上颈部区域横向走行的皱纹（表 1-8）。

表 1-8 颈纹 4 度、9 级评分

严重程度	评分	描述
无	0	皮肤光滑、无皱纹
轻	1	1～2 条浅表皱纹
	2	≥3 条浅表皱纹
	3	1～2 条中等程度皱纹
中	4	≥3 条中等程度皱纹
	5	1～2 条重度皱纹
	6	1～2 条重度皱纹，伴颈部皮肤软组织松弛
重	7	≥3 条重度皱纹，伴颈部皮肤软组织明显松弛
	8	重度皱纹明显，伴颈部皮肤软组织重度松弛

（二）皮肤松弛

1. 眼袋 表现为下眼睑皮肤下垂、臃肿，呈袋状（表 1-9）。

表 1-9 眼袋 4 度、6 级评分

严重程度	评分	描述
无	0	眶下皮肤紧致、光滑
轻	1	眶下皮肤轻度松弛
	2	眼袋轻度膨出，眶缘到眼袋下缘距离≤0 .5 cm
中	3	眼袋轻度膨出，眶缘到眼袋下缘距离为 0.5～1 cm
	4	眼袋中度膨出，眶缘到眼袋下缘距离为 1～1.5 cm
重	5	眼袋重度膨出，眶缘到眼袋下缘距离≥1.5 cm

2. 下颌缘 主要评估下颌缘轮廓的清晰度、圆润度、流畅度及紧致度（表 1-10）。

表 1-10 下颌缘 4 度、6 级评分

严重程度	评分	描述
无	0	下颌缘轮廓清晰、流畅，皮肤紧致、无松弛
轻	1	下颌缘较清晰、流畅，皮肤紧致
	2	下颌缘欠清晰，稍欠流畅，皮肤稍欠紧致
中	3	下颌缘欠清晰，欠流畅，皮肤较松弛
	4	下颌缘不清晰，欠流畅，皮肤松弛
重	5	下颌缘不清晰，欠流畅，皮肤明显松弛

（三）手背皮肤

根据皮肤纹理粗细、皮肤厚薄、脂肪厚度、静脉和肌腱裸眼可视程度以及色斑的数量、面积，综合评价手背部皮肤的衰老情况（表 1-11）。

表 1-11 手背皮肤 4 度、6 级评分

严重程度	评分	描述
无	0	皮肤细腻、丰满，无脂肪丢失，无老年斑
轻	1	皮肤略显粗糙，轻度脂肪丢失，隐约可见静脉，无老年斑
	2	皮肤粗糙，中度脂肪丢失，可见静脉及肌腱，或色斑个数≤10 个或总面积≤1 cm^2
中	3	重度脂肪丢失，静脉及肌腱较明显，或色斑个数 10～20 个或总面积 1～2 cm^2
	4	严重脂肪丢失，静脉及肌腱突显，或色斑个数 21～30 个或总面积 2～3 cm^2
重	5	非常严重的脂肪丢失，静脉及肌腱显著，或色斑个数≥31 个或总面积≥3 cm^2

（四）面部色斑

主要评价因光老化出现的老年斑，皮损的颜色由浅黄至深褐色不等。根据色斑的数目、色斑的面积，分为 6 个等级，评分 0～5 分（表 1-12）。

表 1-12 面部色斑 4 度、6 级评分

严重程度	评分	描述
无	0	无色斑
轻	1	色斑个数<10 个或总面积<3 cm^2
	2	色斑个数为 10 ~ 20 个或总面积为 3 ~ 6 cm^2
中	3	色斑个数为 20 ~ 30 个或总面积为 6 ~ 9 cm^2
	4	色斑个数为 30 ~ 40 个或总面积为 9 ~ 12 cm^2
重	5	色斑个数≥40 个或总面积≥12 cm^2

三 仪器检测法

（一）影像检测法

影像检测法是指利用光学成像和超声成像技术获取皮肤影像资料，来进行皮肤衰老程度的评价。光学成像技术包括二维影像、三维影像、显微成像、激光多普勒成像和皮肤光反射特性测量[58]。

1. 皮肤表面扫描仪 皮肤扫描仪（skin surface scanner）采集皮肤二维影像进行定量检测。检测参数包括皮肤纹理、角质层剥落、皮肤粗糙度、皮纹密度等。

2. 皮肤镜 皮肤镜（dermoscope）又称皮肤透光显微镜，利用液体界面或偏振光技术，减少由于皮肤角质层导致的反向散射光，在放大 10 ~ 100 倍情况下可清晰看到皮肤纹理、色素沉积、血管模式、皮损边界及形态等。

3. 面部皮肤多光源数字化检测仪 面部皮肤多光源数字化检测仪（multi-light digital detector for facial skin）采用多光源（如标准光、紫外光、绿光、黄光、交叉偏振光和平行偏振光等）拍摄面部的二维图像，并对面部皮肤的色斑、纹理、皱纹、松弛等进行定量评估。参数值包括不同部位皮肤色斑等级和密度、皱纹长度、宽度、深度等数十个参数值，通常数值越高，衰老程度越严重。

4. 3D 皮肤检测仪（人体皮肤快速三维成像系统） 此类设备基于数字显微条纹光投影的原理，可用于皮肤皱纹、粗糙度和黑色素含量等参数的测量。其皱纹模式可测量与细纹和皱纹相关的参数，包括其最大深度。纹理模式通过测量粗糙度来评估皮肤纹理，包括中小型皱纹的平均粗糙度（average roughness）、均方根粗糙度（root mean squared roughness）和皱纹深度值（elevation span）。黑色素模式可测量每单位面积黑色素的平均浓度[58]。此类仪器操作简便易行，较广泛地应用于皮肤老化在皱纹、纹理和色素方面的评估，同时也可用于光电及注射类皮肤美容的效果对比以及一些抗衰老护肤品的研究[59]。

5. 光学相干断层扫描仪 光学相干断层扫描仪（optical coherence tomogrphy，OCT）是一类断层扫描设备，主要原理是利用靶器官内不同组织对光线反射性质的不同，通过低相干光测量仪，比较反射出的光束和参照光束，经过计算机处理后三维断层成像以显示组织的断面结构。既往该技术主要用于视网膜病变的成像和诊断，但近 10 年随着该技术的飞速发展，也可用于皮肤结构和血管的成像。随着衰老程度的增加，OCT 测得皮肤表面粗糙度增加，表皮厚度降低。

6. 反射式共聚焦显微镜 反射式共聚焦显微镜（reflectance confocal microscopy，RCM）在无创的情况下，利用光线穿透皮肤表面，采用共轭聚焦原理获得被测皮肤组织的灰度图像，可清楚地观察到真 - 表皮交界和真皮浅层，并能反复、实时、动态获得细胞水平高清晰度图像，且具有成像迅速、检查时间快、数据易于存储、便于输出和分析的特点，故临床俗称皮肤 CT，相关参数见表 1-13[57]。

7. 皮肤超声诊断仪 皮肤的厚度和密度是反映皮肤衰老的重要评估指标，可通过高频超声仪

表 1-13　与皮肤老化相关的 RCM 成像特征

成像位置		与皮肤老化相关的成像特征
表皮层	表皮厚度	从最早出现的蜂窝状结构断层到基底膜带下最早出现的胶原结构之间的距离被认为是标准的表皮厚度。衰老皮肤的表皮厚度偏低。
	表皮沟嵴	表皮沟嵴是指对应着角质形成细胞之间的暗黑褶皱，常用其方向及其交叉程度来表示，可形成典型的“菱形”或“线性”结构。表皮沟嵴随年龄增长而增加。
	斑驳样色素沉着	在蜂窝状结构中可见聚集的明亮角质形成细胞，随衰老逐渐增多。
基底膜带	皮脂腺	皮脂腺实质成像结构为以毛囊为中心的椭圆形环状结构。
	多环乳头结构	对应球状突起和张力细丝，有时两者相互吻合并卷曲排列。
真皮乳头层	细小网状胶原	成像表现为明亮的纤细网状结构。此种结构多在毛囊的开口周围出现。随年龄增长，细小网状胶原减少。
	粗大胶原结构	较粗的丝状结构聚集于一处；仍可见网状成像，但网格较粗大且不规则。随年龄增长，粗大胶原结构增加。
	蜷缩状胶原	成像表现为大面积的低反应性无固定形态低反射组织，单个胶原纤维不再可见。随年龄增长，蜷缩状胶原增加。
	卷曲明亮结构	高反射性的厚且短的波浪形纤维，衰老皮肤或可表现为致密斑块图像。该特征主要出现在年老群体中。

进行测量，频率范围 20 ~ 100 MHz，可评估表皮 / 真皮厚度、真皮胶原蛋白、皮下脂肪的分布以及附件和小血管 [6]。低频率可以到达皮肤较深的地方，但图像的分辨率较低；高频率可以观察皮肤较浅的地方，图像的分辨率较高。皮肤高频超声图像分为三层：入口回声（强回声，角质层角化角质细胞），真皮回声（弥漫回声，根据测试位置胶原纤维数量和水化程度有不同的回声），皮下组织回声（很低或无回声）。胶原纤维数量越多，组织回声越强，细胞间质含量越高，回声越低 [60]。皮肤各层厚度和回声的变化与皮肤自然老化和光老化都有关。皮肤密度反映了真皮中胶原蛋白和弹性蛋白的水平，而皮肤厚度则反映了与年龄相关的皮肤变薄程度。年轻的皮肤呈现出更强的回声和更均匀的厚度，反映了分层结构和角质细胞的完整性。随着光老化、弹性蛋白变性、胶原纤维编织结构的变化和糖胺聚糖聚集，导致在真皮中形成表皮下低回声带（subepidermal low echogenic band，SLEB）。从真皮上部 SLEB 的存在和大小可以推断光老化的严重程度。因此，SLEB 可以作为判断皮肤光老化的一个重要指标，随着年龄的增长，SLEB 的相对回声强度降低、厚度增加。

（二）窄谱反射光度计

利用窄谱反射光度计可检测皮肤黑色素值、血红蛋白值，用于评价皮肤衰老的色素表现。测量数值越高，说明皮肤中黑色素和血红素的含量越高。

非暴光部位衰老皮肤黑色素值趋向降低，暴光部位黑色素值升高。如暴光部位伴有血管扩张或增生，血红蛋白值升高。

（三）激光多普勒血流仪

激光多普勒血流仪（laser doppler flow-meter）能够实时监测组织内血流灌注，测量微循环状态。测量参数为血流量大小的相对单位，也可以得到图像中每个点的红细胞浓度值。随年龄增加，真皮变薄，所测真皮血流量有逐渐增加的趋势。

目前，评价皮肤的衰老程度多是通过主观性的临床评估结合半定量的图像评估以及定量的仪器评估共同完成。通过评估结果可以更好地为后续抗衰老治疗提供可靠的参数选择依据、疗效评估及预后判断。

（胡永亮　杨　扬　李珊逸　李廷慧）

参考文献

[1] Kwiecien K, Zegar A, Jung J, et al. Architecture of antimicrobial skin defense. Cytokine Growth Factor Rev, 2019, 49: 70–84.

[2] Lefèvre-Utile A, Braun C, Haftek M, et al. Five functional aspects of the epidermal barrier. Int J Mol Sci, 2021, 22(21): 11676–11689.

[3] Gayakwad VS. Comparative study of function of skin. Int Ayu Med J, 2020, 8(12): 5364–5367.

[4] Gallegos-Alcalá P, Jiménez M, Cervantes-García D, et al. The keratinocyte as a crucial cell in the predisposition, onset, progression, therapy and study of the atopic dermatitis. Int J Mol Sci, 2021, 22(19): 10661–10690.

[5] Ramot Y, Paus R. Harnessing neuroendocrine controls of keratin expression: a new therapeutic strategy for skin diseases? BioEssays, 2014, 36(7): 672–686.

[6] Matsui T, Amagai M. Dissecting the formation, structure and barrier function of the stratum corneum. Int Immunol, 2015, 27(6): 269–280.

[7] Anderton H, Alqudah S. Cell death in skin function, inflammation, and disease. Biochem J, 2022, 479(15): 1621–1651.

[8] de Szalay S, Wertz PW. Protective barriers provided by the epidermis. Int J Mol Sci, 2023, 24(4): 3145–3157.

[9] Kim Y, Lim K-M. Skin barrier dysfunction and filaggrin. Arch Pharm Res, 2021, 44(1): 36–48.

[10] Dilshat R, Vu HN, Steingrímsson E. Epigenetic regulation during melanocyte development and homeostasis. Exp Dermatol, 2021, 30(8): 1033–1050.

[11] Clayton K, Vallejo AF, Davies J, et al. Langerhans cells—programmed by the epidermis. Front Immunol, 2017, 8: 1676–1689.

[12] Munde P, Khandekar S, Dive A, et al. Pathophysiology of merkel cell. J Oral and Maxillo Pathol, 2013, 17(3): 408–412.

[13] Plikus M V, Wang X, Sinha S, et al. Fibroblasts: origins, definitions, and functions in health and disease. Cell, 2021, 184(15): 3852–3872.

[14] Cui H, Chai Y, Yu Y. Progress in developing decellularized bioscaffolds for enhancing skin construction. J Biomed Mater Res A, 2019, 107(8): 1849–1859.

[15] Driskell RR, Jahoda CAB, Chuong CM, et al. Defining dermal adipose tissue. Exp Dermatol, 2014, 23(9): 629–631.

[16] Cui CY, Schlessinger D. Eccrine sweat gland development and sweat secretion. Exp Dermatol, 2015, 24(9): 644–650.

[17] Xie J, Yao B, Han Y, et al. Skin appendage-derived stem cells: cell biology and potential for wound repair. Burns & Trauma, 2016, 4: 38–43.

[18] Niemann C, Horsley V. Development and homeostasis of the sebaceous gland. Semi Cell Dev Biol, 2012, 23(8): 928–936.

[19] Rajkumar J, Chandan N, Lio P, et al. The skin barrier and moisturization: function, disruption, and mechanisms of repair. Skin Pharmacol Physiol, 2023, 36(4): 174–185.

[20] Weng T, Wu P, Zhang W, et al. Regeneration of skin appendages and nerves: current status and further challenges. J Transl Med, 2020, 18(1): 53–69.

[21] Kabashima K, Honda T, Ginhoux F, et al. The immunological anatomy of the skin. Nat Rev Immunol, 2018, 19(1): 19–30.

[22] Piipponen M, Li D, Landén NX. The immune functions of keratinocytes in skin wound healing. Int J Mol Sci, 2020, 21(22): 8790–8815.

[23] Nguyen AV, Soulika AM. The dynamics of the skin's immune system. Int J Mol Sci, 2019, 20(8): 1811–1863.

[24] 白可，张少童，詹蔷，等．炎症在衰老与衰老相关疾病中的作用及机制研究进展．生物医学转化，2023，4（2）：13–21.

[25] 雷锐，吴金峰．皮肤衰老的特征与机制．实用老年医学，2023，37（10）：978–983.

[26] Csekes E, Račková L. Skin Aging, Cellular senescence and natural polyphenols. Int J Mol Sci, 2021, 22(23): 12641.

[27] He X, Wan F, Su W, et al. Research progress on skin aging and active ingredients. Molecules, 2023, 28(14): 5556.

[28] Gu Y, Han J, Jiang C, et al. Biomarkers, oxidative stress and autophagy in skin aging. Ageing Res Rev, 2020, 59: 101036.

[29] Françoise B, Kevin S, Gabor D, et al. Skin aging: pathophysiology and innovative therapies. Med Sci (Paris), 2020, 36(12): 1163–1172.

[30] Franco AC, Aveleira C, Cavadas C. Skin senescence: mechanisms and impact on whole-body aging. Trends Mol Med, 2022, 28(2): 97–109.

[31] Papa V, Pomi FL, Borgia F, et al. Immunosenescence and skin: a state of art of its etiopathogenetic role and crucial watershed for systemic implications. Int J Mol Sci, 2023, 24(9): 7956.

[32] Angelika BB, Edyta Z, Hanna M, et al. Sirtuin 1 and skin: implications in intrinsic and extrinsic aging-a systematic review. Cells, 2021, 10(4): 813.

[33] Salminen A, Kaarniranta K, Kauppinen A. Photoaging: UV radiation-induced inflammation and immunosuppression accelerate the aging process in the skin. Inflamm Res, 2022, 71(7–8): 817–831.

[34] Fernandes A, Rodrigues PM, Pintado M, et al. A systematic review of natural products for skin applications: Targeting inflammation, wound healing, and photo-aging. Phytomedicine, 2023, 115: 154824.

[35] Zheng W, Li H, Go Y, et al. Research advances on the damage mechanism of skin glycation and related inhibitors. Nutrients, 2022, 14(21): 4588.

[36] Xu P, Wang M, Song WM, et al. The landscape of human tissue and cell type specific expression and co-regulation of senescence genes. Mol Neurodegener, 2022, 17(1): 5.

[37] 赵杰，曹文婷．转录组学在皮肤光老化中的应用．中国皮肤性病学，2023，37（10）：1206–1210.

[38] Wilkinson HN, Hardman MJ. A role for estrogen in skin ageing and dermal biomechanics. Mech Ageing Dev, 2021, 197: 111513.

[39] 周荷益，岑晓娟，王颖，等．皮肤老化相关的关键成分与结构特征概述．香料香精与化妆品，2022，3：82–86.

[40] 宋姣，陈斌，秦燕，等．皮肤衰老评价方法的研究进展．中国美容医学，2023，32（6）：203–205.

[41] Venkatesh S, Maymone M, Vashi N, et al. Aging in skin of color. Clin Dermatol, 2019, 37(4): 351–357.

[42] Zouboulis CC, Ganceviciene R, Liakou AI, et al. Aesthetic aspects of skin aging, prevention, and local treatment. Clin Dermatol, 2019, 37(4): 365–372.

[43] Fernandez-Flores A, Saeb-Lima M. Histopathology of cutaneous aging. Am J Dermatopathol. 2019, 41(7): 469–479.

[44] Lee YI, Choi S, Roh WS, et al. Cellular senescence and inflammaging in the skin microenvironment. Int J Mol Sci, 2021, 22(8): 3849.

[45] Shin SH, Lee YH, Rho NK, et al. Skin aging from mechanisms to interventions: focusing on dermal aging. Front Physiol, 2023, 14: 1195272.

[46] Zorina A, Zorin V, Kudlay D, et al. Age-related changes in the fibroblastic differon of the dermis: role in skin aging. Int J Mol Sci, 2022, 23(11): 6135.

[47] Cho BA, Yoo SK, Seo JS. Signatures of photo-aging and intrinsic aging in skin were revealed by transcriptome network analysis.Aging (Albany NY), 2018, 10(7): 1609–1626.

[48] Lee H, Hong Y, Kim M. Structural and functional changes and possible molecular mechanisms in aged skin. Int J Mol Sci, 2021, 22(22): 12489.

[49] Kang HY, Lee JW, Papaccio F, et al. Alterations of the pigmentation system in the aging process. Pigment Cell Melanoma Res, 2021, 34(4): 800–813.

[50] Haydont V, Bernard BA, Fortunel NO. Age-related evolutions of the dermis: clinical signs, fibroblast and extracellular matrix dynamics. Mech Ageing Dev, 2019, 177: 150–156.

[51] Rittié L, Fisher GJ. Natural and sun-induced aging of human skin. Cold Spring Harb Perspect Med, 2015, 5(1): a015370.

[52] Krutmann J, Schikowski T, Morita A, et al. Environmentally-Induced (Extrinsic) skin aging: exposomal factors and underlying mechanisms. J Invest Dermatol, 2021, 141(4S): 1096–1103.

[53] Wolff K，Johnson RA，Saavedra A. 临床皮肤病学彩色图谱及概要．赵邑，译．7 版．北京：北京科学技术出版社，2018.

[54] Marks JG，Miller JJ. 皮肤病学原理：诊断与治疗精要．李承新，周先彪，译．6 版．北京：北京大学医学出版社，2021.

[55] el-Domyati M, el-Ammawi TS, Medhat W, et al. Radiofrequency facial rejuvenation: evidence-based effect.J Am Acad Dermatol, 2011, 64(3): 524–535.

[56] Callaghan TM, Wilhelm KP. A review of ageing and an examination of clinical methods in the assessment of ageing skin. Part 2: Clinical perspectives and clinical methods in the evaluation of ageing skin. Int J Cosmet Sci, 2008, 30(5): 323–332.

[57] 李利，刘玮．人体皮肤衰老评价标准．TB/ZGKSL 001–2022[P].2022–09–01.

[58] Yan Zhang, Xiaoyu Liu, et al. Analysis of multi-part phenotypic changes in skin to characterize the trajectory of skin aging in Chinese women. Clin Cosmet Investig Dermatol, 2022, 15: 631–642.

[59] Lim YK, Jung CJ, et al. The evaluation of efficacy and safety of a radiofrequency hydro-injector device for the skin around the eye area. J Clin Med, 2021, 10(12): 2582.

[60] Stephens TJ, Sigler ML, Hino PD, et al. A randomized, double-blind, placebo-controlled clinical trial evaluating an oral anti-aging skin care supplement for treating photodamaged skin. J Clin Aesthet Dermatol, 2016, 9(4): 25–32.

第 2 章 射频原理

谈到电磁波，很多人会感到抽象。而事实上，人们的日常生活和工作早已和电磁波产生了密不可分的联系，如蓝牙耳机、移动电话、电视广播、无线网络、卫星通信、无线遥控、微波炉加热食品等，如此种种，不胜枚举。实际上，从最基本的生存需求到获取环境信息，地球上一切生物均离不开电磁波。射频（radio frequency，RF）是指频率在 300 kHz ~ 300 GHz 的电磁波，近年来其在医学领域已得到广泛应用。处于一定频率范围内的射频波作用于人体组织时会产生热效应，射频热疗也已成为常见的理疗方法。通过调整射频参数，可以实现靶向不同人体组织的热效应，依赖于不同热效应的温度和维持时间可实现不同的治疗目标。

射频技术的历史可以追溯到 20 世纪初，当时它主要用于信息传输。而随着时间的推移，科学家发现了射频在诸多领域尤其是在医疗美容中的潜在价值。这一发现开启了一场不断升级换代的美容革命。现如今，射频紧肤技术是最受欢迎的医学美容治疗方法之一，它可以刺激皮肤胶原蛋白的再生，改善皮肤松弛和皱纹等问题。此外，射频技术在减脂塑形、瘢痕治疗中也有广泛应用，为求美者提供了更多的选择。未来，随着科技的不断进步，相信射频技术在医学美容领域的应用将会更加广泛和深入，为人们带来更加美好的生活。

第 1 节 射频的物理参数

一 射频波的特性

（一）频率范围

严格意义上讲，“射频”一词应指可以辐射到空间的电磁波频率。由于电磁波的波动具有周期性，频率（frequency，f）即给定单位时间内波发生的次数，单位为赫兹（Hertz，Hz）。射频波的频率范围为 300 kHz ~ 300 GHz。不同的频率范围对应不同的电磁波波段，中波的频率范围为 300 kHz ~ 3 MHz，如家用射频美容仪的频率多为 1 MHz，部分医用射频美容设备也采用 1 MHz 的频率，如 truSculpt 3D®、TiteFX®、Endymed 3Deep®，均属于中波范畴。短波的频率范围为 3 MHz ~ 30 MHz，如 Exilis®（3.4 MHz）、Thermage®（6.78 MHz）、ZKKL-舒敏之星（27 MHz）。超短波的频率范围为 30 MHz ~ 300 MHz，如 Accent®（40.68 MHz）、Aluma®（40.68 MHz）。微波的频率范围为 300 MHz ~ 3 THz。

（二）波长与传播特性

波长（λ）即波在一个周期内传播的距离。在传播速度一定的情况下，波长与频率成反比，即 λ = c/f。不同频率波段的射频波波长见表 2-1。

表 2-1　射频波频率与波长

波段	中波	短波	超短波	微波
频率范围（Hz）	$3 \times 10^5 \sim 3 \times 10^6$	$3 \times 10^6 \sim 3 \times 10^7$	$3 \times 10^7 \sim 3 \times 10^8$	$3 \times 10^8 \sim 3 \times 10^{12}$
波长	100 m ~ 1 km	10 m ~ 100 m	1 m ~ 10 m	1 mm ~ 1 m

射频波在其传播过程中遵从电磁波特性，即变化的电场产生变化的磁场，变化的磁场又产生变化的电场，它们相互垂直，并沿垂直于电场和磁场的坡印廷矢量（Poynting vector）方向进行传播。坡印廷矢量即电磁场中的能流密度矢量，表示单位时间通过垂直单位面积的能量。

（三）振幅

射频波的振幅是指其振动的最大偏离值。在物理学中，电磁波是由电场和磁场交替变化而传播的波动，而振幅则反映了这些场的最大偏移量，通常用伏特每米（V/m）来衡量（图 2-1）。振幅通常用于描述射频波的强度或能量大小。振幅的大小与功率有关，高功率往往意味着更高的能量流，常会带来更高的电场和磁场，对应更大的振幅。

在射频技术中，振幅是一个重要的参数，因为它影响到射频能量的传输和接收效率，以及能量在生物组织中的输送深度和热效应。在医美射频治疗中，振幅的控制对治疗的安全性和有效性至关重要。振幅过高可能会导致皮肤过热、灼伤或其他不良反应，而振幅过低则可能导致治疗效果不明显。因此，医美设备通常会有精确的振幅控制机制，以确保治疗既安全又有效。

（四）相位

相位是用来描述射频波形在一个周期内相对于某一参考点的偏移量。在射频通信和信号处理中，相位是一个关键的概念，对于理解信号的特性、信号处理、调制解调制等方面都至关重要。

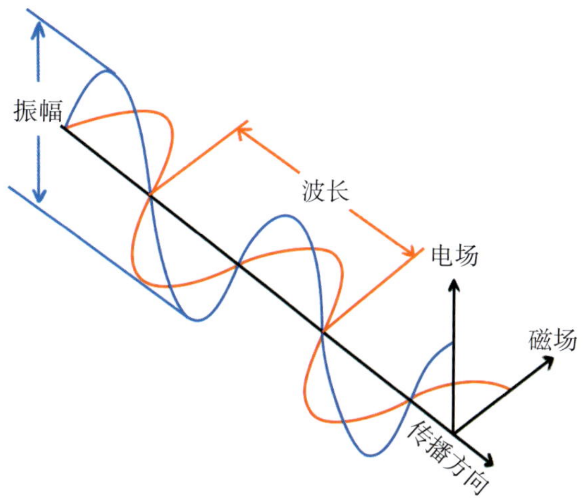

图 2-1　射频波的波长、振幅及传播方向示意图

电磁波是由电场和磁场的振动组成的波动，这些振动在空间和时间中传播。每个振动都可以被认为是一个周期性的过程，而相位是用来描述这个周期性过程中特定时刻振动状态的参数。

具体来说，射频相位用角度来表示，通常以弧度（radians）或角度（degrees）来度量。在正弦波信号中，相位告诉我们波形在其周期内的位置。例如，当我们说一个信号的相位是 0 度时，这意味着该信号处于其周期的开始位置。当相位是 180 度时，信号处于周期的中点，振动状态与 0 度时是相反的（图 2-2）。一个完整的周期相当于 360 度或 2π 弧度。如果两个射频信号的相位不同，它们可能会相互干涉、增强或抵消彼此，从而影响信号的合成结果。射频相位的改变可以通过改变信号的时间偏移或频率来实现。

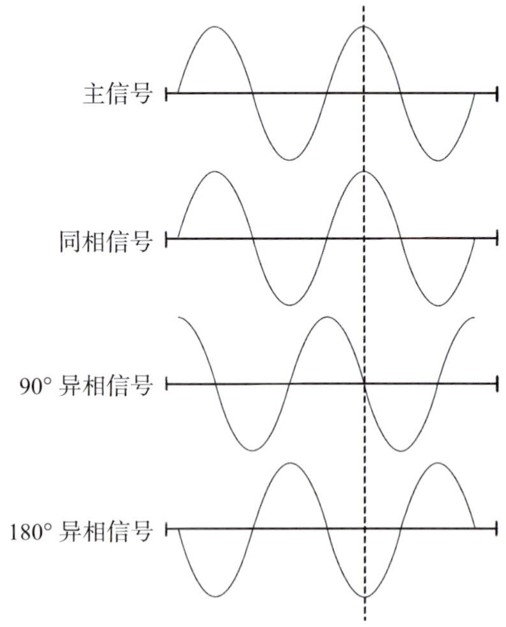

图 2-2 射频波的相位

二 射频场与能量转换

（一）电场与磁场

电场（E）和磁场（H）是相互垂直的两个分量，它们共同构成了射频波的波动特性。电场描述了一个电荷周围空间的电力场情况，其方向是从正电荷指向负电荷。电场的变化会产生磁场，反之亦然，这是由麦克斯韦方程组描述的电磁场基本原理。磁场反映了磁力线的分布，其方向由电流决定，遵循右手定则：当你的右手拇指指向电流方向，四指所指的方向即为磁力线环绕的方向。磁场的强度通常用安培 / 米（A/m）或特斯拉（T）来衡量。在射频波传播时，电场和磁场是相互垂直并相互依赖的。根据法拉第电磁感应定律，变化的磁场会诱生电场；根据安培定律，变化的电场又会产生磁场。这两个相互作用的场在空间中传播形成了射频波。在自由空间中，这两个场以光速传播，并且它们的振荡方向与传播方向垂直。

射频波的电场分量可以表达为：$E(t)=E_0\cos(kx-wt+\phi]$

其中 $E(t)$ 是电场强度，E_0 是其振幅，k 是波数，w 是角频率，t 是时间，ϕ 是相位，x 表示位置。电场的强度衡量了在特定点上场的强弱，单位是伏特每米（V/m）。在射频应用中，电场的强度对于确定波的传输特性和与物质相互作用的方式至关重要。

磁场分量通常表示为：$H(t)=H_0\cos(kx-wt+\phi]$

其中 $H(t)$ 是磁场强度，H_0 是其振幅，其他参数与电场相同。磁场的单位是安培每米（A/m）。在射频波中，磁场的强度对于波的传播同样重要，它与电场一起决定了电磁波的能量密度和辐射压。

射频波的能量由波的电场和磁场振幅的平方决定。波的能量密度可以通过坡印廷矢量来表示，它是电场和磁场向量积的结果：S＝E×H。其中 S 是坡印廷矢量，表示单位时间内单位面积通过的电磁能量，其方向与电场和磁场都垂直，即沿电磁波的传播方向。

（二）电磁场与电导体的相互作用

当电磁场遇到电导体时所发生的相互作用，可以追溯到麦克斯韦方程和洛伦兹力。当电导体处于电场中时，电场会迫使电导体内自由电子移动，形成电流。这种现象称为静电感应。在静电平衡状态下，电导体内部的电场为零，电荷重新分布在电导体的表面，形成所谓的感应电荷。当电导体处于外部磁场中，其中的电荷运动会受到洛伦兹力的作用，力的方向垂直于电荷速度和磁场方向。同时，还应考虑到动态的相互作用，即当电导体相对于磁场运动，或磁场本身随时间变化时，会在电导体中产生感应电动势，从而产生感应电流。对于生物体而言，实际上其本身就是一个复杂的电磁系统，在微观上随处可见电磁相互作用，即生物体的基本成分之间是靠共价键、氢键、范德华力、离子键、二硫键和盐键完成结合的，在外加电磁场的作用下，这种微观的电磁相互作用必然会发生变化。

（三）能量转换与分布

射频具有能量和动量，与生物体相互作用时，既会改变射频波本身的特性，也会改变被作用物体的状态和结构。在生物体中，射频的传播满足麦克斯韦方程。射频波同样满足光的折射定律与反射定律，当射频波与生物体作用时，会在生物体表面产生折射与反射。理论上，当入射角与反射角均为 90° 时，射频波将会全部作用于生物体。进入生物体的射频波以指数形式发生衰减，这种衰减是由生物体的导电性所引起的。我们需要知道，不同物体的时间常数不同，在生物体中传播的射频波，将其幅值衰变为 1/e 时所对应的时间，即为其时间常数的基本值。由于生物体中同样存在传导粒子或其他截流子，当射频波作用于生物体时，这些粒子或截流子便会吸收射频波的能量，特别是在具有电阻特性的生物体中，电流会以焦耳热的形式消耗射频波的能量，因此射频波的能量将转变为生物体中的热能，从而引起生物体的温度升高。需要注意的是，射频波的频率越高，其穿透深度越浅，生物体电阻越大，产生的热量也越高。

三　射频设备的基本构成

用于无线电通讯的射频设备常包括发射器、接收器和控制单元三个重要组成部分。医美射频设备以人体为接收器，设备的基本构成包括以下部分。

1. 射频发生器　射频发生器是设备的核心部分，它产生特定频率的电磁波。早期的医美射频设备的频率范围通常在 1 MHz ~ 6 MHz，这个频段的电磁波能够穿透皮肤到达真皮层，但不会对皮肤表层造成过多伤害。随着人们对皮下组织衰老的关注，更高频率的射频设备应运而生。

2. 控制系统　控制系统用于调节射频的功率、频率和治疗时间。操作者可以根据治疗需要，对射频发生器的输出进行精确控制，以适应不同患者的治疗需求和保证治疗安全。

3. 传输系统　传输系统包括连接线和手持治疗头。它将射频发生器产生的能量传输到治疗头，并最终作用于皮肤。治疗头通常设计有不同的形状和大小，以适应不同部位的治疗。

4. 冷却系统　为了防止射频治疗中产生的热能损伤皮肤表层，部分高功率医美射频设备配备有冷却系统，如冷却凝胶、水循环冷却或内置冷却剂，以确保在治疗过程中皮肤表面的温度得到有效控制。

5. 感应系统　感应系统用于检测皮肤的电阻，

以便自动调节射频的输出功率，保证治疗的安全性和有效性。高级的医美射频设备可能会配备智能感应系统，通过实时监测来调整能量输出。

6. 安全系统 医美射频设备会有多种安全设计，如过热保护、电流过载保护和紧急停止开关等，以确保患者和操作人员的安全。

医美射频设备的有效性和安全性依赖于其精密的设计和高质量的制造。了解设备的基本构成和工作原理，对于医美从业人员来说是至关重要的，它不仅有助于提高治疗效果，还能确保患者安全。随着技术进步，未来的医美射频设备将更加智能化，提供更加个性化和高效的治疗方案。

第 2 节 射频与皮肤的相互作用

一 皮肤的电导率与介电常数

皮肤电导率和介电常数是衡量皮肤电特性的两个重要参数，射频治疗的效果与皮肤的电导率和介电常数密切相关，这些电特性决定了皮肤对射频能量的吸收和响应程度。

皮肤电导率（skin conductance）是指电流通过皮肤的能力，这一特性主要由皮肤的水分含量和电解质的浓度决定。其通常用微西门子（μS）或西门子（S）来衡量。皮肤电导率影响射频能量在皮肤中的传导效率。水分含量高的皮肤电导率较高，因为水分能够帮助电流通过组织。当射频波遇到电导率较高的皮肤时，能量在皮肤层呈现出“易通过性”，进而在皮下组织转化为热量的效率更高，从而在深层产生更多的热能，刺激胶原蛋白重塑，达到紧肤效果。在实施射频治疗前，了解患者皮肤的电导率可以帮助操作者调整射频的输出功率和治疗深度，以确保疗程安全有效。

介电常数（dielectric constant）是描述物质对电场响应能力的物理量，它衡量的是物质内部电荷偏移产生的电极化程度。皮肤的介电常数是指皮肤对电场的反应能力，它影响射频能量在皮肤中的分布模式。高介电常数意味着皮肤能更好地存储电磁能量。因此，在射频治疗中，皮肤的介电常数决定了射频波穿透深度和热能分布的均匀性。通过测量皮肤的介电常数，可以更好地预测射频治疗的效果，尤其是在目标治疗区域内部组织的热反应。此外，介电常数的信息有助于识别不同皮肤层次的特性，从而为治疗提供更精准的能量设定。在进行射频治疗时，应先对患者皮肤的电导率和介电常数进行评估。这通常涉及使用专业设备，如电阻抗分析仪等。操作者根据评估结果调整射频设备的参数，如功率、频率和治疗头的大小，以获得最佳治疗效果。

二 射频场对皮肤的影响

（一）电导率变化与电流分布

皮肤电导率在射频治疗中起到关键作用，它直接影响电流的分布和热量的产生。皮肤传导电流的能力影响射频能量如何被皮肤吸收和转化为热能。皮肤电导率受多种因素影响，如皮肤的水分含量、温度、皮肤层的结构和厚度等。在射频治疗中，射频电流流经皮肤时，由于皮肤各层的电阻不同，电流会沿着电阻最小的路径进行分布。皮肤的表层（表皮）电阻较大，而真皮层和皮下组织的电阻相对较小，因此电流在后两者表现出更好的通过性，但表皮会过多消耗能量转变为热能。电流的这种分布特性给射频治疗以更多的启示。

射频治疗过程中，皮肤电导率会随着温度的升高而变化。当射频能量被皮肤吸收并转化为热能时，皮肤温度上升，导致皮肤电导率增加，进而改变电流的分布。热量的增加可以促进皮肤血液循环，提高细胞代谢和胶原蛋白的产生，但过高的温度可能会导致热损伤，因此需要精确控制。为了安全有效地进行射频治疗，操作者需要根据皮肤的初始电导率来设定合适的射频功率和治疗时间。

（二）热效应与非热效应的机制

对于具有偶极矩的生物大分子如水分子，射频波会使其分子构象发生改变，做取向运动。而对于不存在或仅有很小偶极矩的分子或粒子来说，在外加电场的作用下，正负电荷粒子或分子结构也会在有限空间内进行移动，从而出现分子新的偶极矩，产生离子或电子极化。这些变化进一步引起生物组织中的分子和原子的构象和构型甚至结构发生改变，从而造成生物组织电磁特性和分子生物功能的改变，产生一系列生物效应。

应用射频作用于生物体所出现的温度升高现象称为热效应。这种热效应与生物体中大量水分子的无规则运动有关，而以往认为的带电粒子的无规则运动对于热效应的贡献甚为微弱。水分子是一种极性分子，可以吸收较为广泛波段的电磁波的能量。当射频作用时，水分子随射频频率而发生转动、振动或摆动，以这种形式从电磁波吸收到的能量可促使其发生无规则运动，这种无规则运动以热的形式表现出来，即温度升高。同时，我们还要清楚，水在生物体中以游离水、水合离子、亲水和疏水多种形式广泛存在，其无规则运动将使生物组织表现为广泛的温度升高，也就是我们所观察到的热效应。

非热效应是指生物体受到低功率射频作用时，未引起生物体温度明显升高的一种生物效应。射频波通过其电磁场力引起的生物组织介质极化，使分子中的原子与原子基团之间的距离改变，进而改变了组织的介电常数和磁导率。同时，以一定频率做固有振动的蛋白质和脂类等生物大分子以及氨基酸等生物小分子，通过频率共振的方式从射频波中吸收能量，导致它们自身结构、构象、构型的改变，最终改变功能，出现不同的生物效应。射频还可作用于细胞膜，改变细胞膜上的电荷分布、离子通道和离子电流。射频作用于生物体的非热效应具体可分为共振效应、场力效应、半导体效应和压电效应，但具体的作用机制和最终效果并不完全清楚，还需要更多的临床和基础研究。

三　个体差异与安全性考虑

（一）皮肤类型与反应差异性

在医美实践中，皮肤类型的分类有助于医生为患者制订个性化的治疗方案。常见的皮肤类型分为如下几种。①干性皮肤：特点是皮脂分泌少，皮肤表面干燥、缺乏光泽，易出现细纹和皮肤松弛。②油性皮肤：皮脂腺活跃，皮肤表面油光，容易出现毛孔粗大和痤疮问题。③混合性皮肤：T 区油性，而两颊则偏干或正常。④敏感性皮肤：皮肤屏障功能较弱，容易红肿、瘙痒或过敏。⑤正常皮肤：皮脂和水分平衡，质地柔软，弹性好，不易敏感。

不同的皮肤类型对射频治疗的反应存在显著差异，主要体现在以下几个方面：①干性皮肤由于水分和油脂分泌不足，在射频治疗后更容易出现红肿、刺激感或热损伤。此类皮肤的患者在治疗时，能量设置应较低，以避免过度加热。治疗前后的保湿措施尤为重要。②油性皮肤有更厚的皮脂膜，对射频治疗的耐受度较高。然而，过高的能量输出可能导致皮脂过度分泌，加重皮肤油腻或引发痤疮。因此，油性皮肤的治疗需要精细调控能量，确保皮肤不会受到伤害。③混合性皮肤在射频治疗时需特别注意不同区域的热感应差异。T 区可能需要较强的能量来收紧毛孔，而两颊则可能需要较低的能量以避免干燥和红肿。④敏感性皮肤在射频治疗中最为复杂。治疗应采用低能量并缩短操作时间，以减少皮肤刺激和不适。治疗前后应使用舒缓和修复的护肤品，帮助皮肤恢复。

（二）安全要点

为了最大程度减少射频治疗的风险并提高疗效，制订个性化的治疗方案至关重要。

1. 评估与分析 在治疗前，医生需要通过问诊和皮肤测试对患者的皮肤类型和条件进行全面评估。

2. 个性化能量设置 根据皮肤类型调整射频的能量强度和脉冲持续时间。

3. 预防性护理建议 为不同皮肤类型的患者提供预防性护理建议，如干性皮肤需要强化保湿，油性皮肤需控油等。

4. 术后护理 术后护理同样应根据皮肤类型来调整，以减少副作用和加快恢复。

在射频治疗过程中，持续监测患者的皮肤反应非常重要，包括但不限于观察皮肤的颜色变化、温度、出现的泛红或肿胀等。治疗后，应定期跟踪患者的恢复情况和治疗效果，适时调整后续治疗计划。

第 3 节 组织的热效应机制及量效关系

一 热效应的生物学机制

射频治疗的目标是激活皮肤组织的热效应，使结缔组织重塑。皮肤张力和质地的改善源于“旧”胶原蛋白的收缩及新的纤维（弹性）和蛋白聚糖（黏弹性）的产生。有效的射频治疗可以显著提高皮肤弹性。射频产生的热效应可对皮肤产生以下生物学影响。①胶原蛋白收缩：胶原蛋白纤维收缩，导致即时的皮肤紧致效果；②新胶原蛋白合成：除了即刻的紧致效果外，射频治疗还会启动一系列生物学反应。热能刺激皮肤组织，导致炎症反应，进而激活成纤维细胞的新陈代谢。

成纤维细胞是真皮层中制造胶原蛋白和弹力纤维的细胞。在射频治疗后的数月内，新产生的胶原蛋白将逐渐增加，进一步促使皮肤变得更加紧致和平滑。

射频使生物组织温度升高，这种变化和生物体本身特性有关，如组织的含水量和自身的组成成分。在周边无更低阻抗组织的情况下，组织的含水量越多，产生热能的能力越强，温度升高幅度越大。此外，热效应还与组织的环境与组织内的血液循环特性有关。血液循环与血管的类型和分布、血液的流量、流速和黏度有关。如果环境温度高或血流量小，热能流失就少，组织升温就容易实现。

热传导（thermal conduction）是热能通过物质内部微观粒子的相互碰撞和能量交换传递的过程。而热对流（thermal convection）则是流体（如气体和液体）中，热量随流体宏观运动而传递的过程。在射频治疗中，当射频能量转化为热能后，首先是通过热传导作用在组织中传播。由于热传导是依赖物质内部粒子振动来实现的，因此，热量在不同组织中的传导速度和效率会因组织的热传导系数而异。在皮肤中，胶原蛋白丰富的真皮层具有一定的热传导能力，能够将热量传递到更深层的皮下组织。射频治疗产生的热量不仅通过热传导影响皮肤，还会通过血液循环产生热对流效应。热量可以随着血液流动传递至皮肤更广泛的区域，这样不仅可以提高治疗效果，也有助于避免局部过热和热损伤。在射频治疗过程中，热传导和热对流共同作用于皮肤组织。热传导使得局部区域的温度上升；而热对流则帮助将热量分散，防止局部温度过高，同时也让治疗效果更加均匀。这种热量的动态平衡是射频治疗能够安全有效的关键。

二 量效关系研究

（一）能量剂量与组织变化的关系

在射频治疗中，能量剂量通常是指在一定时间内传递到皮肤组织的射频能量的总量。能量剂量的单位可以是焦耳（J）或者是焦耳每平方厘米（J/cm^2）。能量剂量的大小直接影响到皮肤组织的温度升高程度以及热效应的深度。

射频治疗的关键在于控制能量剂量以达到理想的热效应，而不造成组织损伤。这一过程中，能量剂量与组织变化的关系呈现以下几个特点。

1. 能量剂量与温度升高的关系 射频能量剂量越高，皮肤组织的温度升高越快，达到胶原蛋白收缩和重组的温度所需时间越短。然而，温度升高过快可能导致皮肤热损伤或者不适。

2. 能量剂量与胶原蛋白变化的关系 理想的能量剂量能够引起胶原蛋白的立即收缩和刺激新胶原蛋白的产生，这对于提升皮肤紧致度和弹性至关重要。能量剂量不足可能无法达到预期的疗效，过多则可能导致胶原蛋白过度损伤甚至引起瘢痕形成。

3. 能量剂量与治疗深度的关系 能量剂量决定了射频治疗的深度。较高的能量剂量可以将热效应传递到更深层的组织，但同时也增加了对深层结构（如皮下脂肪层）产生不良影响的风险。

4. 能量剂量与皮肤类型的关系 不同皮肤类型对射频能量的反应不同。例如，干性皮肤由于含水量低，可能需要调整能量剂量或补充水分以避免出现损伤。

（二）温度梯度与治疗效果的关系

温度梯度是指在一定空间范围内温度变化的剧烈程度。在射频治疗中，温度梯度特指皮肤表层到深层组织在温度上的变化率。适当的温度梯度能够确保皮肤深层获得足够的热量，以刺激胶原蛋白的重组，同时避免表皮层过热，减少烧伤和不适的风险。理想的温度梯度是射频治疗成功的关键。在治疗过程中，医生需要通过设备调整和实时监控，使得皮肤的不同层次达到不同的温度。如果治疗过程中建立的温度梯度不当，可能会导致热损伤。过高的表皮温度会引起疼痛甚至烧伤，而深层组织温度不足则达不到治疗效果。因此，精确控制温度梯度，对于确保既安全又有效的治疗至关重要。

温度梯度与治疗深度有关。射频治疗的目标深度取决于治疗的皮肤问题及其位置。例如，面部的治疗深度会比身体其他部位浅，因为面部皮肤较薄。调整设备参数，建立合适的温度梯度，可以帮助能量更精确地聚焦于目标深度，提高治疗效果。在射频治疗中，为了得到均匀的治疗效果，医生需要确保在治疗区域内部的温度梯度均匀一致。不均匀的温度分布可能导致治疗效果的不一致，甚至可能出现不规则的皮肤轮廓。理想的温度梯度不仅能够最大限度地提升治疗效果，促进胶原蛋白的收缩和新生，还能将对皮肤的潜在热损伤最小化。

三 热效应的生理反应与影响

（一）温度阈值与组织损伤

组织的热损伤程度与作用的热能量和时间密切相关。组织温度介于40～45 ℃时，可产生有效的充血反应，但热作用时间超过30 min时，则可能出现不可逆的细胞损伤。高于45 ℃则会引起DNA和蛋白质的变性，同时皮肤的疼痛阈值一般为45 ℃，长时间维持在该温度甚至更高将造成皮肤的不可逆损害。而当组织温度高于60 ℃时，达到不可逆损伤的热作用时间呈指数减少。因此，在利用射频获得生物热效应的同时，应重点关注、严格控制温度和热作用时间。较高的温度可能会在短时间内造成损伤，而较低的温度在较长时间的持续作用下也会导致损伤。

具体而言，射频治疗的主要目标是改善组织松弛，加热的靶标为皮肤和皮下组织的胶原纤维即胶原蛋白。这是因为胶原蛋白在一定温度下会收缩并在之后产生新的胶原蛋白，从而达到紧致皮肤和减少细纹的效果。通常，皮肤组织在40～45 ℃范围内可产生热损伤，而胶原蛋白的最佳收缩温度为60～65 ℃。需要强调的是，射频技术可以结合冷却技术实现真－表皮层和皮下组织的温度差异化，即皮下组织温度高于真－表皮层温度，这种差异性是确保安全和获得疗效的基础。最终的结果是热效应促进皮肤软组织收缩，达到紧致提升的美容效果。

笔者认为，医美从业者应避免过度追求射频紧肤“立竿见影”的疗效和胶原蛋白的即刻收缩效果，慎重决策将皮下组织温度加热至60～65 ℃，因为这一温度范围可能同时引起组织中更多的不可逆损伤。即使不可逆损伤在短期内未引起外观上的异常，但实际上却会极大改变求美者的正常皮肤结构，压缩了其后期的提升空间，降低了其可获得的最佳疗效水平。笔者建议，在一定安全作用时间范围内，尽量将皮下组织温度维持在50～60 ℃范围内，以减少不可逆损伤，更多地依赖安全有效的热作用所引起的治疗后胶原再生和重塑以获得年轻化疗效。

在同样的射频作用下，皮下脂肪组织较同层中网状分布的筋膜组织具有较高的阻抗，电导率较低。极少数情况下，即在周边存在较少的低阻抗组织时，该区域脂肪会累积更多的热量。有研究显示，在43～45 ℃下热作用15 min，即可出现脂肪细胞的延迟死亡。通过这种作用会使脂肪减少，常用于非手术减脂，以达到塑形的目的。因此，在医疗实践中，还应判断求美者是否有溶脂需求，对于皮下脂肪容量缺失的求美者，更应将皮下组织温度和热作用时间维持在较低水平。

（二）实时监控技术与安全措施

为确保治疗安全有效，射频治疗通常配合以下实时监控技术和安全措施。

1. 温度监控 射频治疗中最关键的监控指标之一是皮肤温度。目前市面上的许多射频设备都配备了内置传感器来实时监测皮肤的表面温度和（或）皮下组织的温度。这样，操作者可以确保皮肤温度保持在安全有效的范围内。

2. 能量输出控制 射频设备预设的能量输出水平和手动调整设置确保了能量的均匀分布，这样可以避免能量在某个区域积聚而造成局部过热和烧伤。这种能量控制不仅依赖于设备自身的精确度，也需要操作者有足够的经验来调整适当的能量水平，特别是针对不同的治疗区域和不同的皮肤类型。

3. 脉冲控制与持续时间 治疗过程中，射频能量的输出通常是脉冲式的或者连续的。通过控制脉冲的持续时间和间隔，操作者可以更精确地管理热量的累积和皮肤的冷却周期。

4. 冷却系统 许多射频设备配备了表面冷却技术，以防止表皮过热和热损伤，同时允许更深层次的热量渗透。这种冷却机制有助于提高患者的舒适感，同时增加治疗的安全性。

5. 实时反馈机制 现代射频设备通常包含触摸屏和音 / 光反馈系统，允许治疗医生实时监控治疗过程并做出相应调整。患者也可以通过这些反馈机制实时报告自己的感受，确保治疗过程舒适。

6. 定期校准与维护 为确保设备的精确性和安全性，定期的校准和维护是必要的。这包括检查传感器的准确性、更新软件以及检查设备的物理状况。

7. 操作者培训 射频治疗的操作者需要经过专业培训，以深入了解设备的工作原理、治疗适应证和禁忌证，以及应对紧急情况的措施。这种培训有助于操作者正确地使用设备，并在治疗过程中做出快速而有效的决策。

8. 治疗前评估 治疗前对患者的皮肤类型、病史和期望进行全面评估，以确定最合适的治疗计划和参数设置。

9. 治疗中的患者沟通 治疗过程中，与患者保持沟通是至关重要的，确保患者的舒适度，并在出现任何问题时能够即时反馈。

通过上述措施，可大大提高射频治疗的安全性，能够较大程度地减少不良反应和并发症，让射频治疗成为一种受欢迎的医美治疗方式。

第 4 节 医用射频种类

在医疗美容领域，医用射频主要用于以下几个方面。

（1）皮肤紧致和抗衰老：射频技术在皮肤紧致和抗衰老治疗中非常受欢迎，其通过加热皮肤深层的胶原纤维，使其立即收缩，并刺激新的胶原蛋白和弹力蛋白的生成。这种射频治疗可以改善皮肤质地、减少皱纹和细纹，以及提升皮肤整体的紧致度。

（2）脂肪溶解和身体塑形：射频技术可用于靶向减少体内特定区域的脂肪。射频能量能够加热脂肪细胞，破坏其结构，随后通过身体的自然代谢过程排出。

（3）瘢痕治疗：射频治疗还可以用来改善瘢痕的外观，尤其是凹陷瘢痕和痤疮瘢痕。通过刺激新的胶原蛋白形成，射频治疗可以平滑瘢痕组织，使其与周围皮肤质感更为接近。分段射频和微针射频在这一领域尤为有效，因为它们能够精确地对瘢痕区域进行定向治疗。

医美射频设备的发展和更新迭代非常迅速，不断有新的设备进入市场，临床适应证不断拓宽。到目前为止，医美领域有报道和有代表性的射频设备见表 2-2。

根据不同的设备原理，射频可分为单极射频、双极和多极射频、微针射频三大类，各类的适应证不尽相同。本部分将简要介绍各类射频的原理，具体的临床应用研究和使用方法将在本书的后续章节详细介绍。

表 2-2 医美领域中具有代表性的射频设备

设备	公司	射频类型	面部年轻化	身体年轻化
ThermaCool TC	Solta Medical，Inc.	单极	√	√
TempSure（Pellevé）	Cynosure	单极	√	√
Accent	Alma lasers	单极（无回路）	√	
Profound	Syneron Candela	双极（点阵）		√
Aluma	Lumenis	双极	√	
FaceTite	InMode	双极	√	
BodyTite	InMode	双极	√	√
Morpheus 8	InMode	多极	√	
Infini	Lutronic Corp.	点阵射频	√	
Intensif	EndyMed	点阵射频	√	
Scarlet	Viol Co.	多极	√	
Reaction	Viora In.	双极		√
UNISON	BT Industries Inc.	单极		√
Venus Freeze Plus	Venusconcept	多极	√	

一 单极射频

单极射频又分为有回路单极射频和无回路单极射频。

1. 有回路单极射频 有回路单极射频通过电路一端电极接触治疗处皮肤，另一端使用接地电极贴附于腰部，形成回路传递电流。单极射频的一个关键物理属性是能量传导深度，其深度远大于双极射频，因为电流从一个较小的发射电极流向较大的接地电极，射频电流的路径和产生的热量分布取决于组织的电阻率，使能量能够在较深的组织中传播。代表性仪器为 Thermage ThermaCool TC（Solta

Medical，Inc，USA），频率为 6.78 MHz；TempSure（Cynosure LLC. USA），频率为 4 MHz。

2. 无回路单极射频　无回路单极射频没有接地电极，但并不是没有低电势方向，它利用的是治疗区域外的低电势区域作为“接地电极”。实际上，有回路单极射频可以理解为在人体上附加一个低电势区域，进而产生一个从高电势到低电势的导向。而无回路单极射频由于治疗区域外的低电势，甚至周围环境的低电势，依然可以产生电势差，获得治疗所需的热效应。但无回路单极射频电势差往往低于有回路单极射频，无效射频能量损失较高，造成前者的热效应产生和累积均较后者更为困难。因此，为了确保无回路单极射频的有效热效应，常采用更高频率的射频波，以携带更高的能量。代表性仪器为 Accent 射频系统（Alma Lasers，Inc.，Buffalo Grove，USA），频率为 40.68 MHz。

二　双极射频和多极射频

1. 双极射频

（1）非侵入式双极射频：该设备具有两个电极，通常位于同一治疗头上，电流从一个电极传递到另一个电极。射频能量只在这两个电极之间的局部区域内传导，能量的穿透深度较浅，约是两个电极之间距离的一半，主要集中在皮肤的表层和中层。双极射频治疗通常用于表皮和真皮层的紧致和细化毛孔等治疗。与单极射频相比，双极射频设备通常被认为更安全、更舒适，冷却需求更少。由于其作用深度相比于单极射频明显较浅，使得双极射频仅适用于皮肤薄弱部位的治疗。代表设备 Aluma（Lumenis，USA）是一种整合了双极射频技术和真空吸引系统的设备。其真空吸引强度可以调节在 4～28 mm/Hg 的范围内，能够在两个平行的电极之间牵引皮肤，通过这种方式，电流在两个电极间流动。

（2）侵入式双极射频：该设备是由一个较长的针状电极和一个片状电极组成，通常是将针状电极插入组织内，片状电极位于皮肤表面，射频电流从组织内电极发射到皮肤外电极，形成闭合电路并产生热作用。由于内外电极面积的不同，能量呈梯度分布，使得内电极附近的温度可以达到 60～80 ℃，而与皮肤接触的外电极则维持在较低的安全温度，可对针状电极周围的局部组织进行更加精准的加热。由于作用范围大、热损伤程度较重，其属于有创治疗，常需要在局部麻醉条件下进行。侵入式双极射频更多地是配合整形外科使用，用于局部精确减脂塑形或吸脂术后收紧松弛皮肤。代表性仪器有半岛医疗的射频治疗仪 LiTi（黄金微雕）以及 Inmode Aesthetics 公司（以色列）的 FaceTite。

2. 多极射频　多极射频可视为双极射频的变体。与传统的单极或双极射频技术相比，多极射频通过 3 个或更多的电极传输射频能量，所有电极相互配对为正负极，形成多条电流回路。其电极排列可以存在多种组合模式，研究显示，正负电极交错排列模式下，多极射频作用于皮肤组织的电流密度均值、能量分布均匀性和热量分布均匀性相对最优。由于多极射频设备可以同时在多个电极之间产生射频能量，使得热量可以更均匀地分布在皮肤深层，从而减少热点和不均匀加热的风险。此外，多极射频治疗时，患者不需要佩戴电极板或电极垫片，多个电极正负极交替互换，不仅增加了治疗头的作用面积，还能使皮肤组织加热更为均匀，可以有效节省治疗时间，增强治疗的安全性及舒适度。代表性仪器有 Venus Freeze Plus 射频仪（Venusconcept，Israel），融合了多极射频技术与脉冲磁场技术；以及欣可丽美学的射频治疗仪 Radio Frequency System Reaction（芮艾瑅）、盈美特公司的射频治疗仪 InMode RF System（Embrace RF 钻石超塑）。

三 点阵微针射频

点阵微针射频是一种侵入式多极射频，通过排列成阵列的绝缘或半绝缘微针，刺入皮肤后发射射频，使射频能量直接送达目标组织，实现了射频热效应和微针造成的微小物理损伤的复合效果。这种微针射频技术分为两种形式：一种是绝缘型微针，它穿透表皮层直至真皮乳头层，其尖端释放射频能量。由于微针的绝缘特性，热能主要聚焦在真皮层。另一种是非绝缘型微针，该微针进入真皮层后，针体全部能够释放射频能量。这种微针所产生的热影响区较为广泛，由于表皮与真皮之间的电阻抗不同，射频电流更多集中在真皮层，因此对表皮层的损害相对较小。通常情况下，射频的能量输出、持续时间以及微针的插入深度都是可控的。微针的插入深度和射频的持续时间主要决定了热损伤的范围，而射频能量的强度则可能与真皮层热损伤的程度相关。研究表明，点阵微针射频术后 10 周内，随着网状真皮体积、透明质酸和弹性蛋白含量的增加，真皮重塑活跃。代表性仪器有：维奥公司射频治疗仪 High Frequency Surgical Unit SYLFIRM X™ 黄金微针、美迪迈高频皮肤治疗仪 Skin Treatment System（EndyMed Pro 3DEEP 相控射频皮肤治疗平台）、杰希思（帝医思）微针射频治疗仪 Electrosurgical Unit（INTRAcel 黄金微针 Pro）等。

四 技术展望

医用射频设备的技术进展是持续的，并且随着科学研究和工程创新的不断深入，其未来前景也十分广阔。以下是一些关于医用射频设备的技术进展和未来展望。

（1）人工智能集成：人工智能（artificial intelligence，AI）和机器学习技术的集成可能会提供更高级的皮肤分析功能和个性化治疗方案以及预测治疗结果。

（2）可穿戴射频设备：未来可能会出现新的可穿戴射频设备，用户可以在家中便捷地使用。

（3）组合治疗策略：射频可能会与其他治疗技术（如激光、超声波、脉冲光）结合，形成综合治疗方案，以提升效果。

（4）无创技术的进步：未来可能研发出更加无创的射频治疗方法，减少恢复时间，降低疼痛和副作用。

（5）针对性药物输送：结合射频治疗和局部药物输送系统，提高治疗的局部效果，减少全身副作用。

（6）智能生物反馈系统：更高级的生物反馈系统将实时监控治疗效果，自动调整设备设置，以确保最佳的治疗效果和患者安全。

（7）更广泛的适应证：随着技术的发展，射频治疗的适应证可能会得到更多的扩展，如减少脂肪、紧致肌肉等。

随着科技的不断进步，未来的医用射频设备将更智能、更安全、更有效，治疗方案也将更加个性化，从而满足患者的不同需求。同时，确保患者安全和提高治疗效果将一直是技术创新的核心目标。

（刘丽红　张德全）

参考文献

[1] 法林，申宁，张延冬．电磁场与电磁波．北京：人民邮电出版社，2013.

[2] Migault L, Bowman JD, Kromhout H, et al. Development of a job-exposure matrix for assessment of occupational exposure to high-frequency electromagnetic fields (3 kHz-300 GHz). Ann Work Expo Health, 2019, 63(9): 1013–1028.

[3] Kołodziejczak A, Rotsztejn H. Efficacy of fractional laser, radiofrequency and IPL rejuvenation of periorbital region. Lasers Med Sci, 2022, 37(2): 895–903.

[4] 黄乃艳，曾晶，邱海霞，等．血管内皮细胞热损伤规律的初步探讨．中国激光医学杂志，2015，02：59–63+114.

[5] Brown WGA, Needham K, Begeng JM, et al. Thermal damage threshold of neurons during infrared stimulation. Biomed Opt Express, 2020, 11(4): 2224–2234.

[6] Locketz GD, Bloom JD. Percutaneous radiofrequency technologies for the lower face and neck. Facial Plast Surg Clin North Am, 2019, 27(3): 305–320.

[7] Atiyeh BS, Dibo SA. Nonsurgical nonablative treatment of aging skin: radiofrequency technologies between aggressive marketing and evidence-based efficacy. Aesthetic Plast Surg, 2009, 33(3): 283–294.

[8] Franco W, Kothare A, Ronan SJ, et al. Hyperthermic injury to adipocyte cells by selective heating of subcutaneous fat with a novel radiofrequency device: feasibility studies. Lasers Surg Med, 2010, 42(5): 361–370.

[9] Erkiert-Polguj A, Algiert-Zielinska B, Zdunska K, et al. The evaluation of elasticity after nonablative radiofrequency rejuvenation. J Cosmet Dermatol, 2019, 18(2): 511–516.

[10] 徐晗，张浩，刘定新，等．能量分布均匀性对恒功率下多极射频诱导胶原蛋白分泌的影响．电工技术学报，2023，S1：247–256.

[11] Fritz K, Salavastru C. Ways of noninvasive facial skin tightening and fat reduction. Facial Plast Surg, 2016, 32(3): 276–282.

第 3 章 单极射频

第 1 节 单极射频的作用机制

单极射频包括一个激活电极，根据有无回路电极，分为有回路单极射频（monopolar RF）和无回路单极射频（unipolar RF）。有回路单极射频又根据能量输出方式，分为脉冲模式和连续模式。脉冲模式是使用治疗头在治疗区域以盖章的形式传导能量，而连续模式在治疗过程中需要不停地滑动[1-2]。

一 射频能量与组织温度的关系

当组织吸收射频能量时，增加的能量以热量的形式释放出来，导致组织的温度上升。在一定范围内，能量越高，组织温度就会越高。单极射频作用于皮肤后会激发一种反向温度梯度，使真皮和皮下组织比表皮有更显著的温度升高效应，这种效应可对真皮及皮下组织产生柱状加热（或容积性加热），同时防止表皮热损伤，从而使表皮得到保护。

根据欧姆定律，射频产生的热量是电流的平方乘以组织电阻和时间。因此，电流大小对于射频能量以及组织的温度升高有很大的影响。在单极射频治疗中，可以通过改变治疗强度进行调节，电流轻微上调，就能快速升高组织温度。

电阻高也能使热量增加，其他条件不变的情况下，脂肪组织电阻高，产生的热量更多；而水电阻低，产生的热量也少，这是组织水合作用、细胞外含水量以及脂肪和蛋白质的存在会影响电热效应的原因[3-4]。

二 组织温度与生物学反应的关系

皮肤和软组织由细胞成分和非细胞成分组成。非细胞成分主要是胶原蛋白、弹性蛋白和其他基质物质。正常皮肤胶原纤维约占其干重的80%，并负责皮肤机械性能。真皮胶原主要由Ⅰ型（80%～85%）和Ⅲ型（10%～15%）胶原纤维组成。射频治疗皮肤和软组织通过两种主要机制产生收缩：①胶原蛋白三螺旋中的氢键断裂，胶原蛋白的三螺旋结构变性，胶原原纤维收缩和增厚，产生即刻的收缩和紧致效果；②启动伤口愈合级联反应，触发成纤维细胞和血管内皮细胞的活化，生成新血管、新胶原和弹性蛋白。随后，这些纤维重塑和重新定向，最终增加真皮厚度，使治疗后的皮肤恢复活力。真皮深层和皮下脂肪的纤维间隔网络收缩，产生继发的紧致提升效果。除了紧致皮肤外，射频也被证明可以减少皮下脂肪细胞。在适当的温度下，热能被传递到皮下脂肪，热刺激会导致脂肪细胞凋亡，刺激脂肪细胞代谢，并增加脂肪代谢的酶的活性，如介导甘油三酯转化为游离脂肪酸的酶以及甘油的降解酶等。因此，射频治疗可以改善大腿、上臂、腹部和侧臀的脂肪沉积。

Kinney[5]研究了单极射频加热组织的适当温度，他发现加热诱导的即刻胶原收缩在温度达到60 ℃时、持续数秒即可发生；而刺激成纤维细胞迁移和新胶原形成在组织温度约47 ℃时发生，诱导脂肪溶解需要达到70 ℃、1～2秒内发生。

在皮肤年轻化/收紧等适应证中，射频的治疗温度在55～68 ℃范围内，以产生适当的反应，同时必须将表皮保持在低于40 ℃的安全温度，否则会造成表皮烫伤，这将对治疗产生负面影响，并可能导致炎症后色素沉着。

三 射频穿透深度的影响因素

频率和波长影响穿透深度：在较低的频率或较长的波长下，穿透深度增加；而在较高的频率或较短的波长下，穿透深度将减少。组织特性和解剖结构也会影响射频的穿透深度，水和血液含量高的组织具有更高的导电性。有研究测量了不同生物组织在1 MHz下的体外电导率，结果表明血液的电导率最高，其次是湿皮肤、干皮肤和脂肪，骨组织的电导率最低。脂肪层中存在血管网络、结缔组织基质和细胞间液体，可增强导电性。当使用肿胀麻醉时，可以通过增加水和盐含量，显著增加组织导电性。由于射频能量通常遵循阻抗最小的路径，优先加热纤维间隔和韧带，导致其中的胶原蛋白收缩，利用这个特性，可以进行靶向韧带和间隔结构的治疗，产生更有效的紧致提升效果[6-8]。

四 射频作用的分子机制研究

组织中射频产生的热量能激活成纤维细胞，合成新的胶原蛋白。这一过程使真皮层中Ⅰ型和Ⅲ型胶原蛋白增加，并在治疗后持续长达3个月。其分子机制是由于射频电流对特定Sirtuin基因（SIRT）的调节作用，例如上调SIRT6而下调SIRT1、3、5和7，延长成纤维细胞寿命，刺激其合成胶原蛋白。

射频产生的热量还可以刺激成纤维细胞表达转化生长因子-β1（transforming growth factor-β1，TGF-β1），以及热休克蛋白（heat shock protein，HSP）包括HSP-47和HSP-72。后者的两种特异性热休克蛋白在Ⅰ型胶原蛋白的合成过程中起到保护作用，诱导胶原和弹性蛋白的重塑，最终使真皮乳头层厚度增加[9-11]。

五 射频作用的组织学研究

组织学证据表明，热刺激后早期，胶原原纤维螺旋部分或完全变性，胶原收缩，真皮组织因胶原损伤而肿胀，启动伤口愈合过程。成纤维细胞受到炎症刺激，产生新的胶原蛋白、弹性蛋白和其他物质，使皮肤结构增强[12]。

最新的研究使用国产的单极射频设备

YouMagic 作用于小猪腹部皮肤，在不同的能量和制冷参数组合下，组织切片皆观察到真皮增厚、弹性纤维增加、Ⅰ型胶原蛋白增加。由于样本量较小，未能得到量效关系 [13]。

另有研究使用 Thermage FLX（Solta Medical，Inc.）对 11 名患者进行面部单次单极射频治疗，治疗强度为 1.5～3.0，总能量为 30～45 kJ，并在治疗前及治疗后 2 个月和 6 个月进行活检，采用 HE、Masson 三色和维多利亚蓝染色。研究结果发现单极射频治疗使胶原纤维密度和均一性改善。Masson 三色染色中，治疗前真皮乳头层胶原纤维密度为 0.736±0.06，真皮网状层胶原纤维密度为 0.652±0.063，而治疗后分别提高到 0.773±0.044（P=0.018）和 0.686±0.05（P=0.045）。治疗后真皮各部位弹性纤维密度均有增加的趋势，但无统计学差异 [14]。

el-Domyati 等 [15] 使用一种有回路单极射频装置（Biorad，深圳 GSD 科技公司）治疗患者并评估其临床效果，定量分析了治疗光老化的组织学变化。在治疗结束后 3 个月，Ⅰ型、Ⅲ型和新合成的胶原蛋白显著增加，受试者皮肤紧致度改善 70%～75%，皱纹改善 65%～70%，平滑度改善 90%～95%，患者满意度达到 90%～95%。

第 2 节 单极射频的设备及发展历史

一 有回路单极射频

有回路单极射频使用工作电极和接地电极传递电流。当工作电极的电流传到皮肤，会对真皮进行容积加热，通过即刻和长期热效应改善皮肤松弛。

第一个用于减少面部皱纹的单极射频装置 ThermaCool TC（Solta Medical，Inc.）于 2002 年被美国食品药品监督管理局（FDA）批准用于眼周皱纹和细纹的无创治疗，随后于 2004 年被批准用于全面部治疗。该仪器频率为 6.78 MHz，通过接触射频技术传递能量，在皮下 3～6 mm 的可控深度处产生 65～75 ℃的温度区间，并通过冷却装置保护表皮。表皮烧伤的阈值温度为 44～48 ℃，明显低于皮肤胶原蛋白收缩的最佳温度（60～65 ℃）。为了将电热能传递到治疗深度，同时降低表皮烧伤的风险，需要积极的皮肤冷却和多次短时间治疗。医生必须平衡设备产生的能量和热量来产生治疗效果，同时避免表皮加热造成的烧伤。

初代的 ThermaCool TC 射频系统配备了 1.0 cm^2 眼部治疗头，单次脉冲释放时间较长（约 5.3 秒），此时的治疗理念还是以患者能忍受的最高能量进行施打，在整个治疗区域只进行一次覆盖。因此，治疗过程非常痛苦，效果也很有限。为了缩短治疗时间和改善体验感，2004 年 2 月开发了一种 1.0 cm^2 的快速治疗头，单次脉冲释放时间缩短为 1.9 秒。

2004 年 7 月推出了一种快速、更大治疗面积的 1.5 cm^2 治疗头，2005 年增大为 3.0 cm^2 面部治疗头，进一步缩短了治疗时间。但仍推荐高能量，治疗疼痛仍然是一个棘手的问题。2006 年推出了 0.25 cm^2 眼部治疗头。早期机型治疗时，患者需要接受静脉镇静或全身麻醉以控制疼痛；然而，这会导致不可接受的烧伤发生率。随着更多临床经验和循证医学证据的积累，开始推广低能量多次覆盖的新治疗理念，使治疗舒适度极大提高，不良反应变得罕见。

2007 年上市的 Thermage NXT 单极射频系统治疗输出速度更快，2008 年又推出 16.0 cm^2 身体治疗头。

2009 年上市的 Thermage CPT 单极射频系统（图 3-1）经过多次技术改进，包括在手柄中增加振动设置减少疼痛，制冷也进行了改进，发射脉冲前、中、后都能达到有效降温。推荐的治疗能量明显降低，采用 14 ~ 24 J/cm^2 的治疗强度。2013 年，Thermage CPT 开始配备 3.0 cm^2 Total Tip 面颈部治疗头。该机型是首款引进国内的单极射频装置，2015 年获得我国国家药品监督管理局（NMPA）认证（国械注进 20153092408）。其由主机、治疗手柄、治疗头端、回路贴片连接缆线、脚踏开关、冷冻剂罐、皮肤标记纸组成。适用范围为对身体、面部及眼周皱纹进行非侵入性治疗。其配备眼部治疗头 0.25（工作面积 0.25 cm^2，发数 225，加热深度 0 ~ 1.1 mm）、面颈部治疗头 3.0（工作面积 3.00 cm^2，发数 900 和 600，加热深度 0 ~ 4.3 mm）和身体治疗头（工作面积 16.0 cm^2，发数 500，加热深度 0 ~ 4.3 mm）。

2017 年上市的 Thermage FLX（国械注进 20243090033）（图 3-2）由主机、治疗手柄、一次性使用治疗头端、中性电极连接电缆、脚踏开关、冷冻剂罐组成。其被批准在医疗机构中由有资质的医务人员经培训合格后使用，用于减轻身体、面部及眼周的皱纹。Thermage FLX 系统优化能量输出程序，将调谐脉冲集成到每个高频能量脉冲中。这些调谐脉冲自动测量局部阻抗值并调整能量输出参数，以便为每一个操作区提供一致的能量。其配备三种治疗头：眼部治疗头 Eye tip（工作面积 0.25 cm^2，450 发，加热深度 0 ~ 1.1 mm）、面部治疗头 Total Tip（工作面积 4.0 cm^2，发数 600 和 900，加热深度 0 ~ 4.3 mm）和身体治疗头 Body Tip（工作面积 16.0 cm^2，发数 500，加热深度 0 ~ 4.3 mm）。

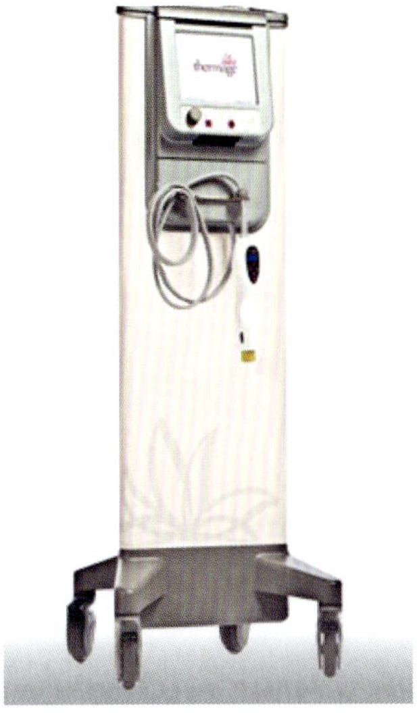

图 3-1　Thermage CPT 单极射频系统

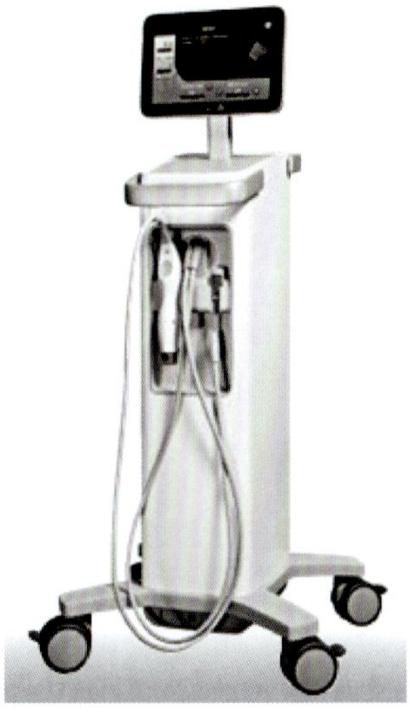

图 3-2　Thermage FLX 单极射频系统

二 无回路单极射频

无回路单极射频代表机型为 Accent Pro 射频治疗仪（黄金热拉提 2.0，以色列飞顿激光有限公司 Alma Lasers Ltd）（国械注进 20193092263），由主机、控制面板、单极射频手柄和双极射频手柄组成。其中，主机包括射频发射装置、水冷却系统和微控制面板。适用范围为在医疗机构中使用，用于减轻皱纹（图 3-3）。

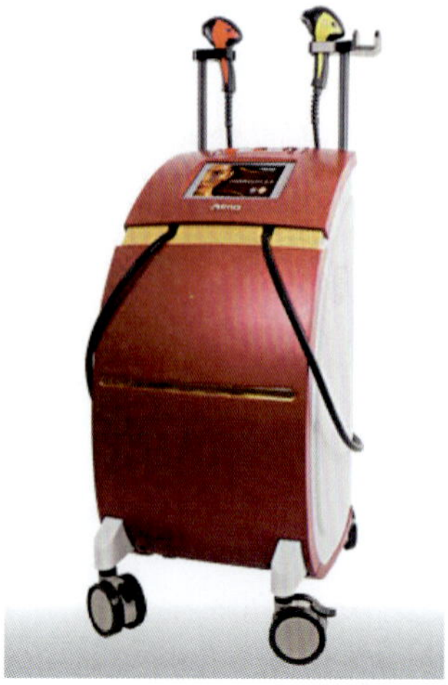

图 3-3 Accent Pro 单极射频系统

该设备是在之前的双极射频基础上升级为双聚能单极射频，在内部频率 40.68 MHz 不变的前提下，通过提高外部调制频率，压缩射频正弦波波形，并通过波相匹配技术，调整正弦波传播方向，使射频波震荡中心热作用更集中，能量更聚焦，可使靶组织温度达到 55～65 ℃。高频射频移相器的使用实现了射频波的相位调整，精准控制相位移动在皮下 1.5 mm、2.5 mm、3.5 mm、4.5 mm 深度，解决了传统射频穿透深度不可控的问题。其为多点接触式制冷，保护表皮，不需定期更换冷媒。冷热时间 0.1 秒自由调节，疗效及患者舒适度达到更优配比。

射频在较低的频率下，加热效应通过位移电流。随着频率的增加，会由于趋肤效应导致电磁场穿透深度降低。趋肤效应使得电流集中在皮肤表面，需要负极板牵引电流最终到达负极板。而当频率达到 10 MHz 以上时，加热效应是分子震荡产生的，趋肤效应基本上很低，所以不需要接地电极。

第 3 节 单极射频的临床应用研究

单极射频具有使组织产生热，达到胶原蛋白增生、肌肤年轻化的作用，因此在临床中主要用于全面部紧致提升。一些射频设备能够作用到脂肪层，对脂肪细胞有一定的热作用，可以起到局部减脂的效果。下面详述这些临床应用的相关研究结果。

一 眼周年轻化和提眉

单极射频最先获批的适应证为眼周年轻化。2002 年，ThermaCool TC 被 FDA 批准用于眼周细纹和皱纹的无创治疗。2003 年，Fitzpatrick[16] 医生发表的 ThermaCool 眼周年轻化治疗的多中心研究中，86 名受试者接受了单次治疗并在治疗后 6 个月进行了评估。客观评估显示，83.2%（99/119）的受试者眼周区域的 Fitzpatrick 皱纹评分至少改善了 1 分，61.5%（40/65）的受试者眉毛提升大于 0.5 mm。主观评估显示，50%（41/82）的受试者感到满意或非常满意。在 2004 年 Abraham 等[17]的研究中使用了静脉镇静麻醉，进行了高能量治疗（115 ~ 144 J/cm^2），治疗后 12 周，患者的眉毛提升 1.6 ~ 2.4 mm，改善明显。2004 年，Nahm 等[18]的研究报道，ThermaCool 射频能量额部 134 J/cm^2 治疗 3 个月后，治疗侧患者瞳孔中线处眉毛平均抬高 4.3 mm，上睑重睑抬高 1.9 mm，外眦垂线眉尾平均抬高 2.4 mm，眉峰角平均提高了 4.5°；早期的 ThermaCool 单极射频装置治疗头较小，能量输出慢，治疗理念是高能量单次覆盖，因此有疼痛感较强的问题，不良反应也较高，5858 例治疗案例中出现Ⅱ度烫伤 21 例，发生率为 0.36%。

2006 年，ThermaCool 配备了 0.25 cm^2 眼部治疗头。同年，美国 Biesman 等[19]发表的前瞻性多中心临床试验测试了 0.25 cm^2 眼部治疗头对上下眼睑的年轻化美学效果，72 例受试者的眼睑接受了单次治疗，连续随访 6 个月。结果显示，88% 的受试者上眼睑紧致，86% 的受试者改善了松垂，71% ~ 74% 的受试者下眼睑紧致。大多数接受治疗的患者改善率至少为 25%，有些取得了更显著的效果。无严重的不良后遗症。作者认为应用于眼睑的能量与临床结果之间没有相关性。同年，加拿大 Carruthers 等[20]发表了 0.25 cm^2 眼部治疗头的相关研究，观察其对不同种族和性别的受试者上下眼睑皮肤的紧致效果，20 名成人受试者被纳入这项前瞻性研究，对睑板前、眶隔前和眶外侧皮肤进行了多遍数治疗。结果发现，26 个上眼睑（87%）显示 25% 或以上的收紧，20 个下眼睑（67%）显示 25% 或更多的收紧，2 名受试者（3.33%）在 6 个月时有 51% ~ 75% 的上眼睑收紧。1 名受试者在治疗当天发生轻微角膜上皮点状缺损，在几个小时后自行缓解。无其他不良事件。单极射频眼周治疗头被证明是安全的，然而其对眼睑皮肤的收缩效果是轻度到中度的，个别受试者取得显著改善的影响因素尚不清楚。

此后，其他用于眼周年轻化的单极射频设备也不断推出。2011 年和 2014 年，Javate 等[21-22]报道了 4 MHz 单极射频（Pellevé，美国赛诺秀）对眼周皱纹的治疗效果，使用 Canfield 成像仪和透射电镜客观评价治疗效果。12 名年龄 30 ~ 60 岁的患者眼周有轻度松弛和皱纹，接受了 1 ~ 2 次射频治疗，随访 8 周。结果显示皱纹减少，皮肤平滑，眼睑和眶周组织紧致。治疗后即刻，眉毛平均提升 2.05 mm，上睑重睑线增宽 0.98 mm。8 周后，眉毛平均提升 3.52 mm，上睑重睑线增宽 1.84 mm。透射电镜（25 000 ×）显示胶原纤维结构呈散在弥漫性变化，未治疗组织中呈现直径较小的胶原纤维，而治疗后组织中呈现直径较粗的纤维。

2018 年，Han 等[23]报道使用 4 MHz 单极射频（Duet RF，韩国恩盛）治疗眼周皱纹的疗效和安全性。研究纳入 70 例有眼周皱纹的韩国中年女性，每个患者在眼周区域接受了 3 次单极射频治疗，间隔 2 周。结果发现与基线水平（95.08 ± 31.93 mm^2）相比，随访 1 个月时，眼周皱纹的平均面积显著减少（80.64 ± 28.96 mm^2），皱纹面积的改善率为 15.19%。在没有任何局部麻醉的情况下，治疗疼痛是可以忍受的。短暂的轻度红斑是研究期间报道的唯一不良反应。患者满意度评分显示，63 例（95.5%）患者选择了比较满意或非常满意。

上述研究均显示了单极射频对眼周年轻化的有效作用，并且副作用轻微。

二 皮肤松弛

单极射频设备可用于面部、眼周、腹部和四肢的无创性皮肤软组织收紧。第一个单极射频装置 ThermaCool 于 2004 年获批用于全面部治疗，2006 年获批用于身体轮廓塑形。

2003 年，Hsu 等 [24] 发表 ThermaCool 治疗下面部的有效性和患者满意度研究，16 名患者在 6 个月期间接受 ThermaCool 下面部治疗，面颊的平均治疗强度为 14.6，平均能量为 113.8 J/cm^2；下颌缘的平均治疗强度为 14.0，平均能量为 107.0 J/cm^2；颈部的平均治疗强度为 13.8，平均能量为 99.7 J/cm^2。所有患者均出现预期的轻度红斑和水肿，并在治疗后 48 小时内消失。16 例患者中有 15 例接受电话回访。10 例患者发现结果不令人满意，5 例患者感到满意。此项研究发现，为取得更高的满意度，应尽量选择相对年轻的患者，给予更高的治疗能量，一次治疗多个部位。此外，多次治疗的效果明显优于单次治疗。另有研究将 20 例中下面部轻度至中度松弛的患者随机分配接受单次射频治疗或 2 次间隔 1 个月的 ThermaCool 治疗，治疗能量范围为 85 ~ 135 J/cm^2。随访 4 个月，2 次治疗组的改善情况明显优于单次治疗，患者对效果的满意度也较高。

2004 年，Finzi[25] 提出了提升向量治疗理念，使用 ThermaCool 1 cm^2 快速治疗头改善中下面部松弛，能量设置为 73 ~ 85 J/cm^2。中面部改善鼻唇沟的向量，从鼻唇沟中部到耳轮脚设置 2 排脉冲，给予 3 遍覆盖；以 73 ~ 85 J/cm^2 的能量应用于前额向量；颈部区域分为颏下区和外侧区，能量设置为 68 ~ 85 J/cm^2。对于颏下区需要减少脂肪的区域，给予 2 遍重叠覆盖，能量 62 J/cm^2。注意脉冲远离甲状腺。整个颏下区域给予不重叠的 3 遍覆盖。在下颌骨下方的颈外侧区域，根据皮肤的松弛程度，分 2 ~ 4 排给予 3 遍覆盖。大多数患者在治疗后 12 周出现明显效果。所有患者均立即出现红斑和水肿，大多数患者在 48 小时内完全消失。在 6 周和 12 周随访时未发现瘢痕或色素异常。治疗前和治疗后照片分析显示，16% 的患者表现出轻度（1% ~ 25%）改善，56% 的患者表现出中度（26% ~ 50%）改善，20% 的患者表现出良好（51% ~ 75%）改善，4% 的患者表现出明显（76% ~ 100%）改善。在颏下区的脉冲重叠覆盖显示可以减少脂肪。

在一项对 4 个专科的 14 名医生的问卷调查中 [26]，根据治疗 5700 名患者的经验，比较小治疗头、高能量、单一覆盖遍数的（旧）治疗理念，与大治疗头、低能量和多遍数、使用患者热反馈和可识别的紧致作为治疗终点的（新）理念。结果显示，26% 的患者（旧理念治疗）和 87% 的患者（新理念治疗）出现即刻的紧致效果；治疗 6 个月后，54% 的患者（旧理念治疗）和 92% 的患者（新理念治疗）出现皮肤紧致，45% 的患者（旧理念治疗）和 5% 的患者（新理念治疗）反馈治疗过程过于痛苦，68% 的患者（旧理念治疗）和 94% 的患者（新理念治疗）反馈治疗结果达到预期。研究证实患者的热反馈是选择最优能量的首选方法。

2009 年，Thermage CPT 单极射频系统上市，治疗手柄增加了震动功能，能够缓解疼痛感觉，治疗头的面积增大，效率更高。Edwards 等 [27] 报道使用该系统治疗 64 例轻度至中度面部皮肤松弛患者，80% 的患者有轻度以上的皮肤松弛矫正，治疗后 4 ~ 6 个月的平均皮肤松弛矫正率和皮肤纹理改善率明显优于治疗后 1 ~ 3 个月。

Suh 等 [28] 使用 moiré 图像分析仪客观评估了单极射频对面部弹性的影响，使用 Thermage FLX，面颈部 4.0 cm^2 治疗头，治疗强度 2.0 ~ 3.5，总能量为 30 ~ 50 kJ。中面部测量值为颧骨长度比（L1/L2），随着松弛度的增加，该比值减小。单次射频治疗后，L1/L2 在第 4 周显著增加（49.68%，P=0.047）。下面部测量值为口周垂直长度，治疗 4 周后平均口周垂直长度下降。研究证明 Thermage FLX 改善了面部皮肤松弛度。

其他单极射频装置也用于改善皮肤松弛。一项研究使用 Accent 单极射频设备（热拉提，以色列飞顿激光有限公司 Alma Lasers Ltd.）治疗 16 名女性患者（年龄范围 29 ~ 66 岁，平均 47 ± 6 岁；皮肤类型Ⅱ~Ⅳ型），给予 2 ~ 6 次治疗（平均 4.3 ± 1.1 次），时间间隔为 2 ~ 3 周。在末次治疗后 1 个月进行皱纹和皮肤松弛评估，42% 的患者面颊松弛显著改善，17% 有较好改善；44% 的患者下颌轮廓显著改善，37% 的患者眼周皱纹和前额区域显著改善 [29-30]。Kushikata 等 [31] 采用该设备治疗亚洲人，发现单次治疗后 3 个月，鼻唇沟、口角纹和下颌缘下垂均有明显改善，6 个月时的效果最佳，89.0% 的患者改善率在 25.0% 以上，患者满意度达到 79.3%。其中 2 例（2.3%）出现炎性色素沉着，3 个月后消退。

Taub 等 [32] 回顾性研究了 17 例患者接受 4 MHz 单极射频（Pellevé，美国赛诺秀）治疗的效果，共治疗 6 次，每 15 天 1 次。第一次治疗 2 周后，患者改善率为 25% ~ 30%，末次治疗前改善率为 48%。治疗医生认为与基线相比平均改善率为 46%，首次治疗后 1 年（末次治疗后 6 个月）改善率为 30%。该研究证明 Pellevé 4 MHz 单极射频装置能够改善皮肤松弛，提升皮肤质地，减轻皮肤皱纹，并且安全有效，耐受性良好，无并发症或不适。

McDaniel 等 [33] 评估 90 W 回路单极射频（Exilis Elite，BTL Aesthetics）对中、下面部的紧肤效果，患者经 2 次治疗后 3 个月，松弛改善 35%，皱纹改善 42%。组织学显示皮肤胶原蛋白和弹性蛋白纤维显著增加。没有明显的不良事件，仅有暂时性轻度红斑和水肿，患者耐受性高，仅有热感。

韩国 Suh 等 [34] 在 2013 年发表的论文中分析了 Thermage 单极射频长期多次的治疗效果，通过对 8 名定期接受 Thermage 治疗的求美者长达 6 ~ 8 年的观察发现，Thermage 可有效对抗衰老，效果显著。在观察期间，87.5% 的求美者 Glogau 皱纹评分显示保持恒定，未发现皱纹随年龄增加而加重。整体满意度评分中，75% 的求美者表示满意，25% 的求美者表示高度满意，未见不满意者。作者建议 30 ~ 40 岁的求美者至少每隔 1 年进行一次治疗，对于 50 岁以上的求美者可以增加到半年一次治疗。

综上所述，单极射频对面部皮肤松弛有良好的改善作用。

三　减脂塑形

脂肪细胞在 50 ℃暴露 1 分钟时活细胞减少 20%，45 ℃暴露 3 分钟时活细胞减少 40%。表皮水疱形成的温度阈值为 55 ℃，引起疼痛的温度阈值约为 43 ℃。虽然将脂肪组织加热到 50 ℃对皮肤是安全的，但对患者来说是痛苦的，因此射频减脂的合适温度取决于身体部位、起始温度和压力等。

Park 等 [35] 使用单极射频设备（TruSculpt，Cutera Inc.，Brisbane，CA，USA）减少颏下脂肪，设备频率 1 MHz，可以将 7 ~ 12 mm 深度的脂肪加热到 50 ℃，同时保持皮肤温度小于 30 ℃。作者对 21 名颏下脂肪肥厚的受试者进行 2 次单极射频治疗，治疗间隔为 1 个月。在基线及末次治疗后 1 个月和 6 个月（0 个月、2 个月和 7 个月），分别用超声和卷尺评估颏下脂肪厚度和周径。医生评估显示 82.3% 和 52.9% 的患者有轻度以上的改善，所有受试者对治疗感到满意。颏下脂肪周径平均减少 1.4 ± 0.6 cm（2 个月）（基线 5.7%，$P<0.001$），0.9 ± 0.7 cm（7 个月）（基线 3.8%，$P<0.001$）；平均脂肪厚度减少 5.4 ± 5.7 mm（2 个月）（基线 9.7%，$P=0.005$），5.8 ± 6.3 mm（7 个月）（基线 10.5%，$P=0.005$）。疼痛评分对应于不适或中度疼痛，没有瘢痕、色素减退、色素沉着等明显的不良反应。

Sugawara 等[36] 研究同款设备减少下面部脂肪的效果，研究者对 14 名亚洲女性（平均年龄 44.6 岁）的鼻唇沟和颊部区域进行治疗，连续 5 周，每周治疗一次，并在每次治疗前和治疗后 2 个月使用 VECTRA 3D®（Canfield Scientific，Inc.）进行成像，评估减脂和紧致的效果。在研究中，超过 90% 的患者显示出治疗区域脂肪体积减少平均为 2.7 ml。60% 的患者对收紧效果感到“满意”或“非常满意”。这些治疗只伴随非常轻微的热痛。治疗后的疗效维持 2 个月，其中 3 例的效果超过 2 个月。在治疗后的几个小时内，仅观察到轻微的发红，未观察到肿胀、硬化、烧伤、感觉障碍或面瘫等并发症。该研究证实 1 MHz 单极射频具有减少颏下和下面部脂肪及收紧面部轮廓的效果，效果可以维持 2 ~ 6 个月。

Kim 等[37] 检测了超高频射频装置（POLARGEN，Union Medical, Korea）的紧肤和塑形效果，该装置产生 40.68 MHz 电磁场，作用深度可达到 20 mm。10 名女性患者（平均年龄 51.7 ± 7.2 岁）分别接受了 4 次治疗，每隔 2 周进行一次，评估患者的满意度及临床改善情况，并比较每次就诊和射频治疗后 2 个月的临床照片。1 名患者在第一次治疗前和最后一次治疗后立即进行了皮肤活检。每次随访时均记录不良反应。最后一次治疗后，患者的平均满意度评分为 4.5 ± 0.9 分。所有患者的面颊、下颌缘、颈部收紧均很明显。不良反应很小，也没有烧伤或严重并发症。HE 和 Masson 三色染色显示真皮中胶原束数量明显增加，而第四次治疗后皮下脂肪组织数量有所减少。

第 4 节 单极射频的使用方法

单极射频仪器的基本工作原理一致，不同厂家的仪器基本理念类似，操作方法各有特色。遵循操作手册，并在临床中不断总结经验，是治疗安全有效的重要保障。本节介绍有代表性的三款单极射频的使用方法。

一 Thermage（索塔® 热玛吉）

Thermage（索塔® 热玛吉）实操视频

Thermage 是第一款单极射频设备，我国于 2015 年批准 Thermage CPT（Solta Medical，Inc.

索塔医疗有限公司）作为第三类医疗器械，用于对身体、面部及眼周皱纹的非侵入性治疗（国械注进 20153092408）。最新一代 Thermage FLX 系统于 2017 年获得美国 FDA 批准，2024 年 1 月获我国 NMPA 批准（国械注进 20243090033），为第三类医疗器械，功能较上一代 CPT 机型有所增强，如多种治疗头尺寸、所有治疗头都可以通用的治疗手具、优化的能量输送、在治疗头均匀的能量输送、增强的多向震动，以及面颈部治疗头（Total Tip）治疗面积增大为 4 mm^2，将治疗时间缩短 25%。其 FDA 批准的适应证包括非侵入性治疗面部和眶周皱纹，包括下眼睑和上眼睑，以及暂时改善橘皮症外观。我国 2024 年批准的适用范围为用于减轻身体、面部及眼周的皱纹。

两种机型目前在我国均被广泛使用，本部分将以 Thermage FLX 为例，详细阐述操作方法和治疗理念。理论依据来自 2020 年发表的一篇有关 Thermage FLX 标准化治疗的共识[38]，研究从 2019 年 4 月开始，采用改良德尔菲法（Delphi Method），由 8 名不同国家的美容皮肤科专家经过 3 轮讨论达成了共识。共识中认为慎重选择患者、治疗前咨询、合理的治疗设计、规范化的操作是治疗成功的关键。

（一）术前患者的选择和注意事项

在选择 Thermage FLX 的理想人选时，皮肤质量、松弛程度和光老化程度比生理年龄更重要。虽然一些临床医生建议理想的候选者年龄为 30 ~ 65 岁，但超出这个年龄范围（即 65 岁以上）的患者也可以取得一定的治疗效果。理想的患者皮肤松弛不应超过轻度至中度，严重松弛的患者虽然也会有所改善，但效果难以预测。

在 Thermage FLX 治疗之前，管理期望值能够提高患者的满意度。Thermage FLX 可以改善整体外观，但毕竟不是手术治疗，通常不会产生显著改变。同样重要的是让患者对结果出现的时间做好准备，一些患者在治疗后即刻出现紧致和塑形效果，但有些患者在几周后才能看到改善。治疗即刻紧致不是全部的效果，治疗后 2 ~ 6 个月，随着新胶原蛋白的形成，皮肤会进一步产生持续紧致和光滑的效果。大多数患者希望在 Thermage FLX 治疗后即可达到轮廓塑形，但“轮廓塑形”是一个主观术语，可能等同于紧致、弹性改善或皮肤收紧产生清晰的下颌线和下颌角。这一点需要在治疗前与患者仔细沟通，阐明可以达到以及难以达到的效果，合理调整患者的期望值。

对于效果满意的患者，建议定期再次治疗，可以叠加治疗效果。Thermage FLX 诱导的胶原蛋白不会消失，但衰老过程仍在继续，故已经达到紧致效果的皮肤仍然会再次出现松弛迹象。再次治疗将有助于保持皮肤紧致，并可能推迟手术的需求。

Thermage 治疗效果不佳的患者包括：期望不切实际；肤质过差，包括过度光损伤、重度弹性组织变性；精神健康状况不佳；长期使用非甾体类抗炎药或皮质类固醇；重度肥胖或体重波动较大。

Thermage 治疗的相对禁忌证包括：①妊娠期或哺乳期女性；② 6 个月内行角膜手术者；③患有严重慢性病；④患有自身免疫性疾病；⑤体内有心脏起搏器、植入型心律转复除颤器（ICD）或任何电子植入装置；⑥接受过放射治疗或其他影响愈合的治疗；⑦治疗部位存在皮肤感染者。

术前谈话还应包括对治疗疼痛的管理。患者的热反馈是选择 Thermage FLX 治疗参数的重要因素。由于 Thermage FLX 治疗头面积更大以及具备多向震动和冷却剂喷雾技术，舒适度比前几代更高，但不适感仍然存在，与射频能量在皮肤中转化为热能有关。患者应该感觉到热感，但可以忍受。组织特性如真皮厚度、脂肪厚度、纤维隔膜和皮肤附件结构会影响局部阻抗，故而影响热的产生。此外，忍受疼痛的能力因患者和治疗部位而异。对于敏感患者，可通过预先服用 800 mg 布洛芬或 500 mg 对乙酰氨基酚来减轻。对于疼痛阈较低的患者，添加低剂量口服抗焦虑药可能有效。需要注意的是，制造商不建议使用镇静剂、局部阻滞或麻醉性止痛药，因为会影响患者提供准确的热反馈，增加不良事件发生的风险。

Thermage FLX 治疗应大约每 12 个月重复一次，以保持效果并继续使皮肤进一步紧致和光滑。一些患者可能会选择在 6 个月后就进行再次治疗，另一些患者可能会等待长达 2 年的时间再次治疗。具体的治疗间隔基于患者的年龄、想要达到的效果以及经济因素的考虑。

（二）Thermage FLX 面颈部治疗方案

1. 治疗规划 面颈部治疗头（Total Tip）面积 4 cm^2，其加热深度可以达到 4.3 mm。目前市面上有 600 发和 900 发两种规格：600 发基础分配方案为每侧面颊各 240 发，额部 120 发或颈部 120发；900 发基础分配方案为每侧面颊各 300 发，额部 150 发，颈部 150 发。

面颈部治疗头可根据患者需要改善的问题进行发数的调整，在矢量提升方向和局部加强区域进行额外的发数分配。治疗头要做到单人单用，并在规定时间内完成治疗。

治疗前和操作过程中应仔细检查治疗头，如发现问题（例如薄膜破裂），应立即停止操作并更换治疗头（图 3-4）。

操作前的评估和设计可以根据患者需求，确定需要重点改善的区域，以达到患者的期望。触诊评估皮肤组织移动度、弹性、厚度等，推动组织以确定矢量提升方向和局部加强区域，并做好标记。

2. 治疗步骤

（1）第 1 步：操作前准备——回路板。治疗时，回路板主要应该贴敷于光滑无毛发、面积较大的平坦区域，如腰背部和大腿近腘窝处，避免肩部、头部、四肢末端或颈部区域。贴片与设备位于同一侧。贴敷时将接口朝外，保证完全贴合患者皮肤，并告诉患者如回路板区域出现灼热的情况，要及时通知治疗医生。连接回路板，松开压弹片，将回路板折片完全插入连接扣内，压下压弹片。

（2）第 2 步：操作前准备——网格转印。为了让能量均匀分布，需要使用网格纸转印在皮肤上做出明显标记。

（3）第 3 步：涂抹耦合剂。耦合剂应当充分使用，可显著改善患者的舒适度，治疗中也需要

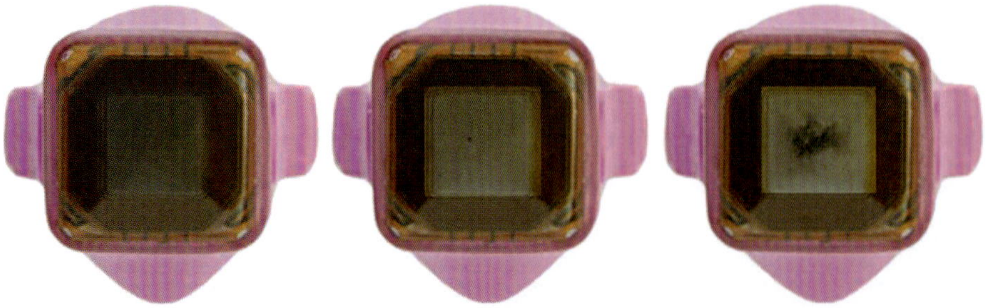

正常电极表面（无异常）　　异常电极表面（针孔破裂）　　异常电极表面（介质击穿）

图 3-4 正常（左）和出现破裂的治疗头（中、右）

随时补涂。

（4）第 4 步：选择治疗强度。Thermage FLX 机身显示器为触摸屏，可以直接调整治疗强度，同时治疗手柄界面上也有调节按钮。

震动可以减轻疼痛，通过震动按钮调节大小，有 1～3 档，一般使用比较多的是 1 档震动。

能量等级的选择很重要，推荐的面部起始能量为 3.0，从起始能量开始测试患者实际能耐受的能量，然后在操作界面上调整治疗强度，应当以顾客的热反馈为指导。需要让患者感到热感，而且以能够完全忍受为标准（图 3-5）。

需要根据热反馈情况加减能量，不应过分追求高能量。患者的疼痛控制应与治疗等级相平衡，同时累积能量不应过高。除患者热反馈外，医生也应当具有一定的辨识能力，根据触摸感知皮肤温度，观察患者肤色变化情况进行调整。面部脂肪较厚的区域如面颊，对射频能量耐受度较高，其次是额部，颞部、颈部最弱。

面部有感觉神经走行的区域较为敏感，如眶上、眶下和颏神经区域。脂肪薄的骨骼轮廓表面如颞部、下颌骨上缘均较敏感，在这些区域治疗前应降低能量（图 3-6）。

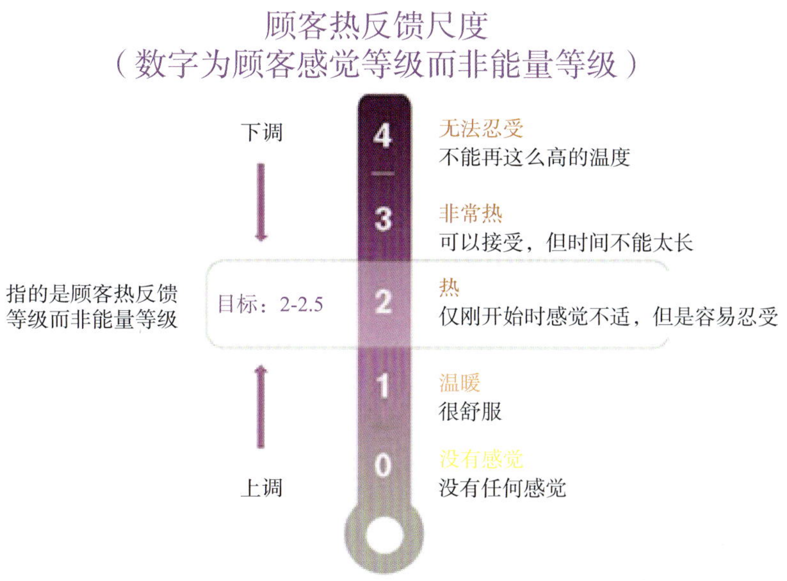

图 3-5 热反馈尺度，理想热反馈为 2～2.5，即患者感受到热感且能够忍受

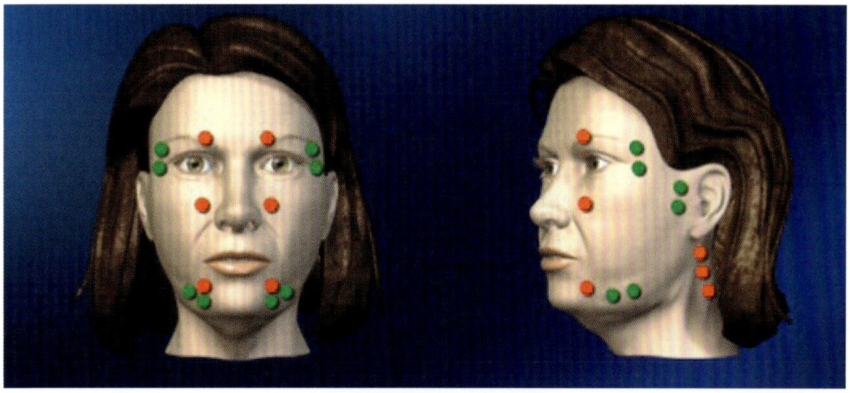

图 3-6 在面部感觉神经和敏感区应降低治疗强度。红色点为感觉神经区域，绿色点为敏感区域

（5）第 5 步：治疗。面部施打推荐 X-Y-Z 的顺序进行治疗。

X 紧致回合，即全面覆盖，先施打治疗区域中的方格，再施打治疗区域中的圆圈，为一遍全覆盖（图 3-7）。治疗顺序为自上而下，由内而外。用手感知皮温，如果皮肤发烫，应越过该点位，操作另一点位。面颊通常给予 3 遍全覆盖，消耗 80 ~ 100 发。

Y 矢量提升回合，即矢量提升线覆盖，按照术前评估设计的提升线进行施打，每条提升线给予 4 遍覆盖。每条矢量线重复覆盖 4 ~ 6 遍，消耗 60 ~ 80 发。如鼻唇沟需额外加强，在提升线治疗完成后，沿鼻唇沟走行进行加强，给予 2 ~ 3 遍覆盖，消耗 20 ~ 40 发。应注意能量等级和患者的耐受情况。

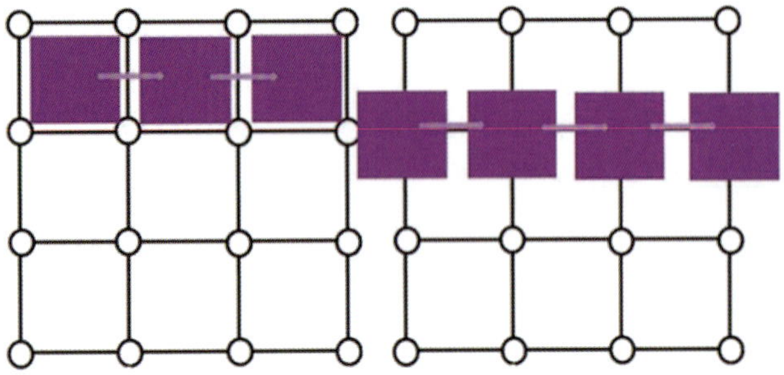

图 3-7 先施打治疗区域中的方格，再施打治疗区域中的圆圈，为一遍全覆盖

矢量提升的方向往往朝向面部韧带，利用射频能量对韧带的胶原蛋白产生即刻的收紧并促进后期再生，对组织起到悬吊提升和预防下垂的作用。常治疗的韧带包括：提眉矢量——颞上隔和颞下隔；提升外眼角——眶上区融合和眶外侧增厚区；提升鼻唇沟——颧弓韧带和颧皮韧带；提升口角——咬肌皮肤韧带；提升下颌缘——颈阔肌耳韧带、咬肌皮肤韧带、颊上颌韧带、腮腺筋膜皮肤韧带等（图 3-8）。

Z 区塑形回合，即重点加强的区域进行施打，根据设计对这些区域覆盖，通常覆盖 4 遍，消耗 40 ~ 60 发（图 3-9）。

（6）第 6 步：操作半侧面部后进行评估。和患者一起观察治疗侧的即刻效果，对照未治疗侧辨认治疗带来的变化，触摸感觉弹性变化。半侧面部评估的好处是：①立即可见的紧致与提升效果；②缓解患者疼痛感及紧张感；③双向沟通会使患者消除治疗前的疑虑；④患者会愿意继续操作；⑤提高患者满意度。

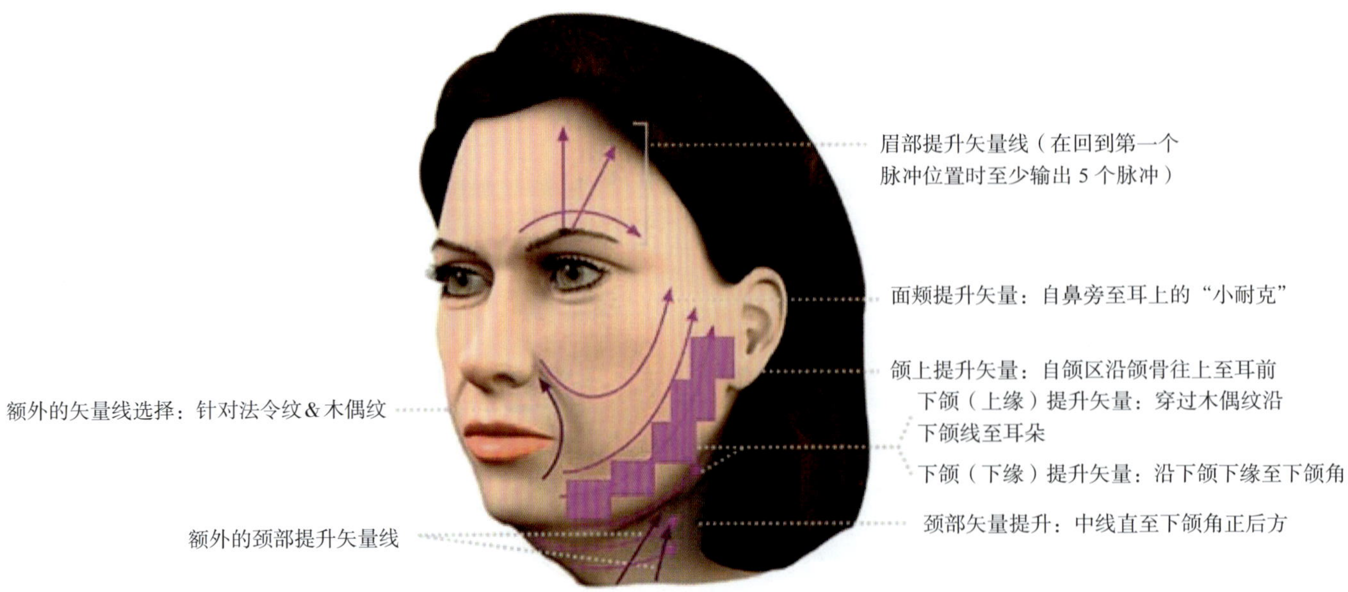

图 3-8 矢量提升线覆盖示意图

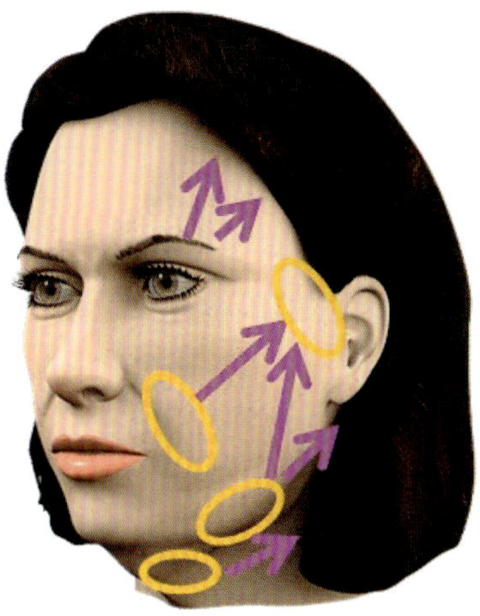

图 3-9　重点加强区域的施打示意图

（三）Thermage FLX 眼部治疗方案

Thermage 有专用眼睑治疗头，面积 0.25 cm^2，预充 450 发，可作用于 1.1 mm 的治疗深度，能在上下眼睑安全有效地进行治疗，可以有效改善轻中度的眼睑下垂、眼袋以及眼周的细纹。

眼部治疗头有 450 发，根据眼部组织的松弛程度进行发数分配。如果上睑皮肤松弛较明显，可以多分配发数在上睑提升；反之，如下睑松弛、眼袋明显，可以多分配发数在下睑。

Thermage 眼部标准化操作有其特殊性，即治疗前需置入眼盾。

（1）第 1 步：放置眼盾前，为缓解异物刺激感，需使用盐酸奥布卡因滴眼液进行眼球的表面麻醉。用生理盐水冲洗一次性塑料眼盾，使用重组牛碱性成纤维细胞生长因子眼用凝胶涂抹在眼盾内侧和周缘。嘱患者睁眼向下看，放置眼盾，再让患者向上看，调整下睑位置，确保眼盾完全覆盖眼球表面。

（2）第 2 步：进行网格转印。

（3）第 3 步：充分涂抹耦合剂后进行治疗。上下眼睑推荐的起始能量强度为 2.0。眼部治疗头不会有明显的产热，患者有可能感受到电流的刺痛感，以能够忍受为标准，调整最佳治疗能量。

眼部治疗同样遵循多遍数覆盖—— X-Y-Z“三部曲”。

X 紧致覆盖时，采用单一覆盖模式进行 4 遍。第 1 遍：方格全覆盖；第 2 遍：交叉覆盖一遍；第 3 遍：方格全覆盖；第 4 遍：交叉覆盖一遍（图 3-10）。覆盖方向在上眼睑为由下而上，下眼睑为由内侧向外侧。共消耗 160 发左右。

Y 矢量提升覆盖时，每条提升线重复覆盖 2 遍，2 遍覆盖操作完后再进行下一条提升线的覆盖，能量等级可能会随覆盖次数的增加而降低（图 3-11）。

Z 区锚定局部加强覆盖，将剩余发数重点分布于锚定点眼轮匝肌后脂肪（retroorbicularis culi

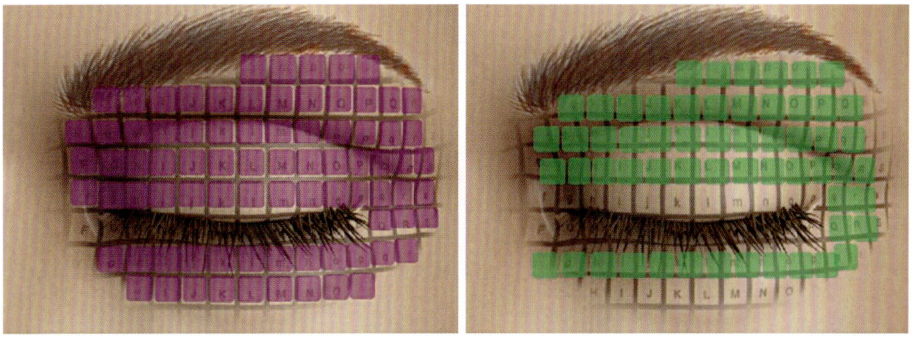

第 1 遍：全方格　　第 2 遍：全交叉
第 3 遍：全方格　　第 4 遍：全交叉

图 3-10　X 单一覆盖模式

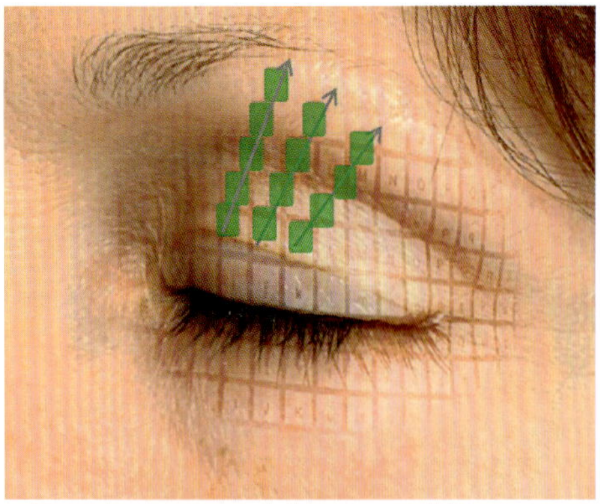

图 3-11　Y 上睑矢量提升线示意图

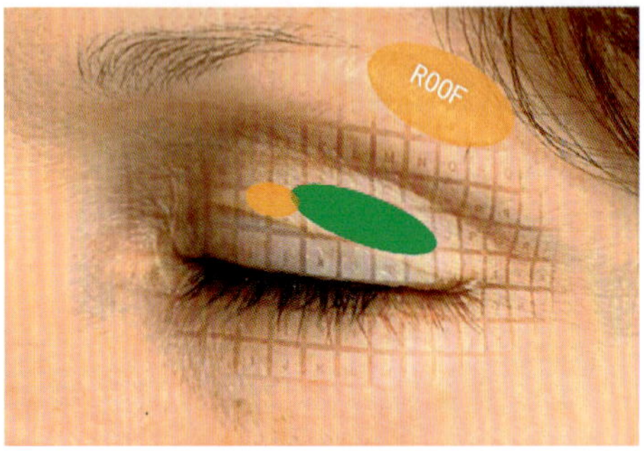

图 3-12　Z 区锚定局部加强覆盖

fat，ROOF）区以及局部问题严重的区域（图 3-12）。

常见敏感区包括内外眼角、眉弓、上眼睑，在这些区域治疗时应适当减轻按压力量，必要时降低治疗强度。

（5）第 5 步：取出眼盾，需要确认眼盾是否移位，如移位不可强行取出，避免划伤角膜。应当先复位，将眼盾的尖端调至内眼角，弧形调至外眼角再取出。

（6）第 6 步：半侧对照。

（四）Thermage FLX 体部治疗方案

Thermage 可以在腹部和腿部的大面积区域进行治疗，对于减肥后、冷冻溶脂后以及产后皮肤松弛有明显的紧致提升效果，同时也可对腹部和臀部的脂肪团块、上臂蝴蝶袖以及大腿的脂肪堆积有一定的提升紧致效果。体部治疗头（Body Tip）治疗面积是 16 cm^2，是面颈部治疗头的 5 倍，加热时间高达 5 秒钟。治疗头的发数为 500 发，治疗面积可达 600 cm^2。

体部治疗头标准化操作与面部大致相同，选择治疗强度时通常推荐的起始能量为 3.0，采用 X-Y-Z 的顺序进行治疗。

X 为全覆盖，先进行 1 遍方格全覆盖，再进行 1 遍虚方格全覆盖，直至整侧治疗区域结束，此为一遍全覆盖。一般皮下脂肪较薄的患者治疗等级选择较低，给予 2 遍全覆盖，消耗 100 发。而皮下脂肪厚的患者可以耐受较高能量，给予全覆盖 3 遍，消耗 150 发。

Y 为提升线，包括向上的提升线以及斜向双侧的提升线。根据术前评估预先画出提升线。通常每条提升线给予 4 遍覆盖。治疗 1 条后再进行第 2 条，此过程中由于热量的累积应当适当控制治疗等级，消耗 60 ~ 80 发。

Z 为局部加强。根据术前分析，对于组织臃肿区域和问题区域进行加强覆盖，使用单一覆盖通常需要 4 ~ 5 遍，消耗 20 ~ 50 发（图 3-13）。

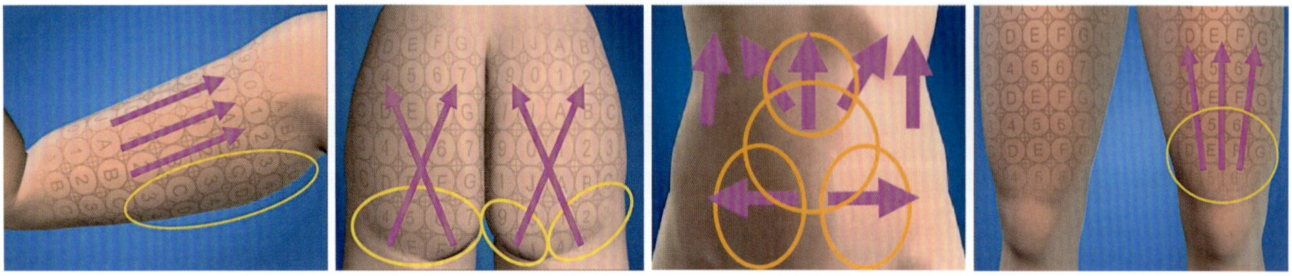

图 3-13　上臂内侧、臀部、腹部、大腿 Y 提升线（紫色箭头）和 Z 局部加强区域（黄色圈）

半侧治疗终点应为有即刻可见的治疗效果。对比对侧未治疗区域，同时可触摸皮肤的紧实度，让患者自身感受到轮廓形态改善，提高患者的满意度。

治疗后不需要特殊护理。不良反应一般为轻度，仅有皮肤发红或者轻微肿胀，可以自行缓解。面部治疗后建议使用防晒霜。在眼部操作完成后 24 小时内禁止佩戴角膜接触镜（隐形眼镜），术后 2 小时禁止揉搓眼睛，避免挫伤角膜。体部治疗后建议连续 3 周穿紧身衣塑形。6 个月以内不建议同一部位再次操作。

二　飞顿 Accent Pro（热拉提）

Accent Pro 射频治疗仪（黄金热拉提 2.0，以色列飞顿激光有限公司 Alma Lasers Ltd.）工作频率为 40.68 MHz，通过交流电磁场中极性水分子的旋转产热。由于独特的隔空加热模式，而不是传统的热传递模式，其能够跨过表皮直接加热真皮和皮下组织，表皮温度控制在 40 ~ 43 ℃，因此治疗前不需要表面麻醉。

设备有 5 种参数可调，根据组织的含水量、脂肪量、衰老程度和层次等进行个性化定制，组合成超过 1200 万种治疗方案。

（1）治疗功率：功率越高，能量越强。建议选择 300 W 治疗功率，在此功率下灵活调节能量作用时间。如患者难以耐受，可以降低功率，但不低于 270 W。

（2）能量作用时间（on time）：以 0.4 秒为起始量，根据皮肤状态和耐受度适当提高。

（3）能量发射的间隔时间（off time）：初学者可适当延长间隔时间，能量累积效果弱，整体治疗效果会有一定折扣。在经验丰富后，逐渐缩短间隔时间。

（4）负压强度：指治疗头吸引皮肤的力度。操作熟练后建议选择尽可能低的负压，减少皮肤的“出痧”反应。

（5）聚焦层次：指射频能量穿透的深度。面部治疗头 1 极为 4.5 mm，达到筋膜层；2 极为 3.5 mm，达到皮下脂肪层；3 级为 2.5 mm，达到真皮层；4 极为 1.5 mm，达到表皮层。

根据衰老程度的不同，轻度给予 1200 发，中度 1500 发，重度 1800 发。建议盖章式操作，在 20 发内找到合适的治疗参数，遇到敏感点可跳过，不需要反复停下调节参数。常见的 3 大敏感点为颧骨最高点的外侧、口角旁区和下颌骨表面。遇到问题严重的区域和韧带锚定点给予重点加强，直至达到治疗终点反应。理想的皮肤反应是均匀红斑，明显水肿，紧致压实，线条上扬。治疗后无特殊注意事项。

三　赛诺秀 TempSure

赛诺秀 TempSure 实操视频

TempSure 是一款 4 MHz 单极射频发射平台系统，通过搭载不同的手具，在其操作中通过辐射、传导或其他方式发射射频能量。TempSure 射频发射系统拥有创新的温度调节技术，为求美者提供舒适、均匀的治疗。该技术允许操作者逐步提高温度和能量水平，以达到有效治疗的最佳目标温度；避免通常的高峰和低谷带来可能的不适和热点。在较低目标温度下，适度较高的能量允许操作者快速加热治疗区域，同时设备调节能量输出。当达到目标温度时，射频打开和关闭以维持设定的目标温度。

TempSure 在中国医疗器械注册证的适用范

围为：产品在医疗机构使用，Smart模式下配合Envi治疗手柄可用于非剥脱式治疗，以减轻轻度到中度的面部细纹和褶皱，适用于皮肤分型Ⅰ~Ⅳ型；外科（COAG）模式下配合高频电极用于手术中对软组织凝血。

（一）治疗步骤

1. 治疗必须在清洁、干燥、完整的皮肤上进行，清除治疗区域所有化妆品和乳液，取下金属饰品。

2. 根据治疗类型和治疗区域选择合适的手柄，并将其连接到主机正面的手柄端口。

3. 在GUI屏幕上调整相应的治疗参数。

4. 将中性垫垂直放置在肩胛骨之间（如有开放性伤口，就近避开贴置），固定在患者背部，然后将其连接到主机上。

5. 将凝胶（介质）涂抹在治疗区域。

6. 使治疗手柄与准备治疗的组织完全接触，通过按下脚踏开关踏板或手指开关按钮来激活手柄，根据方案对治疗区域进行滑动治疗。

7. 在治疗过程中，询问患者关于温度的反馈。如有必要，调整相应设置。

（二）治疗规划及参数调整

将一侧面部划分成4个区域：前额、眶周、中面部和下面部。从下面部开始，往中面部、眶周、额头次序逐个区域治疗。在90秒内加热到有效温度，即39 ℃以上，最终温度应在40~44 ℃。每个区域治疗5分钟，全面部治疗时间约40分钟。建议的手具及参数为：眶周用10 mm手具，参数范围15~35；额头用15 mm手具，参数范围20~35；中面部及下面部用20 mm手具，参数范围40~60。

根据患者情况设置目标温度，在治疗过程中可以逐渐提高目标温度（有效治疗温度范围为39~44 ℃，每1 ℃可设定）。如果患者报告不舒服，可加快移动速度或减少1或2级能量。治疗间隔2~4周，治疗次数2~6次。

治疗结束后，面部通常有红斑和水肿，红斑在5分钟到2小时内消退，水肿在2~3天内消退。

四 单极射频的不良反应和并发症

由于射频干扰的潜在风险，体内有起搏器和植入型心律转复除颤器（implantable cardioverter defibrillator，ICD）的患者是射频治疗的禁忌证。因此，适当的患者教育和筛查是必不可少的。

大多数与射频设备相关的不良反应都和热损伤相关，这是射频能量过高或分布不均匀导致的。因此，射频仪器需要配置安全功能，监测射频能量、组织阻抗、电极耦合和皮肤表面温度，以最大限度地降低风险。皮肤过热反应由轻到重可依次表现为红斑、水肿、水疱和全层皮肤烧伤。红斑和水肿是短期反应，通常在30分钟后消失，也可在治疗后持续24小时。这些反应可为医生判断治疗终点提供一定的参考。但是由于医生经验上的差异以及患者对热的敏感度不同，仍需要结合疼痛反应、能量、部位等综合考量，谨慎操作，以免发生烧伤。在临床操作上有以下几点建议：①在隐蔽区域选用测试点来确定皮肤的反应；②从较低的设置开始，逐渐增加能量到最佳/高级参数；③在面积较小、骨骼突出和凹凸不平的区域使用较低的能量设置；④始终观察皮肤的即时反应，监测皮肤温度。

单极射频设备在早期用于临床时，不良反应的报道较多。Weiss等[39]回顾性研究了2002年5月至2006年6月在马里兰激光皮肤和静脉研究所使用ThermaCool进行紧肤治疗的患者的不良反应，共治疗下面部松弛600例，使用1 cm^2标准治疗头，能量密度 81 ~ 124 J/cm²（治疗强度 12.5 ~ 15），1 cm² 快速治疗头能量密度 62 ~ 109 J/cm²（治疗强度 72.0 ~ 76.0），1.5 cm² 以及 3 cm² 治疗头能量密度 75 ~ 130 J/cm²（治疗强度 61.5 ~ 65）。结果显示，最常见的不良反应为即刻出现的、持续不到 24 小时的红斑和水肿，有 6 例患者报告水肿持续长达 1 周。有 2.7% 的患者发生暂时性不良反应，其中最显著的是面颊轻微凹陷（n =1），在 3.5 个月内完全消失；局限性痤疮状皮下红斑丘疹（n =4）和线性结痂（n =1，发生于早期治疗头）均在 1 周内消失；1 例患者报告皮下红色结节，在 17 天内消失；颈部疼痛持续 2 周（n =2）到 3 周（n =1）。没有永久性不良反应的病例。

同时期另一项来自西班牙的报道[40]对 290 例患者进行了 757 次 ThermaCool 单极射频治疗，其中 264 例为女性（91%），26 例为男性（9%）。所有治疗都采用 1 cm² 治疗头，平均能量设置为 81 J/cm²，脉冲时长 2.3 秒。11.49% 的患者反馈特别疼痛。2.7% 的患者在治疗过程中出现了二级烧伤。其他较少见的不良反应包括持续性红斑（1.22%）、头痛、瘢痕、水肿、脂肪萎缩、回路电极部位烧伤、神经痛和面瘫（面瘫的发生可能是一个巧合）。该研究中，治疗后皮肤红斑和水肿的发生率非常低，而二级烧伤的发生率稍高一些，和操作方法密切相关。

ThermaCool 较为罕见的不良反应被称为“延迟性外观不平整”[41]，往往在射频治疗后数月发生，这可能是深部组织过热的结果，特别是皮肤薄的人易于发生。推测是射频产生的过高能量通过破坏脂肪细胞和过度收紧其他组织如纤维间隔导致的。仪器制造商推出了“医生教育项目”[42]，建议从以下 5 个方面入手，预防外观不平整的发生：①使用网格转印纸做标记，避免脉冲堆积，确保均匀覆盖；②能量设置保持在推荐的范围内，使用中等能量多遍数覆盖，而不是较高能量单次覆盖；③在每遍覆盖之间停顿 2 分钟，使温度略恢复正常后再次治疗；④通过患者的热反馈（1 ~ 4 级）来指导能量设置的调节，最好是在没有麻醉的情况下进行测试；⑤在治疗颞部、颧突下的中面颊、额部和其他皮肤薄的区域时，应特别注意患者的反馈，并适当调整能量。该医生教育项目推出后的 2 年时间里（2002 年 8 月至 2004 年 8 月），外观不平整发生率从 0.23% 下降到 0.04%（每 1 万例患者中出现 4 例）。

随着设备的更新以及临床经验的积累，对单极射频的治疗方案也有了改进。Kist 等[43]使用组织学进一步证明了低能量多遍数覆盖理念的有效性。他比较了 ThermaCool 单极射频治疗低能量多遍数覆盖和高能量单一遍数覆盖的效果，对 62.5 ~ 166 J 的设置进行了 1 次、3 次和 5 次测试，随后对耳前皮肤进行活检，并在电子显微镜下进行观察，以评估皮肤永久性胶原蛋白变性的百分比。在较低能量下进行 3 遍覆盖产生的永久性胶原蛋白变性量是较高能量单一覆盖下的 2 倍。即使是最高的能量设置，单一覆盖产生的胶原蛋白变性量也没有在最低设置下 3 遍覆盖产生得多，同时较低能量下的治疗减少了水疱及烫伤等不良反应。此后，大量临床研究证实了低能量多遍数的射频治疗理念的有效性[44]，进一步降低了不良反应的发生。韩国一项针对皮肤科医生的问卷调查显示，新一代 Thermage FLX 的不良反应发生率较低（98% 的受访医生回答为<10%）[45]，这可能是由于设备的性能提高，只需要较低治疗参数就能达到效果。在出现不良反应的患者中，49% 为水疱/小疱，33.3% 为超过 24 小时的红斑，51% 为水肿 24 ~ 48 小时，23.5% 为严重疼痛。大多数受访医生认为高能量（58.8%）、脉冲浪涌（37.3%）、治疗头有问题（37.3%）是导致不良反应的原因，建议在治疗前检查治疗头表面，确保其没有划痕。3.9% 的受

访医生认为脂肪萎缩是一种不良反应，在问及使用 Thermage FLX 重复治疗是否会导致脂肪萎缩时，70.6% 的人回答“不会”，29.4% 的人回答“会”。76.9% 的受访医生表示会降低治疗能量，25.6% 的人表示会避免治疗面部脂肪少的患者，12.8% 的人表示会增加治疗间隔。

罕见的不良反应是 2009 年 Naieni 等 [46] 报道的，操作者使用 Accent 单极射频手柄，能量设置：114 J/cm^2，4～6 次，每次 30 秒，表面温度 40 ℃；每隔 3 周对患者的颏下区域进行了共计 4 次射频治疗，治疗后患者的甲状腺区域出现瘘管，前颈部有结节和脓肿形成。

第 5 节 个人经验和典型案例

笔者从 2018 年开展 Thermage CPT 和 FLX 的治疗，采用加强韧带的矢量提升法，取得较满意的效果。

面部松弛下垂的两大原因包括韧带松弛和组织膨出。Raskin 等 [47] 提出面部老化的“蹦床效应”。面中部和面颊软组织可被认为是一个蹦床的弹性网，由支撑结构悬挂在面部骨骼上。这些悬挂支撑结构就是韧带。

面部支持韧带（retaing ligaments）起自骨膜或深筋膜，穿过面部各层，止于真皮的强韧纤维束带，支持固定相应部位的皮肤和皮下软组织，使其保持正常的解剖位置 [48]。1989 年，Furnas 描述面颊支持韧带时首先使用了“支持韧带”这个术语 [49]。1995 年，Wong 和 Mendelson 在显微镜下发现韧带在骨膜或深筋膜处呈树干状，接近浅表肌肉腱膜系统（superficial musculoaponeurotic system，SMAS）时分出许多分支插入真皮层，起到固定和支持作用。面部韧带从起点到 SMAS 的部分是强健的，不会随年龄发生明显变化。而大部分从 SMAS 通过皮下层到真皮层之间的韧带部分是更多、更细的支持韧带分支，会随着年龄增长反复牵拉，弹性减弱，是软组织下垂的原因之一 [50]。

随着年龄的增长，面部呈下垂趋势。面部肌肉筋膜松弛，下面部和颈部脂肪的比例增大，面颊的皮肤失去弹性，使面部下垂越来越严重 [51]。射频能够使韧带及筋膜组织产生即刻和继发的收紧和复位，增加皮肤的厚度和弹性，减少皮下组织的厚度，使松弛的“蹦床”达到“薄而紧”的效果，从而改善面部下垂。

射频在不同组织中的穿透深度不同。采用同样的能量，在皮下组织厚的区域治疗时，患者往往毫无感觉；而在韧带区，能量倾向往更深层传导，此时患者会有“很热的针穿透到骨头的感觉”，故在韧带区需要根据患者的耐受来调整能量等级。

为了达到最佳的效果，应合理使用射频能量。笔者推荐的思路是：首先强化韧带结构，其次收紧局部膨出的脂肪组织，最后舒平皮肤纹路。施打时，先使用辅助手推动组织，复位下垂的组织，辨认韧带位置，在韧带区进行施打，遵循先外后内、先上后下的原则。由于能量主要施打于组织厚度较高的区域，能显著减轻疼痛感。相较于直接处理皮肤的纹路和软组织的凹陷，比如直接施打于鼻唇沟表面，患者感觉明显舒适，并且效果更加显著。

笔者强调治疗前和求美者充分沟通，在坐立位进行评估，明确需要重点加强的部位，做好各个亚单位的发数设计，预留 50～100 发用于调整双侧面部的对称性。面部需要重点加强的区域主要是围绕着眼眶和口腔形成的两个“蹦床”，分别称为泛眶周和泛口周。

一 个人经验介绍

（一）泛眶周 Thermage 治疗

Bravo 等[52]将眶周定义为眶骨表面及其内侧区域。结合中国人特征，笔者将泛眶周定义为面上 1/3，上界为额部发际线，下界为两侧鼻翼上缘连线，外侧为颞部发际线，包含额部、眉毛、眼部和颞部（图 3-14）。建议联合使用面部治疗头和眼部治疗头。眶骨外侧区域使用面部治疗头，眶骨内侧上下眼睑区域使用眼部治疗头。

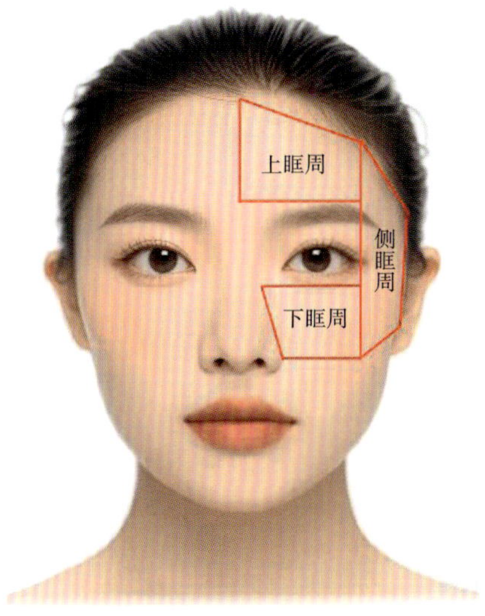

图 3-14 泛眶周区域示意图

笔者将泛眶周 Thermage 治疗区域细分成 3 个亚单位，分别为上眶周、侧眶周和下眶周，按照顺序依次治疗。

1. 上眶周

（1）范围：上边界：额部发际线；下边界：眉毛；内侧：额部中线；外侧：颞上嵴。

（2）作用靶点：颞上嵴和眼轮匝肌上支持韧带等韧带结构，以及 SMAS 层的额肌和帽状腱膜。

（3）最低有效发数：50 发 / 侧；能量等级：2.5～3。

（4）治疗效果：提升额头和眉毛，间接提升上睑皮肤。

2. 侧眶周

（1）范围：上边界：颞上嵴；下边界：两侧鼻翼上缘连线；内侧：眶骨外侧缘；外侧：颞部发际线。

（2）作用靶点：颞上嵴、颞下嵴和眶外侧增厚区等韧带结构；SMAS 层为颞浅筋膜和帽状腱膜。

（3）最低有效发数：25 发 / 侧；能量等级：2.5。

（4）治疗效果：提升眼角，向外上方提升上下睑皮肤。

3. 下眶周

（1）范围：上边界：眶骨下缘；下边界：两侧鼻翼上缘连线；内侧：鼻骨外侧；外侧：外眦垂线。

（2）作用靶点：内眦区的泪槽韧带、眼轮匝肌支持韧带（也称眶颧韧带）等韧带结构；深层脂肪：眼轮匝肌下脂肪（suborbicularis oculi fat，SOOF）。

（3）最低有效发数：25 发 / 侧；能量等级：2.5。

（4）治疗效果：提升外眼角，改善睑颊沟、泪沟及眼袋。

（二）泛口周 Thermage 治疗

根据《中国人群微创泛口周年轻化专家共识》[53]，将泛口周定义为面下中心部位，上界为两侧鼻翼沟上缘水平线，两侧为外眦垂线，下界为下颌下缘，包含鼻翼、上下唇、口角、颏部、鼻唇沟、木偶纹和颏部与下颌衔接过渡区（图 3-15）。

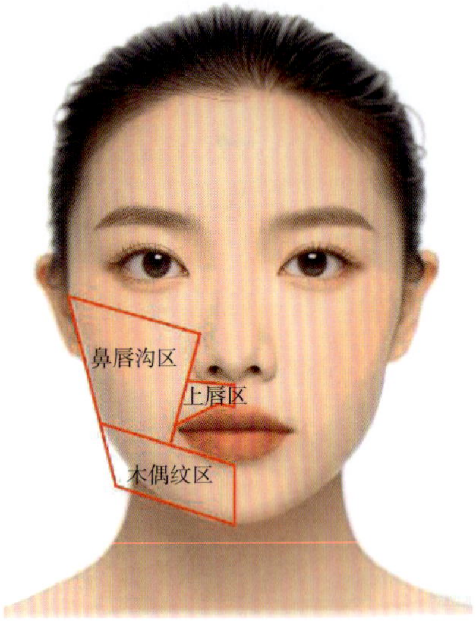

图 3-15　泛口周区域示意图

笔者将泛口周 Thermage 治疗区域细分成 3 个亚单位，分别为鼻唇沟区、上唇区和木偶纹区，按照顺序依次治疗。

1. 鼻唇沟区　为与鼻唇沟呈 90° 的提升方向所覆盖的区域。

（1）范围：上边界：颧骨上缘；下边界：口角水平；内侧：鼻唇沟；外侧：耳前。

（2）作用靶点：颧弓韧带（颧支持韧带）、颧皮韧带、咬肌皮韧带等韧带结构。

（3）最低有效发数：100 发 / 侧；能量等级：3 ~ 3.5。

（4）治疗效果：改善鼻唇沟和颊中沟（印第安纹），复位颧前脂肪（“苹果肌”），提升口角。

2. 上唇区

（1）范围：上边界：鼻翼下缘；下边界：上唇红唇；外侧：鼻唇沟。

（2）作用靶点：上颌韧带、口轮匝肌。

（3）最低有效发数：10 发 / 侧；能量等级：2.5。

（4）治疗效果：缩短人中，提升上唇。

3. 木偶纹区　等同于下颌上缘提升区域。

（1）范围：上边界：口角；下边界：下颌骨水平支；外侧：下颌骨升支。

（2）作用靶点：下颌韧带、咬肌皮肤韧带、腮腺咬肌筋膜、口轮匝肌。

（3）最低有效发数：40 发 / 侧；能量等级：2.5。

（4）治疗效果：提升口角，改善木偶纹和口角囊袋。

二　典型案例

【案例一简介】女性，36 岁，因眉眼下垂、鼻唇沟加深、下颌缘轮廓欠清晰 3 年余就诊。接受 Thermage FLX 面颈部治疗头 900 发治疗。

【治疗方案】

1. 面颊区全覆盖：50 发 / 侧；能量等级：5.0。目标是快速升高皮下组织温度。

2. 泛口周区重点治疗，进行 2 遍：鼻唇沟区 50 发 / 侧；能量等级：4.5，呈 90° 方向外上方提升鼻唇沟区组织。上唇区 10 发 / 侧；能量等级：3.0，缩短人中。木偶纹区 40 发 / 侧；能量等级：3.0，沿下颌骨体和下颌骨升支方向提升口角，改善木偶纹和口角囊袋。

3. 泛眶周加强治疗：上眶周 50 发 / 侧；能量等级：3.0，提升额头和眉毛。侧眶周 25 发 / 侧；能量等级：3.0，提升眼角，向外上方提升上下睑皮肤。下眶周 25 发 / 侧；能量等级：3.0，提升外眼角，改善睑颊沟、泪沟及眼袋。

4. 下颌下缘和颈部 50 发 / 侧；能量等级：

2.0，从颏下中点沿下颌下方到达耳后乳突区，嘱患者低头，使颌下脂肪堆积，能够显著缓解不适感。颈部治疗到达颈纹，双侧到达胸锁乳突肌前缘。

5．剩余 100 发用于调整双侧的对称性。治疗终点为患者皮肤微红，皮温正常，总能量 74.3 kJ。患者治疗前、治疗后即刻和治疗后 2 周对比照片如图 3-16。

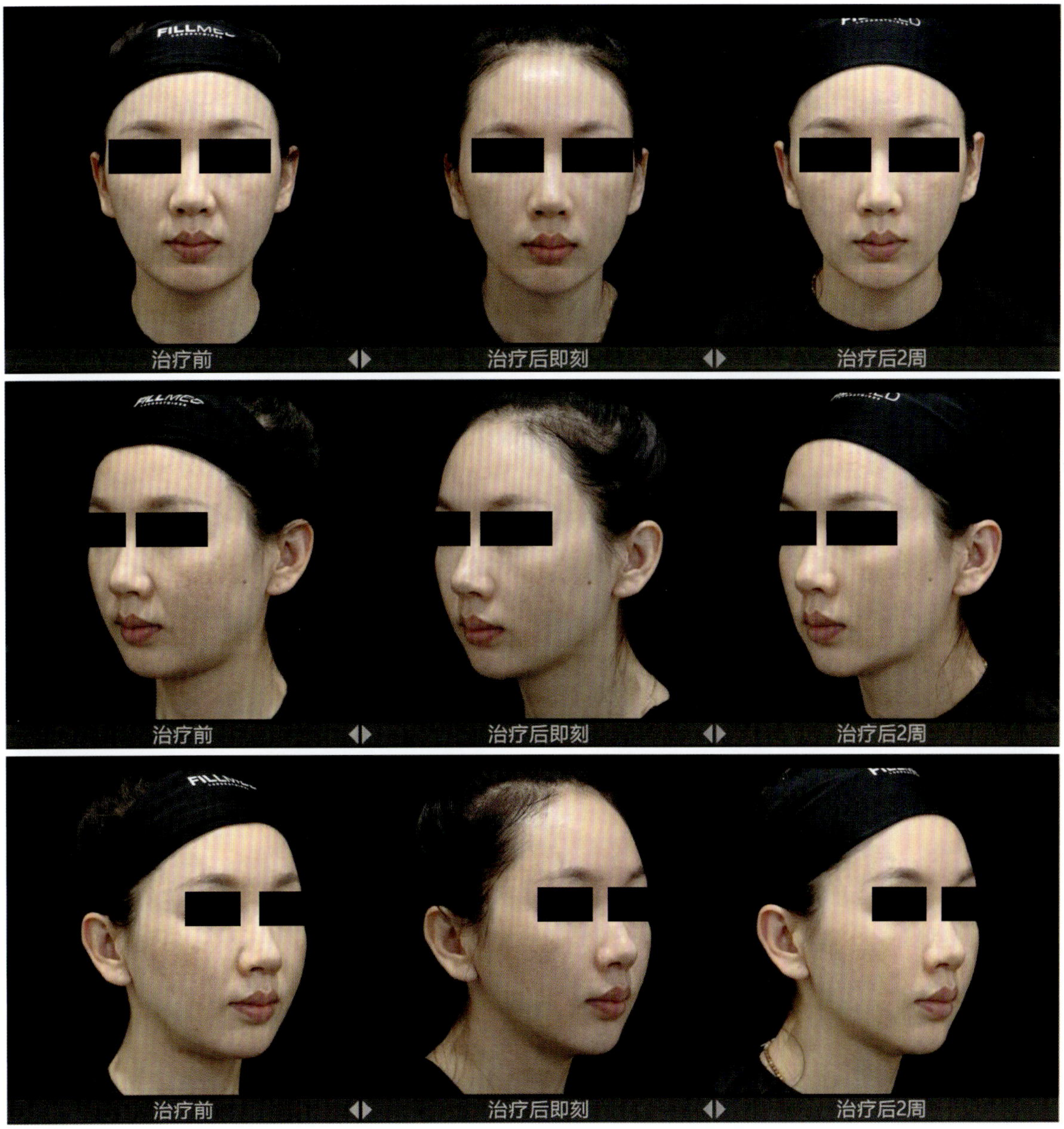

图 3-16　患者 Thermage FLX 900 发治疗前、治疗后即刻和治疗后 2 周对比照片
治疗后即刻即可见下颌缘清晰、鼻唇沟变浅。2 周后可见眼角、眉毛上扬，面颊紧致上提。

【案例二简介】女性，40 岁，因鼻唇沟加深、下颌部下垂感 5 年余就诊。接受 TempSure 面部治疗 3 次，间隔 1 个月。

【治疗方案】面部分 4 个区域治疗，分别是：①下面部，使用能量范围 45 ~ 50，维持温度 43 ℃5min；②中面部，使用能量范围 45 ~ 50，维持温度 43 ℃ 5min；③额头，使用能量范围 20 ~ 25，维持温度 43 ℃ 5min；④眼部，使用能量范围 15 ~ 20，维持温度 42 ℃ 5min。治疗时，治疗头保持移动状态，小范围螺旋运动，观察皮肤反应至粉红色。

患者治疗前、3 次治疗后 1 个月效果如图 3-17 所示。

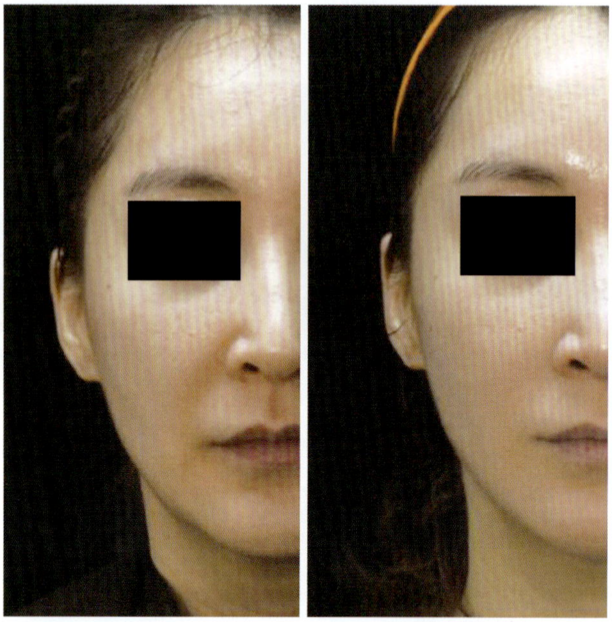

图 3-17 TempSure 面部治疗前（左图）、3 次治疗后 1 个月（右图）对比照片

治疗后 1 个月可见皮肤紧实度提高，肤质改善，“苹果肌”的最高点上移，眉弓提升，下颌线紧致。

（夏 炜）

参考文献

[1] 中华医学会皮肤性病学分会皮肤激光医疗美容学组，中华医学会皮肤激光技术应用研究中心，中国医师协会美容与整形医师分会激光学组，等．医用射频皮肤美容与治疗专家共识．实用皮肤病学杂志，2021，14（4）：193–197.

[2] KIM JIAH（综述），项蕾红（审校）．射频在面部年轻化中的应用．中国美容医学，2020，29（4）：163–166.

[3] Delgado AR, Chapas A. Introduction and overview of radiofrequency treatments in aesthetic dermatology. J Cosmet Dermatol, 2022, 21 Suppl 1: S1-S10.

[4] Sadick N, Rothaus KO. Aesthetic applications of radiofrequency devices.Clin Plast Surg, 2016, 43(3): 557–565.

[5] Kinney BM, Andriessen A, DiBernardo BE, et al. Use of a controlled subdermal radio frequency thermistor for treating the aging neck: consensus recommendations. J Cosmet Laser Ther, 2017, 19(8): 444–450.

[6] Kam J, Frost A, Bloom JD. Radiofrequency rejuvenation of the “Tweener” patient: under, over, or through the skin. Facial Plast Surg, 2021, 37(2): 240–248.

[7] Sadick NS, Nassar AH, Dorizas AS, et al. Bipolar and multipolar radiofrequency. Dermatol Surg, 2014, 40: S174-S179.

[8] Harth Y, Lischinsky D. A novel method for real-time skin impedance measurement during radiofrequency skin tightening treatments. J Cosmet Dermatol, 2011, 10: 24–29.

[9] Tay YK, Kwok C. A novel radiofrequency device for the treatment of rhytides and lax skin: a pilot study. J Cosmet Laser

Ther, 2009, 11: 25–28.

[10] Emilia del Pino M, Rosado RH, Azuela A, et al. Effect of controlled volumetric tissue heating with radiofrequency on cellulite and the subcutaneous tissue of the buttocks and thighs. J Drugs Dermatol, 2006, 5: 714–722.

[11] Tokalov SV, Gutzeit HO. Weak electromagnetic fields (50 Hz) elicit a stress response in human cells. Environ Res, 2004, 94: 145–151.

[12] Gentile RD, Kinney BM, Sadick NS. Radiofrequency technology in face and neck rejuvenation. Facial Plast Surg Clin North Am, 2018, 26(2): 123–134.

[13] Zhang C, Wang M, Li Y, et al. Histological examination of skin tissue in the porcine animal model after application of a new monopolar radiofrequency. Lasers Surg Med, 2024, 56: 298–304.

[14] Suh DH, Ahn HJ, Seo JK, et al. Monopolar radiofrequency treatment for facial laxity: histometric analysis. J Cosmet Dermatol, 2020, 19: 2317–2324.

[15] el-Domyati M, el-Ammawi TS, Medhat W, et al. Radiofrequency facial rejuvenation: evidence-based effect. J Am Acad Dermatol, 2011, 64(3): 524–535.

[16] Fitzpatrick R, Geronemus R, Goldberg D, et al. Multicenter study of noninvasive radiofrequency for periorbital tissue tightening. Lasers Surg Med, 2003, 33(4): 232–242.

[17] Abraham MT, Chiang SK, Keller GS, et al. Clinical evaluation of non-ablative radiofrequency facial rejuvenation. J Cosmet Laser Ther, 2004, 6: 136–144.

[18] Nahm WK, Su TT, Rotunda AM, et al. Objective changes in brow position, superior palpebral crease, peak angle of the eye brow, and jowl surface area after volumetric radiofrequency treatments to half of the face. Dermatol Surg, 2004, 30: 922–928.

[19] Biesman BS, Baker SS, Carruthers J, et al. Monopolar radiofrequency treatment of human eyelids: a prospective, multicenter, efficacy trial. Lasers Surg Med, 2006, 38: 890–898.

[20] Carruthers J, Carruthers A. Shrinking upper and lower eyelid skin with a novel radiofrequency tip. Dermatol Surg, 2007, 33: 802–809.

[21] Javate RM, Cruz RT, Khan J, et al. Nonablative 4-MHz dual radiofrequency wand rejuvenation treatment for periorbital rhytides and midface laxity. Ophthalmic Plast Reconstr Surg, 2011, 27: 180–185.

[22] Javate RM, Grantoza CL, Buyucan KFN. Use of an imaging device after nonablative radiofrequency (Pellevé): treatment of periorbital rhytids. Ophthalmic Plast Reconstr Surg, 2014, 30: 499–503.

[23] Han SH, Yoon YM, Lee YW, et al. Usefulness of monopolar thermal radiofrequency treatment for periorbital wrinkles. Ann Dermatol, 2018, 30: 296–303.

[24] Hsu T-S, Kaminer MS. The use of nonablative radiofrequency technology to tighten the lower face and neck. Semin Cutan Med Surg, 2003, 22: 115–123.

[25] Fritz M, Counters JT, Zelickson BD. Radiofrequency treatment for middle and lower face laxity. Arch Facial Plast Surg, 2004, 6: 370–373.

[26] Dover JS, Zelickson B. 14-physician multispecialty consensus panel. Results of a survey of 5 700 patient monopolar radiofrequency facial skin tightening treatments: assessment of a low-energy multiple-pass technique leading to a clinical end point algorithm. Dermatol Surg, 2007, 33: 900–907.

[27] Edwards AF, Massaki ABMN, Fabi S, et al. Clinical efficacy and safety evaluation of a monopolar radiofrequency device with a new vibration handpiece for the treatment of facial skin laxity: a 10-month experience with 64 patients. Dermatol Surg, 2013, 39: 104–110.

[28] Suh DH, Lee YJ, Kim DH, et al. Objective assessment of facial laxity changes after monopolar radiofrequency treatment by using moiré topography. J Cosmet Laser Ther, 2021, 23(7–8): 170–175.

[29] Jaffary F, Nilforoushzadeh MA, Zarkoob H. Patient satisfaction and efficacy of accent radiofrequency for facial skin wrinkle reduction. J Res Med Sci, 2013, 18: 970–975.

[30] Friedman DJ, Gilead LT. The use of hybrid radiofrequency device for the treatment of rhytides and lax skin. Dermatol Surg, 2007, 33: 543–551.

[31] Kushikata N, Negishi K, Tezuka Y, et al. Non-ablative skin tightening with radiofrequency in Asian skin. Lasers Surg Med, 2005, 36(2): 92–97.

[32] Taub AF, Tucker RD, Palange A. Facial tightening with an advanced 4-MHz monopolar radiofrequency device. J Drugs Dermatol, 2012, 11: 1288–1294.

[33] McDaniel D, Weiss R, Weiss M, et al. Two-treatment protocol for skin laxity using 90-Watt dynamic monopolar radiofrequency device with real-time impedance intelligence monitoring. J Drugs Dermatol, 2014, 13: 1112–1117.

[34] Suh DH, Lee SJ, Ryou JH, et al. Monopolar radiofrequency treatment in Asian skin: do multiple RF treatments over time have beneficial effects? An observational report with long-term follow-up in eight patients. Dermatol Surg, 2013, 39(4): 670–672.

[35] Park JH, Kim JI, Park HJ, et al. Evaluation of safety and efficacy of noninvasive radiofrequency technology for submental rejuvenation. Lasers Med Sci, 2016, 31(8): 1599–1605.

[36] Sugawara J, Kou S, Kokubo K et al. Application for lower facial fat reduction and tightening by static type monopolar. Lasers Surg Med, 2017, 49: 750–705.

[37] Kim M, Lim J, Bae JM, et al. A pilot study of the efficacy of the POLARGEN(®) ultrahigh-frequency electric field (40.68 MHz) radiofrequency device in the treatment of facial contouring. J Cosmet Laser Ther, 2017, 19: 404–408.

[38] Chapas A, Biesman BS, Chan HHL, et al. Consensus recommendations for 4th generation non-microneedling monopolar radiofrequency for skin tightening: a delphi consensus panel. J Drugs Dermatol, 2020, 19(1): 20–26.

[39] Weiss RA, Weiss MA, Munavalli G, et al. Monopolar radiofrequency facial tightening: a retrospective analysis of efficacy and safety in over 600 treatments. J Drugs Dermatol, 2006, 5: 707–712.

[40] De Felipe I, Del Cueto SR, Pérez E, et al. Adverse reactions after nonablative radiofrequency: follow-up of 290 patients. J Cosmet Dermatol, 2007, 6: 163–166.

[41] Narins RS, Tope WD, Pope K, et al. Overtreatment effects associated with a radiofrequency tissue-tightening device: rare, preventable, and correctable with subcision and autologous fat transfer. Dermatol Surg, 2006, 32: 115–124.

[42] Finzi E, Spangler A. Multipass Vector (Mpave) Technique with Nonablative Radiofrequency to Treat Facial and Neck Laxity. Dermatol Surg, 2005, 31: 916–922.

[43] Kist D, Burns AJ, Sanner R, et al. Ultrastructural evaluation of multiple pass low energy versus single pass high energy radio frequency treatment. Lasers Surg Med, 2006, 38: 150–154.

[44] Bogle MA, Ubelhoer N, Weiss RA, et al. Evaluation of the multiple pass, low fluence algorithm for radiofrequency tightening of the lower face. Lasers Surg Med, 2007, 39(3): 210–217.

[45] Suh DH, Hong ES, Kim HJ, et al. A survey on monopolar radiofrequency treatment: the latest update. Dermatol Ther, 2020, 33(6): e14284.

[46] Naieni FF, Kashani HH. Development of a fistula on anterior neck after nonablative radiofrequency. J Drugs Dermatol, 2009, 8: 172–173.

[47] Raskin E, Latrenta GS. Why do we age in our cheeks? Aesthet Surg J, 2007, 27(1): 19–28.

[48] Alghoul M, Codner MA. Retaining ligaments of the face: review of anatomy and clinical applications. Aesthet Surg J, 2013, 33(6): 769–782.

[49] Furnas DW. The retaining ligaments of the cheek. Plast Reconstr Surg, 1989, 83(1): 11–16.

[50] Wong CH, Mendelson B. Newer understanding of specific anatomic targets in the aging face as applied to injectables: aging changes in the craniofacial skeleton and facial ligaments. Plast Reconstr Surg, 2015, 136(5 Suppl): 44S-48S.

[51] Alghoul M, Codner MA. Retaining ligaments of the face: review of anatomy and clinical applications. Aesthet Surg J, 2013, 33(6): 769–782.

[52] Bravo BS, Rocha CR, Bastos JT, et al. Comprehensive treatment of periorbital region with hyaluronic acid. J Clin Aesthet Dermatol, 2015, 8(6): 30–35.

[53] 中国整形美容协会面部年轻化分会，中国整形美容协会抗衰老分会，中国整形美容协会医美线技术分会. 中国人群中面部年轻化治疗专家共识. 中华医学美学美容杂志，2020，26（1）：1–7.

第 4 章 双极和多极射频

第 1 节 双极和多极射频的发展历史和作用机制

一 双极和多极射频的发展历史

双极射频的出现晚于单极射频。在 20 世纪末，初代的单极射频虽然取得了良好的临床效果，但治疗疼痛和烫伤出现的概率较高，促使工程师们通过各种方法对设备进行改进。其中的一个思路是提高单极射频的安全性，通过多遍、低功率治疗，以及表皮降温和反馈技术，使随后的单极射频治疗达到安全性和有效性兼顾的新高度。另一个设计思路是开发双极和多极射频，通过控制能量穿透深度，不断改变电流方向，在安全的表皮温度（通常＜42 ℃）下，达到治疗目的。

在研究过程中，学者们发现双极射频由于组织内温度较低，通常需要多次治疗，临床研究的方案从 3 次至 8 次不等，间隔从 1 周至 3 周不等。同时，为了保证穿透深度足够，能够达到真皮下层（嫩肤作用）或皮下脂肪层（溶脂作用），通常还配合真空负压技术，让电极从两侧作用于组织。

在早期的研究报道中，还有将双极射频与强脉冲光或半导体激光联合，同时发射两种能量源，利用射频的作用加热组织，增强光的吸收，同时降低光源的剂量，减轻光治疗的副作用。

这些设计都取得了一定的临床效果，然而双极和多极射频的原理决定了这种治疗方式是温和的，不能注入太大能量，组织温度不高，以热刺激效应为主，因此需要多次治疗。同时，也使双极射频和多极射频的安全性较高，这些特点反而促成了这类设备适合家用，不少公司也转而开发出家用产品，取得了很好的效果（具体见第 6 章“家用射频治疗仪”）。

二 双极和多极射频的作用机制特点

双极射频的特殊之处在于能量的传导方式。双极射频常规将正负两个电极设计为条状平行排列或同心圆状排列，能量发射时，电流从正极流向负极，穿过皮肤与组织（图 4-1）。双极射频不像单极射频一样需要辅助电极形成回路，故不需

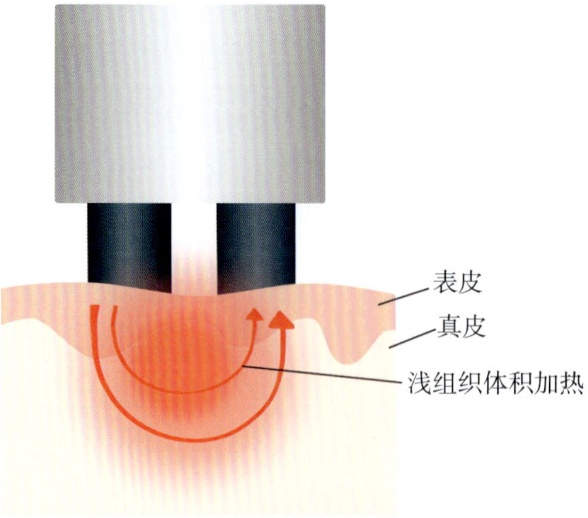

图 4-1　双极射频电流方向示意图

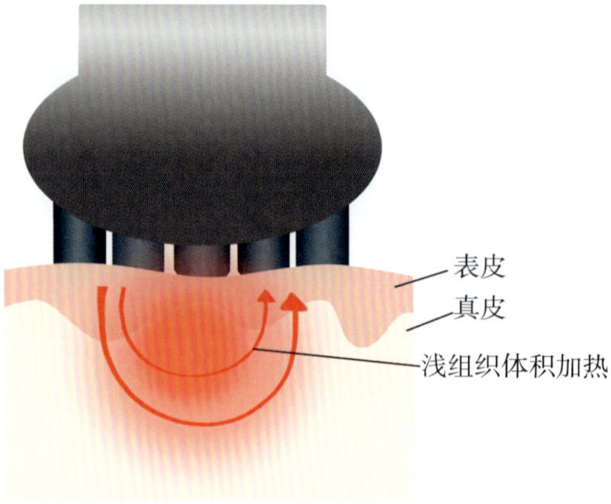

图 4-2　多极射频电流方向示意图

要外接地线。其能量作用深度受电极尺寸和两个电极间距的影响。目前认为，双极射频电流能量穿透深度约为两电极间距的一半，一般无法作用到深层组织。因此，与单极射频相比，双极射频作用深度有限，治疗时能量需求较低，治疗相关的疼痛感减轻。

多极射频可以视为多个双极射频的组合，设备常采用 3 个及以上电极（图 4-2），其中一个为正极，其余电极为负极。在特定时间内，流经正极的电流是流经其他负极电流的总和。所有电极都可以交换为正极或负极。每个电极成为负极之前，会在短时间内充当正极。这种独特的射频电流发射模式具有一系列优势：一是多个电场因为阻抗产生的热效应，可使处理区域的皮肤组织温度升高更快，比双极射频能传递的热量面积更为广泛，从而提高作用效率；同时，因为完整的电流回路在任意两个电极之间形成，快速交替，有助于防止因正极过热给靶组织带来热损伤的风险，也最大程度减少了对表皮冷却的需要。多极射频治疗时，其热量穿透深度和由此产生的临床效果一般取决于电极的设计模式和电极之间的距离。

射频对组织的作用原理是一致的，都是快速振荡的电磁场引起组织内带电粒子的高速运动，从而产生热效应。热效应能达到的温度不同，引起的生物学反应也就有所区别。通常而言，双极射频能达到的组织温度在 42 ℃以下，需要持续一定的时间，使组织产生热休克蛋白，进而刺激细胞功能，达到刺激胶原蛋白新生的作用。

第 2 节 双极和多极射频的临床应用研究

一 皮肤年轻化

1. 双极射频联合光治疗 双极射频的应用研究经历了逐渐发展的过程。在早期，研究集中在与光治疗的配合上。激光和光子对皮肤老化、斑点、毛细血管扩张等的治疗效果在 20 世纪就已经得到证实。但在实际的临床应用中，对肤色较深人群或四肢光老化人群，激光或光子的使用能量偏小，这是为了避免炎症后色素沉着的发生。为了增强效果，有公司开发了系列产品，在一个治疗头同时输出光和射频。在两者能量都降低的情况下，通过治疗效果叠加，在取得较好临床效果的同时，降低了副作用的发生率。

早期比较有代表性的设备是以色列 Candela Syneron 公司的 Aurora 和 Polaris WR 平台，前者是双极射频联合强脉冲光，后者是双极射频联合 900 nm 的二极管激光。

Aurora 设备能发射波长 400 ~ 980 nm、脉宽 10 ms、能量 5 ~ 45 J/cm^2 范围内的强脉冲光。关于该技术最早的临床应用见于 2002 年 Bitter 等的简单报道 [1]，研究者称强脉冲光联合双极射频对口周、眼周和前额皱纹的改善率可达到 40% ~ 90%，与单独使用强脉冲光治疗（皱纹减少 20% ~ 30%）相比，疗效更明显，并且常见的不良反应如刺痛感、薄痂等更轻微。该团队在 2005 年发表了正式的研究结果 [2]，两个研究中心共纳入 108 例受试者，其中，血管问题（玫瑰痤疮、弥漫性毛细血管扩张、红斑、潮红）18 例（16.7%），色素问题（色素沉着、弥漫性雀斑、黄褐斑和光损伤）15 例（13.9%），皮肤老化问题（皱纹、皮肤松弛和毛孔粗大）34 例（31.5%），以及综合问题 41 例（37.9%）。患者接受 5 次全面部治疗，间隔 3 周，通过治疗前后照片评估和受试者的满意度进行评价。结果显示总体皮肤改善率为 75.3%，皱纹的改善率为 41.2%，皮肤松弛的改善率为 62.9%，皮肤质地的改善率为 74.1%，毛孔粗大外观的改善率为 65.1%，红斑和毛细血管扩张的平均改善率为 68.4%，色素沉着和色素异常的平均改善率为 79.3%。患者总体满意率为 92%。总体轻微并发症的发生率为 8.3%，1 例患者因治疗顽固性血管扩张、局部重叠多个光斑导致遗留一处较小的凹陷性鼻部瘢痕。

该团队于同年（2005 年）报道了 Polaris WR 即双极射频联合 910 nm 二极管激光的治疗效果 [3]。这项主要针对面部和颈部皱纹的研究共进行 3 次治疗（间隔 3 周一次），采用皱纹评分法、立体相机数值分析以及 2 例活检来观察治疗效果。23 例患者结束治疗后 3 个月，皱纹评分结果显示 50% 以上的患者皱纹改善率为 50%，皱纹面积占比减少，并且组织病理学检查发现表皮厚度增加，真皮胶原纤维变紧密。另一项使用同一款设备的研究 [4] 对 20 例轻中度口周、眼周和鼻唇沟皱纹以及皮肤松弛的患者进行 3 次治疗（每 3 周一次），分别于每次治疗后即刻、治疗后 3 个月和 6 个月进行随访。皱纹改善分级评价结果显示，评估者及患者均认为大多数面部皱纹得到轻度到中度的改善，与治疗相关的不良反应轻微，患者对该治疗具有良好的耐受性。

2017 年，一项研究比较了强脉冲光联合应用射频与单独应用强脉冲光的疗效[5]，共纳入 13 例手背有色素性病变和皮肤老化的患者，一侧手背接受强脉冲光联合射频治疗，另一侧单用强脉冲光治疗，两侧的光能量一致。经过 3 次治疗（间隔 3～4 周一次）后，联合治疗组色素和皮肤弹性的改善均为中度，优于单用强脉冲光组（轻度改善）；同时，联合治疗组的疼痛程度也轻于单独光治疗组。

2. 双极射频联合负压吸引 为了使双极射频作用更深、治疗更均匀，有多款设备的设计配置了真空负压吸力装置，例如美国 LUMENIS 公司的 Aluma™（图 4-3）、以色列 Viora 公司的 Reaction™（芮艾瑅）等。

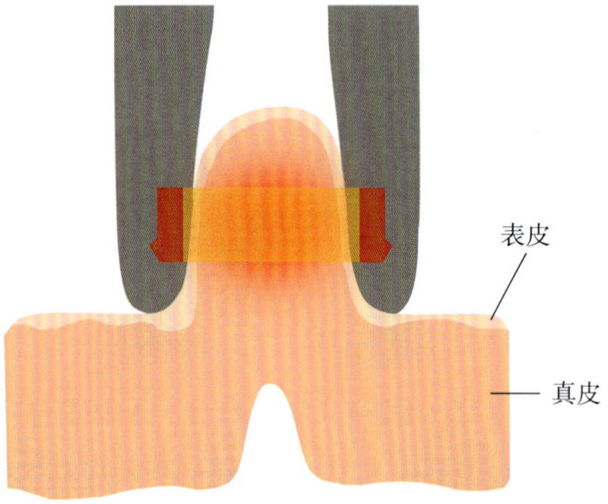

图 4-3 Aluma™ 真空辅助双极系统示意图

双极射频联合负压吸引的应用最早见于 Montesi 等[6]于 2007 年的报道，研究者对 30 例眼周皱纹、眉间纹及腹部膨胀纹的受试者使用双极射频辅以负压吸引设备（Aluma™），每 2 周进行一次，连续 6～8 次。在分级评估治疗效果的同时，还在治疗前和治疗结束后 3 月分别对 15 例受试者进行活检检测组织学改变。结果显示，治疗后组织病理学表现为皮肤真皮胶原纤维间质水肿增加；免疫组化结果分析显示，与治疗前相比，部分受试者 I 型胶原蛋白有所增加；客观检查也显示治疗部位皱纹有临床改善，其中 10 例眼周皱纹有 9 例改善，3 例改善程度为<25%，5 例改善程度为 25%～50%，仅 1 例改善程度为 50% 以上；膨胀纹的效果明显一些，4 例患者都达到 50% 的改善。该研究说明双极射频的病理改变较为温和，临床效果也较为满意。

同年，Gold 等[7]使用同一款双极射频辅以负压吸引设备，在 2 家机构对 46 例健康受试者的面部进行治疗，每 1～2 周进行一次治疗，连续 8 次，治疗结束后观察 6 个月。使用 Fitzpatrick-Goldman 皱纹和弹性程度分类标准、视觉模拟量表来评估治疗效果。结果显示，治疗期间至随访结束，受试者的皮肤外观和质地都得到了显著改善。治疗前皱纹和弹性评分平均为 4.5 分，治疗后 6 个月降至 2.5 分以下，整体皱纹评级从 Ⅱ 级降至 Ⅰ 级。在受试者自我满意度评价方面，超过一半的受试者对治疗结果满意或非常满意，7% 的受试者对治疗结果不满意。但受试者自我满意度随着随访时间延长逐渐下降，全部疗程结束后，总体满意度为 71%，随访 6 个月后，非常满意与极度满意分别降至 18% 和 36%。与治疗相关的不良反应主要为局部疼痛。65%～89% 的受试者在治疗过程中感觉不到疼痛或仅有轻度疼痛，该比例随着治疗次数增加逐渐增加，只有 2% 的受试者在 3 次治疗过程中感到剧烈疼痛。其他不良反应方面，报告有红斑（2.4%）、烧伤 / 水疱（4.5%）、水肿（0.9%）、紫癜（0.9%）、结痂（0.3%）和暂时性色素沉着（0.3%），60% 的受试者发生于前两次治疗过程中，主要由于操作者缺乏经验所致。所有不良事件的严重程度均为轻至中度，可在 2 周内自行恢复，不影响下次治疗计划。该研究证实了双极射频的安全性和有效性。

此外，以色列 Viora 公司的 Reaction™（芮艾琨）设备也采用了双极多通道射频联合负压技术。该设备通过 0.8 MHz、1.7 MHz 及 2.45 MHz 这 3 个不同电磁波频率通道，达到 3.9～18.6 mm 范围内的穿透深度，从而精准治疗真皮浅层、深层及皮下脂肪组织等不同深度；第 4 维通道模式可由浅至深同时穿透皮肤全层。该设备配备了 ST（skin tightening）及 FC（face contouring）两个手柄，前者不含负压模式，适用于皮肤菲薄、皮下血管神经较丰富的部位；后者因配备负压模式，可用于皮下脂肪较多的部位。同时，该设备配置的电子冷却功能可将表皮温度维持在 39～42 ℃，真皮可达 40～50 ℃。Kassim 等 [8] 使用该设备对 14 例大腿皮肤松弛的患者进行了单次双极真空辅助技术治疗，频率范围在 0.80～2.45 MHz，独立评估者认为 78% 的受试者皮肤外观得到了明显改善；同时，患者在治疗过程中耐受良好，仅有轻度的术中不适、短暂性红斑和轻度术后水肿。

以色列 ALMA 公司的 Accent™ 系统配备单极和双极两个治疗头。单极治疗头主要用于深部皮肤组织的加热（深度可至 20 mm）；双极治疗头呈半球形，有表皮冷却系统，作用温和，多应用于眶周、口周等皮肤薄弱部位（深度 2～6 mm）。最早关于此设备的临床应用是 Mayoral[9] 于 2007 年报道的，他使用该设备与单极射频热玛吉相比较，治疗 1 例上臂皮肤松弛的患者。该患者右侧上臂采用热玛吉进行单次 1200 发的治疗，左上臂联合应用 Accent™ 单双极手具进行每 2 周 1 次、连续 6 次的治疗，治疗时尽量将左臂皮肤温度维持到最高 42.5 ℃。结果发现 Accent™ 对上臂皮肤松弛改善更为显著。一项使用该设备治疗面部松垂和皮肤松弛的回顾性研究表明，对受试者进行每 2～3 周一次、连续 2～6 次的治疗，57% 的受试者得到了改善，年龄越小，受试者的满意度越高 [10]。而另一项半侧脸对照研究显示，经过每周 1 次、共 4 次治疗后，尽管双极射频侧效果略优于单极射频侧，但两侧相比的结果差异不具有统计学意义 [11]。

二　减脂

脂肪细胞在热作用下，可以出现凋亡到凝固的一系列反应。使用双极或多极射频减脂虽然有无创的优点，但如何使射频电流的热效应只局限于脂肪层，而不累及真皮和表皮，并不是一件容易的事。

Boisnic 等 [12] 于 2016 年对多极射频的溶脂机制进行了研究并评估了其抗衰老作用。研究使用的是体外皮肤组织，从 8 例腹部成形术和 4 例面部提升术中收集离体的人体皮肤样本进行组织学培养，皮肤组织在存活条件下可以保存 3～7 天。研究者使用 TriPollar™ 对离体皮肤进行单次处理（功率 50 W，时间 5～10 分钟），同时设立未治疗的空白对照组。3 天后测量皮肤组织的甘油含量并观察脂肪细胞、胶原纤维和纤维束改变。结果发现，治疗后皮肤样本中甘油释放量显著增加，脂肪细胞发生了萎缩甚至部分破裂，证明射频处理有“溶脂”作用。而对天狼星染色后的胶原纤维定量分析后发现，治疗后皮肤的胶原束修复，基底膜下出现了致密的胶原带，胶原蛋白合成增加，在脂肪层中也检测到纤维束重组。该研究为离体标本研究，与真实的临床应用有相当的差距，虽然为多极射频技术用于皮肤组织的溶脂及紧致提供了证据，但其溶脂效应使用的能量较大，在临床使用中仍有许多困难需要克服。

Levenberg 等 [13] 对 37 例女性患者使用同样的多极射频系统进行治疗，其中对腹部、大腿围等使用照片和周长测量来评估，经过平均 7 次治疗，腹围平均减少 4.5 ± 2.7 cm，大腿围平均减少 2.4 ± 2.0 cm。5 名志愿者接受了血液检查，肝功能和血脂指标均未见明显变化。同时，使用三维成像系统对面部结果进行客观分析，发现皱纹的深度和面积减少。

一项研究[14]使用双极射频（Viora Inc.，Jersey City，NJ，USA，芮艾瑅）在 22 名年龄为 24 ~ 51 岁的亚洲患者中也观察到了减脂的效果，患者的腹部共治疗 6 次，间隔 1 周一次。3 个月后测量腹部周长，有 20 例患者均表现出一定程度的减少（平均 2 cm），同时体重稳定，无副作用。

利用射频减脂显然不是最有效率的方式，但仍然有其存在的价值，最大的优点是舒适度高，其次可以同时达到减脂和皮肤紧致的效果，对一定的人群和适应证仍然是一种临床可选择的方式。

三 痤疮

在对双极和多极射频临床应用范围的探索中，研究者发现痤疮也是其治疗适应证之一。射频治疗痤疮的原理主要是通过减少皮脂腺的分泌来起作用。一项针对 32 例中度丘疹性痤疮患者的研究中[15]，受试者接受 Aurora SR（400 ~ 980 nm 强脉冲光联合双极射频）治疗，每周 2 次（6 ~ 10 J/cm^2），共 8 次，4 周后随访。通过皮损的数量变化和受试者满意度来评估治疗效果，研究结束时，痤疮皮损平均减少了 47%，大多数受试者对治疗感到满意；4 例受试者进行了组织病理学检查，也证实了治疗后毛囊周围炎症减轻、皮脂腺体积减小。但是代表组织再生指标的热休克蛋白 70 和 procollagen-1 的表达未显示明显变化。与治疗相关的不良反应主要为暂时性的轻度红斑、刺痛与烧灼感。

Yu 等[16]对 20 例活动性痤疮患者进行了研究，使用的设备为 Apollo™ 多极射频系统，每周 1 次，连续治疗 6 次，以活动性皮损数目及受试者满意度来评估治疗效果。治疗结束后，活动性痤疮皮损数目减少了 42%，并且疗效至少维持至随访第 4 周；受试者满意度显示“好至非常好”。整个研究过程中没有明显的不良反应发生。

第 3 节 双极和多极射频的使用方法

一 双极和多极射频的治疗原则

1. 适应证 年龄在 25 ~ 65 岁，轻中度皮肤松弛下垂、皱纹，伴或不伴局部脂肪堆积者。

2. 禁忌证

（1）体内有起搏器者。

（2）治疗区域有金属植入物者。

（3）治疗区域有填充剂且患者不愿意填充剂发生代谢者。

（4）治疗区域有植入线材、时间未超过代谢时间且患者不希望线技术治疗效果消失者。

（5）治疗区域皮肤有炎症者。

（6）治疗区域皮肤有瘢痕且治疗目的不是消除瘢痕者。

（7）有系统性疾病者。

（8）对治疗效果有过高预期者。

3. 操作特点及注意事项 射频通过发射高频电磁波并产生热刺激，促使皮肤组织发生结构性改变，进而起到紧致和抗衰老的作用。引起胶原蛋白产生变化的因素取决于温度及持续时间。因此，为了达到理想的治疗效果，双极和多极射频设备在治疗操作时，通常对目标治疗部位分区域进行操作，即在小面积的部位进行多次重复均匀操作，实时监控表皮温度，以靶区域皮肤温度 40 ~ 43 ℃维持 10 分钟，通常可以达到理想的治疗效果。同时，由于双极和多极射频刺激较为温和，常常需要多次治疗。文献报道治疗 3 ~ 8 次不等，间隔 1 ~ 4 周不等，需要结合设备、部位、目的进行调整。

治疗时，通常采用滑动治疗方式，外涂凝胶增加滑动性、导电性及保持一定的降温效果。也有设备在体部治疗中采用盖章方式，需要遵循设备使用说明。

治疗注意事项如下：

（1）射频是高频电流，射频电极需要与皮肤紧密接触，接触不良或接触面过小会导致电流集中、局部温度过高，出现水疱等烫伤表现。因此，保证治疗中电极与皮肤接触良好很重要，有的设备可能有电路检测反馈，在接触不良时切断电流发射，以保证治疗的安全性。

（2）治疗后皮肤轻微红斑或水肿、紧绷是双极射频典型的即刻反应。如果设备还配有脉冲光或负压，皮肤反应可能会有所不同，要防止能量过高。

（3）皮肤轻微红斑或水肿通常几小时后消退，有负压导致的红斑或紫癜 3 ~ 5 天后也可消退。如长时间不消退，则需要考虑能量设置过高，建议采取措施以预防炎症后色素沉着。

为尽量减少不良反应的发生风险，建议采取以下措施：

（1）治疗操作前，患者需要摘除所有金属首饰，否则皮肤阻抗的变化容易引起烧伤和瘢痕。

（2）操作前需要对皮肤进行充分清洁，防止表皮的油脂成分对局部阻抗造成影响。

（3）操作时手具需均匀平坦放置，若接触面不平整，易引发阻抗的变化。局部电阻改变将产生热感应，可能造成表皮的烧烫伤和瘢痕形成。

（4）对于特殊部位的骨性区域，如颧骨、下颌、下颌缘、颞部及额部，建议适当减少能量。

4. 术后护理

（1）面部注意厚涂保湿面霜 3 ~ 5 天，身体涂抹保湿乳液。

（2）使用温水清洁治疗区域（避免水温过高）；术后避免蒸桑拿、泡温泉等（避免水分流失造成皮肤干燥）。

（3）每天保证饮用 6 ~ 8 杯（每杯约 300 ml）温水。

（4）治疗区域做好常规防晒，避免对治疗部位的摩擦。

（5）注意饮食作息，保持体重，避免暴饮暴食，可适当运动加速代谢。

（6）部分患者术后可能出现皮肤干燥、脱屑的问题，可能与治疗时温度较高有关，建议加强保湿即可，不建议过度使用面膜。部分有负压的设备在治疗后前 3 天会感觉皮肤轻微疼痛，会自然消失，不需特殊处理。

二 常用设备操作方法及参数

Reaction（芮艾琨）实操视频

1. Reaction™（芮艾琨，以色列 Viora 公司） 该设备采用的是双极射频多通道技术联合负压治疗。有 3 个治疗头：FC/BC 治疗头的治疗介质为浓度 90% 以上的医用甘油，治疗方式为随着负压吸力的节奏，进行滑动式治疗；ST 治疗头的治疗介质为医用超声凝胶或光子冷凝胶，治疗方式为逐点盖章式治疗。所有治疗头必须完全接触皮肤才能发射能量，以避免发生烫伤或水疱等不良反应。

患者一般取仰卧位进行治疗，对于皮下脂肪较为丰富的部位，建议优先使用 FC 手具，治疗部位外涂甘油润滑。操作时，调节手柄探头方向使之与表皮紧密贴合，并均匀滑动，一般自下而上、由外及内顺皮纹方向作条形或顺时针打圈滑动。治疗过程中不断监测表皮温度，保持在 40～42 ℃，以被治疗者感觉局部温热为宜。治疗过程中注意探头不宜在一处停留过久，防止表皮烫伤。治疗多建议按模式 4、1、2、3 顺序进行，模式 4 能快速使表皮温度升至 42 ℃，后依次进行 1、2、3 模式治疗。模式 1 可治疗时间略长，根据被治疗者耐受情况，5～10 分钟为宜；模式 2、3 可设定 2 分钟。每次总治疗时间为 20 分钟左右。为取得较为理想的治疗效果，可采用被治疗者能耐受的最高射频能量及负压强度，并根据其实时感受及时调整治疗参数。

如治疗皮肤较薄、皮下脂肪少、皮下血管神经较丰富，一般使用 ST 手具，治疗部位应充分涂抹凝胶耦合剂。ST 手具可以单独应用，也可以在 FC 手具治疗的基础上，细化并加强部分步骤的治疗时间及着重治疗的部位，同时在韧带部位及脂肪膨出部位，多遍数叠加 ST 治疗头。该联用的方法可缩短疗程，根据求美者情况，年轻、疗效维持较久者每年治疗一次，年龄较大、疗效维持短的求美者可每年进行 3～4 次治疗。

2. InMode RF System（钻石超塑盈美特射频治疗仪） 钻石超塑也是与负压吸引结合使用，有面部治疗头 MiniFX 和体部治疗头 BodyFX。皮肤表面不需要涂抹任何介质，手具直接接触皮肤。治疗时，手具与皮肤充分接触，使其达到最大真空吸力和更深的治疗深度，用另一只手帮助压平和拉伸治疗区域的皮肤，使治疗头与皮肤贴合更紧密。

治疗时，堆叠脉冲可以缩短达到截止温度的加热时间，但注意同一区域不要连续堆叠超过 3～5 次，避免出现淤青。面部下颌治疗时，为了减少出现淤青，尽量避免同一区域堆叠盖章治疗。

面颊部以盖章的形式治疗。前期为快速升温，覆盖区域可重叠 10%～20%。

当手具在工作中已经产生负压吸力同时正在释放射频能量时，为避免出现电刺感，注意一定要贴合皮肤，不要中途翘起而出现吸空现象。

3. Aluma™（美国 LUMENIS 公司） 该设备采用双极射频联合真空负压。治疗手具连接的真空泵为 5～28 英寸（12.7～71.12 cm）大小，负压能量为 8～28 mmHg，1～5 个不同等级。该设备配备的两种治疗头尺寸为 3 mm × 18 mm 及 6 mm × 25 mm，使用的射频频率为 468 kHz，可应用能量为 2～10 W（分为 1～5 不同等级），以单脉冲 1～6 秒内发射 2～60 J 能量作为标准。操作时，需要在治疗部位涂抹耦合剂，保护表皮以免热损伤。治疗前，在确定的治疗区域进行测试，以患者在没有任何麻醉措施的情况下可以忍受的最大能量水平为度。根据患者的主观感受和皮肤反应，如皮肤刺痛、灼热及局部红斑等，调整治疗参数，一般以局部出现轻度发热、微刺痛及发红为宜。治疗时，建议对每个治疗区域进行 1 ~ 3 遍，上下面部分别单独进行治疗。每次治疗间隔 1 ~ 2 周，连续 8 次。

4. Polaris WRTM（Candela，以色列 Syneron 公司） 该设备采用的是双极射频联合二极管激光技术。为减轻患者治疗时的不适感，建议治疗前于相关部位外涂局麻药膏，保鲜膜包裹 60 分钟为宜。局麻药膏完全清除后，将导电凝胶涂在需要治疗的部位。可选的治疗参数为光能 32 ~ 40 J/cm^2，射频 50 ~ 85 J/cm^3。一般根据治疗区域的终点反应及患者的主观感受来决定治疗能量参数，以治疗后皮肤即刻出现轻度红斑、水肿及患者感觉轻度灼热为宜。多数患者能耐受的能量一般为光能 35 ~ 38 J/cm^2，射频 65 ~ 70 J/cm^3，特殊部位比如眼周和前额建议射频能量降低 10% 左右。治疗时，整个面部按顺序进行，治疗头覆盖面积不重叠，可连续 3 遍，每次根据即时临床反应及疼痛耐受度，能量增加 10% 左右。对于松弛老化较为严重或者需要重点改善的部位，如颞部、面颊、鼻唇沟及口周等，可进行第 4 遍强化治疗。每次治疗间隔 2 ~ 3 周，连续 3 次。

（赖迪辉　黄乃艳）

参考文献

[1] Bitter P Jr, Stephen MR. Report of a new technique for enhanced non-invasive skin rejuvenation using a dual mode pulsed light and radio-frequency energy source: selective radio-thermolysis. J Cosmet Dermatol, 2002, 1(3): 142–143.

[2] Sadick NS, Alexiades-Armenakas M, Bitter P, et al. Enhanced full-face skin rejuvenation using synchronous intense pulsed optical and conducted bipolar radiofrequency energy (ELOS): introducing selective radiophotothermolysis. J Drugs Dermatol, 2005, 4(2): 181–186.

[3] Sadick NS, Trelles MA. Nonablative wrinkle treatment of the face and neck using a combined diode laser and radiofrequency technology. Dermatol Surg, 2005, 31(12): 1695–1699.

[4] Doshi SN, Alster TS. Combination radiofrequency and diode laser for treatment of facial rhytides and skin laxity. J Cosmet Laser Ther, 2005, 7(1): 11–15.

[5] Verner I, Kutscher TD. Clinical evaluation of the efficacy and safety of combined bipolar radiofrequency and optical energies vs. optical energy alone for the treatment of aging hands. Lasers Med Sci, 2017, 32(6): 1387–1392.

[6] Montesi G, Calvieri S, Balzani A, et al. Bipolar radiofrequency in the treatment of dermatologic imperfections: clinicopathological and immunohistochemical aspects. J Drugs Dermatol, 2007, 6(9): 890–896.

[7] Gold MH, Goldman MP, Rao J, et al. Treatment of wrinkles and elastosis using vacuum-assisted bipolar radiofrequency heating of the dermis. Dermatol Surg, 2007, 33(3): 300–309.

[8] Kassim AT, Goldberg DJ. Assessment of the safety and efficacy of a bipolar multi-frequency radiofrequency device in the treatment of skin laxity. J Cosmet Laser Ther, 2013, 15(2): 114–117.

[9] Mayoral FA. Skin tightening with a combined unipolar and bipolar radiofrequency device. J Drugs Dermatol, 2007, 6(2): 212–215.

[10] Friedman DJ, Gilead LT. The use of hybrid radiofrequency device for the treatment of rhytides and lax skin. Dermatol Surg, 2007, 33(5): 543–551.

[11] Alexiades-Armenakas M, Dover JS, Arndt KA. Unipolar versus bipolar radiofrequency treatment of rhytides

and laxity using a mobile painless delivery method. Lasers Surg Med, 2008, 40(7): 446–453.

[12] Boisnic S, Branchet MC. Ex vivo human skin evaluation of localized fat reduction and anti-aging effect by TriPollar radio frequency treatments. J Cosmet Laser Ther, 2010, 12(1): 25–31.

[13] Levenberg A. Clinical experience with a TriPollar radiofrequency system for facial and body aesthetic treatments. Eur J Dermatol, 2010, 20(5): 615–619.

[14] Chan JKM, Belenky I, Elman M. Bi-polar RF, still the gold standard for non-invasive fat volume reduction. J Cosmet Dermatol Sci Appli, 2015, 5: 247–253.

[15] Prieto VG, Zhang PS, Sadick NS. Evaluation of pulsed light and radiofrequency combined for the treatment of acne vulgaris with histologic analysis of facial skin biopsies. J Cosmet Laser Ther, 2005, 7(2): 63–68.

[16] Yu JN, Huang P. Use of a TriPollar radio-frequency device for the treatment of acne vulgaris. J Cosmet Laser Ther, 2011, 13(2): 50–53.

第 5 章 微针射频

针对皮肤治疗的能量源目前主要包括光、声、电三大类，能量源在皮肤各层次释放能量，产生热效应和生物学效应，从而产生治疗效果。射频应用的是三大能量源之一的电能，现已成为除光能外发展最快的能量源。射频避开了光源色基选择性吸收的特点，对于容易出现色素沉着的黄种人更为友好，适应证广泛，受到了越来越多的关注。

射频设备种类多样，微针射频（microneedle radiofrequency，MRF）是较为特殊的一种微创射频设备，虽然应用时间仅有 20 余年，但因其侵入性能量释放的特点，直接将能量带至一定深度的皮肤层次，突破了组织导电率带来的物理屏障，并且以微针的形式实现有限的、可控的局灶性损伤，组织创伤较小、术后恢复较快、风险较低，应用范围逐渐扩展。

MRF 利用单根或者多根阵列排列的微针在预先设定的组织深度提供射频能量，很好地集合了微针的机械性损伤与射频的热损伤作用，能够精确控制治疗深度，无色素性依赖，停工期短。MRF 的优点包括：①表皮创伤较小，保留的皮肤屏障可加速皮肤的恢复，可减少感染、炎症后色素沉着或色素减退以及瘢痕的风险。②无色素依赖性，在不同肤色的人种均可以获得相同的治疗效果，尤其适合深肤色的人群。③治疗深度可以通过微针调控，从而精准地治疗不同皮肤层次存在的问题。目前，MRF 在面部年轻化、痤疮瘢痕、寻常痤疮、脱发、原发性腋窝多汗症、膨胀纹（striae distensae，SD）、皮肤橘皮样变、黄褐斑等多种皮肤问题中得到了广泛应用[1]。

第 1 节 微针射频的作用机制

MRF 利用微针刺破皮肤表皮层，可控性达到真皮层或者皮下层，针尖发射射频对组织进行加热，组织中的水、真皮脉管系统、胶原蛋白、色素等均可吸收射频能量，同时有效减轻了表皮产生的热损伤。真皮或皮下组织受热后，形成一个口小底大的“金字塔”样热损伤区，通过有限的热损伤刺激创伤修复相关细胞介质和生长因子的分泌，促进皮肤生长、真皮重塑以及合成新的胶原蛋白、弹性蛋白和透明质酸。MRF 还可以通过热凝固毛囊上皮细胞、毛囊周围组织及大汗腺而影响皮肤附属器结构 [2]。

一 治疗后皮肤的热效应机制及组织学变化

MRF 可以导致组织热效应及胶原重塑效应。MRF 形成射频热凝固区及热弥散区，在此过程中，多种热休克蛋白（heat shock proteins，HSP）、基质金属蛋白酶（MMP）和炎症细胞因子，包括 HSP47、HSP72、白细胞介素（IL-1β）、肿瘤坏死因子（TNF-α、TNF-β）、MMP-1、MMP-3、MMP-9 和 MMP-13 等，都参与介导胶原蛋白和弹性蛋白的新生、重塑以及细胞外基质如透明质酸（HA）等沉积，从而促进真皮的主动重塑过程，最终新生胶原蛋白完全取代热凝固区。

在 MRF 治疗后，皮肤热损伤产生的愈合反应有时间规律。从第 2 天到第 10 周，炎症细胞浸润逐渐增加，MMP-1、HSP72、HSP47 和 TGF-β 水平在前 2 天增加；2 天之后，HSP72 减少，而 HSP47 持续增加，IL-1b、TNF-A 和 MMP-13 也在不断增加，这样的反应一直持续到第 10 周。治疗后 28 天，原弹性蛋白、原纤维蛋白以及前胶原 1 和 3 合成诱导显著增加，由 HSP47 驱动的积极的皮肤重塑过程完全修复了射频治疗导致的热损伤。在治疗后 10 周时，新的胶原蛋白开始产生，热损伤区域被新的真皮组织替代，真皮体积、细胞密度、HA 和弹性蛋白含量增加 [3]。

2014 年的一项研究中，MRF 治疗后立即采集的 20 份皮肤样本显示，射频诱导的真皮凝固柱形成了一个茧状的亚消融热损伤区 [4]。治疗后 4 天，皮肤标本显示上皮再生，真皮射频诱导的凝固柱显示混合细胞浸润、新生血管形成和肉芽组织形成。治疗 2 周后，活性成纤维细胞和炎症细胞开始出现，新生胶原蛋白代替热凝固区 [5]。射频的电热解作用也可破坏皮脂腺，对皮脂的调控作用可持续较长时间。临床检测数据表明，射频治疗后 3 ~ 6 个月内，日常皮脂水平、皮脂溢出率均降低 [5]。

此外，免疫组织化学和聚合酶链式反应研究证明了射频治疗人类皮肤后深层新弹性蛋白的生成。治疗诱导的新弹性蛋白生成和新胶原生成是 MRF 可以治疗皮肤松弛和皱纹的可靠依据，传递的能量越高，HSP47 和成纤维细胞增殖水平越高，这两者之间存在直接关系。微针深度和射频传导时间（而不是能量水平）显著影响射频诱导的真皮凝固范围。

可见，射频热效应导致的组织反应与其他能量源导致的热效应相似，这种效应使其在面部皮肤年轻化及瘢痕治疗方面有广泛的应用。

二 真皮温度对治疗效果的影响

经表皮射频组织紧缩治疗具有固有的局限性，因为能量是通过皮肤表面传递的，并且防止表皮烧伤的阈值要明显低于新胶原蛋白生成的最佳温度。将真皮加热至 45 ~ 60 ℃使部分胶原蛋白变性只能获得轻微的效果，只有当真皮温度达到 65 ~ 70 ℃时，胶原蛋白的变性和凝固才能获得最佳效果 [6]。胶原蛋白活检显示，在能量水平较低（低于凝固温度）的情况下，成纤维细胞数量没有增加，只有胶原蛋白增厚和收缩。而在更高的能量水平下，成纤维细胞数量和产生胶原蛋白的数量会在治疗后 10 周甚至更长的时间内持续增加。MRF 通过微针穿透皮肤至预定的深度来递送期望的能量。通过 MRF 这项技术，当使用绝缘针时，真皮加热被提高到 65 ~ 70 ℃的临界水平，表皮加热被最小化，产生了一个反向的热梯度，温度在深层更高，实现了能量的深部递送，这与激光的皮肤加热形成对比。此外，MRF 的热量比激光能量输送得更深——某些设备的热量输送深度为 3 mm 或更深[7]。

第 2 节 微针射频的设备及分类

2009 年，Hantash 等首次推出一种新型的微创射频设备——点阵 MRF。该设备采用点阵微针系统，直接刺入真皮后发射能量，精准控制温度，可在真皮中造成多个微小的、范围和深度可控的射频加热区[8]。临床上所称的多源相位控制射频系统是指由多个相位控制射频发生器，控制多个电极，其实质是双极射频，电流在两个作为电极的微针间传递。

MRF 微针材料为导电性能良好的合金材料，按针体绝缘程度分为两种微针。一种为绝缘型，大部分针体被绝缘材料包裹，非绝缘部分仅限于针尖。治疗时，只有微针尖端有能量发射，使组织仅在微针尖端有小范围凝固区；为了使射频能量覆盖不同的组织层次，需要设置不同的进针深度治疗多次。另一种为非绝缘型，针体采用非绝缘材料，射频能量沿整个针体传递，形成柱状热凝固带，组织加热的范围较大，能够刺激更多胶原蛋白新生，同时减少治疗过程中的出血[9]。电子控制的 MRF 非绝缘微针针体均可发射射频，穿透深度更加精确，相对于第一代绝缘微针，非绝缘相控 MRF 加热范围增大，临床效果更好（图 5-1）。

MRF 根据治疗头有无负压装置还可以分为负压和非负压两型。两者的区别在于无负压装置的 MRF 治疗头需要按压贴紧皮肤，以实现微针对皮肤的穿刺继而释放能量；而负压 MRF 是将皮肤通过负压吸起的同时实现微针穿刺操作，并释放能量（图 5-2）。负压 MRF 在眶周、腋下以及萎缩纹位置等皮肤松弛或皮肤菲薄部位治疗时更加安全，风险更低[8]。

目前市场上常见的 MRF 治疗设备主要包括

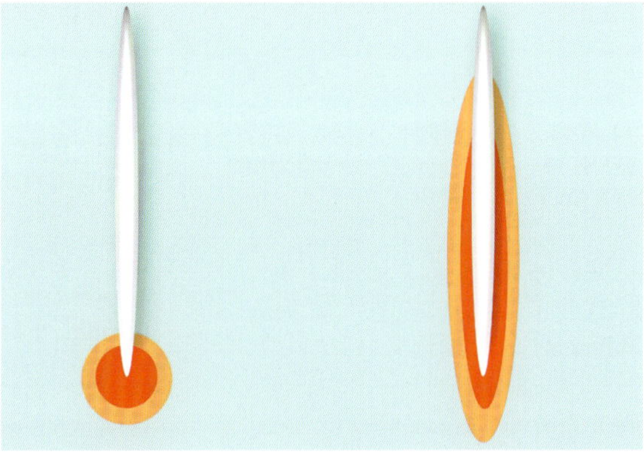

图 5-1 绝缘微针（左）与非绝缘微针（右）能量释放的区别

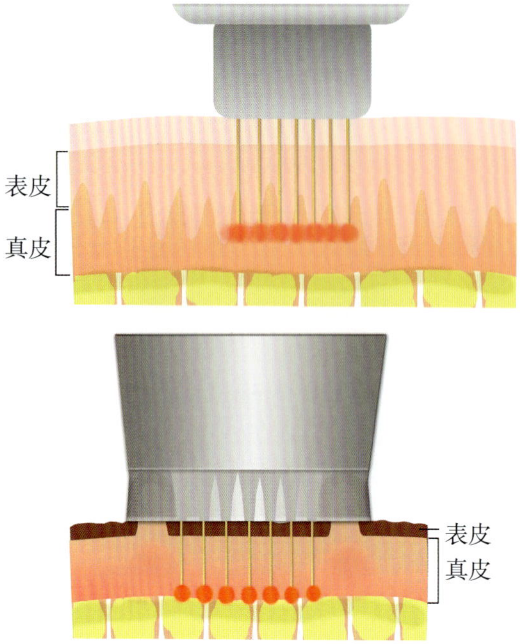

图 5-2 非负压微针射频（上）与负压微针射频（下）工作示意图

深圳半岛医疗公司的黄金微针治疗系统、以色列 InMode 公司的 Morpheus8 治疗系统、以色列 Endymed 公司的相控微针射频治疗系统、韩国 Jeisys 公司的 5D 黄金微针射频（INTRAcel）治疗系统、韩国 Lutronic 公司的高强度点阵微针射频（INFINI）治疗系统等，各设备的性能参数见表 5-1。

MRF 的射频能量传输高度依赖于皮肤的水合作用、胶原蛋白和电解质含量以及许多其他变量。为了获得凝血和最大新胶原蛋白生成所需的阈值（65 ~ 70 ℃），部分设备可以监测温度和阻抗，通过手具提供即时反馈，以在脉冲期间将温度保持在 67 ℃左右。还有部分设备可以监测阻抗，并通过反馈回路在脉冲期间输送指定量的能量。但目前市场上大多数 MRF 设备并不使用组织监测，所以能量设置无法达到良好的优化。

表 5-1 目前市场常见的 MRF 设备

设备名称	厂家	微针直径	深度	非绝缘针尖长度	针数	脉宽	自动出针	能量发射模式
Morpheus8	InMode（以色列盈美特）	0.25 mm	1 ~ 4 mm 2 ~ 7 mm（1 mm 可调） （对应不同针数）	0.5 mm	12 针、24 针、40 针	50 ~ 100 ms	自动出针并收回	①单脉冲 ②脉冲串（持续） ③ Burst 分层释放
黄金微针 4.0	半岛医疗	0.15 mm	0.5 ~ 3 mm 1 ~ 4 mm（对应不同针数） 3 ~ 6 mm	0.3 mm	25 针、49 针	＞100 ms	需手动按压	单脉冲
5D 黄金微针射频 INTRAcel	Jeisys（韩国再希思）	0.25 mm	0.5 mm、0.8 mm、1.5 mm、2.0 mm	0.3 mm	49 针	40 ~ 60 ms	自动出针并收回	①双极射频 ②单极射频
相控微针射频（2 代）Endymed	Endymed（以色列美迪迈）	0.3 mm	0 ~ 5 mm （0.1 mm 可调）	无绝缘涂层	25 针	＜200 ms	自动出针并收回	相控输出
高强度点阵微针射频 INFINI	Lutronic（韩国路创丽）	0.18 mm	0.5 ~ 3.5 mm 3 个可调节档，分布深度不精准	有绝缘，长度未知	49 针	10 ~ 1000 ms	流动式进针、收针	单脉冲

第 3 节 微针射频的临床应用研究

MRF 可适用于皮肤年轻化、痤疮瘢痕、毛孔粗大、痤疮、原发性腋窝多汗症、膨胀纹、黄褐斑等多种皮肤疾病的治疗。另外，一种侵入式、单针式电极探针的双极 MRF 可用于溶脂。

一 面颈部皮肤年轻化

皮肤老化分为内源性老化和外源性老化。内源性老化是通过缓慢且不可逆转的组织变性影响皮肤。外源性老化又称光老化，主要是因为机体暴露部位受到紫外线照射引起的组织病理学及临床改变，表现为黑素细胞、炎性细胞上调，胶原蛋白、透明质酸等成分含量逐渐降低，皮肤变薄、弹性降低，色素沉着，毛细血管扩张，出现松弛、下垂和皱纹。近来，MRF 已应用于皱纹和皮肤松弛的治疗。研究显示，MRF 可对治疗深度和热凝固的范围进行控制，热反应区域呈水滴状，作用于真皮层，有效刺激胶原蛋白再生重组，而表皮仅留下细小的微孔，从而达到有效又安全的皮肤年轻化除皱功效 [10]。MRF 还可以改善紫外线损伤引起的皮肤损伤和光老化 [11]。

1. 面部年轻化 三项纳入 62 例受试者的前瞻性研究结果表明，MRF 可明显改善面部皮肤衰老，并且无炎症后色素沉着、表皮水疱及瘢痕形成等不良反应 [7, 12]。一项研究对 15 例韩国患者进行 1 次温控双极 MRF 治疗，治疗后 4 个月进行随访。研究人员和受试者评估结果都表明，使用这种温控双极 MRF 设备治疗面部细纹和皮肤松弛是有效的 [13]。Nguyen 等 [14] 对 29 例受试者进行 MRF 治疗，3D 成像体积分析显示，受试者颧骨下的体积差平均为–4.72 cm^3。Seo 等 [15] 对 25 例有不同皮肤老化迹象的亚洲女性患者进行 3 次 MRF 治疗，每次治疗间隔 4 周。治疗结束后 4 周，所有患者的临床症状（皱纹、毛孔）均得到改善，56% 的患者面部整体改善>50%；在客观的生物物理学检测中，皮肤水合作用和皮肤粗糙也得到改善；组织学检查显示，皮肤厚度、真皮胶原蛋白含量和原纤维含量显著增加。不良反应为术中及术后轻度疼痛和暂时性红斑，无感染、瘢痕、色素沉着等不良反应。国内一项研究对 47 例患者进行 3 次 MRF 治疗，与治疗前相比，面部皮肤松弛、皱纹、肤色及光滑度改善>50% 者分别占 61.70%、72.34%、51.06% 及 70.21%，91.49% 的患者对治疗满意或非常满意 [16]。有研究显示，MRF 联合表皮生长因子、干细胞条件培养液对皮肤再生修复有显著的协同效应。

2. 眶周年轻化 眶周是最早受到衰老影响的区域之一，主要与遗传、长期紫外线照射、反复的肌肉收缩有关。眶周老化主要表现为眶周皱纹、皮肤松弛、色素沉着等。其中，眶周皱纹是最明显的衰老特征之一。传统激光治疗具有较高的并发症发生率和更长的恢复期；肉毒毒素局部注射于眶周皱纹，仅能用于较外侧的鱼尾纹。而点阵 MRF 虽然起效较慢，但维持时间更长，至少可达 6 个月。此外，射频与激光相比，在肤色较深的人群中应用更为安全。

射频治疗用于眶周能够收紧皮肤，减少皮肤细纹，改善眼袋及泪沟，提升眉毛。Jeon 等 [17] 比较 A 型肉毒毒素注射和 MRF 对眶周静态皱纹的疗效，在 12 例健康女性左侧眶周皮内注射 1 次 A 型肉毒毒素，右侧眶周进行 3 次 MRF 治疗。结果显示，A 型肉毒毒素注射后 3 周和 6 周疗效更优，而 MRF 在治疗后 18 周逐渐显示出更好并持久的疗效。免疫组织化学检测显示，与未治疗的皮肤和 A 型肉毒毒素治疗侧相比，MFR 治疗侧的Ⅲ型胶原和弹力蛋白增加更为显著。Kim 等 [18] 对 11 例女性眶周进行 3 次 MRF 治疗，每次间隔 3 周，治疗后随访 3 个月，结果证明 MRF 治疗眶周皱纹有效、安全、耐受性好。由于眶周结构的特殊性及重要功能，治疗时要避免眼睛的损伤及潜在的并发症如瘢痕及睑外翻。对眶周治疗深度的精确控制尤为重要。相对于非负压 MRF，具有负压治疗头的 MRF 对于眶周这一皮肤菲薄区域治疗的安全性更高。Lee 等 [8, 19] 在非负压型点阵 MRF 治疗眶周皱纹的研究中发现，10% 的患者治疗后出现炎症后色素沉着，均提示与眶周部位轮廓不平整、部分微针穿刺深度不当有关。负压技术可明显降低色素沉着的风险。一项研究对 72 例眶周老化患者用负压黄金微针治疗，功率 4 W，脉宽 200 ~ 400 ms，治疗深度 1.2 ~ 1.5 mm，结果显示第 1 次治疗后 1 个月和 3 个月，患者的动静态皱纹与基线相比均有显著改善；67 例（93.1%）患者对治疗效果满意，仅 2 例（2.8%）患者发生色素沉着，考虑可能与能量过高有关，无其他并发症。该研究证实负压黄金微针用于眶周年轻化治疗的安全性及满意度均较高 [8, 20]。

3. 颈部年轻化 颈部皮肤老化的表现主要是颈部皱纹、皮肤松弛、纹理粗糙等。颈部由于油脂分泌量较少，加上长期暴露在外，颈部皮肤老化更为明显。正是由于颈部缺乏皮脂腺，传统的剥脱性激光治疗后愈合缓慢且并发症发生率远高于其他部位。MRF 能够精细调整治疗深度，具有促进成纤维细胞增殖、胶原蛋白和弹性蛋白合成以及对皮脂腺的调节作用 [8]。Xiao 等 [21] 对采用非绝缘 MRF 进行颈部年轻化的中国受试者进行了为期 3 年的回顾性观察，结果表明，非绝缘 MRF 对颈部松弛和皱纹有显著和持久的效果，并且随着疗程的增加，疗效有提高的趋势。

颈部具有丰富的血管和神经以及气管和甲状腺，不宜过度挤压。负压技术对颈部无明显压力，能量释放时能避免损伤甲状腺。因此，负压 MRF 在颈部年轻化治疗中具有一定的优势 [8]。此外，非负压点阵 MRF 的一个副作用是色素沉着。一项研究对 20 例颈部老化患者接受非负压型点阵 MRF 单独治疗和联合自体富血小板血浆治疗的疗效进行分析，结果显示颈部皮肤总体外观均有明显改善，3 例患者出现色素沉着，经过 6 周积极处理后减轻 [22]。也有报道在非负压型点阵 MRF 治疗后，试验部位的炎症后色素沉着在 3 个月后才完全消退 [23]。这两项研究均提示，色素沉着可能是治疗区域皮肤松弛、治疗深度不一导致热量释放不均所致。而负压型点阵 MRF 则可有效避免这一问题。王丹丹等 [24] 对 62 例颈纹患者进行负压 MRF 治疗，功率 6 W，脉宽 200 ~ 400 ms，深度 1.8 ~ 2.0 mm，治疗有效率为 98.4%，未见色素沉着的不良反应。

由于各研究使用的设备不一致，设备之间的疗效对比并不充分，最佳的疗程次数和治疗参数尚在探索中。

二 痤疮瘢痕

痤疮相关萎缩性瘢痕由炎症后的粘连、皮肤真皮层和（或）皮下组织缺损引起，是最常见的痤疮后遗症。其治疗手段多样，包括皮肤磨削术、化学剥脱术、组织填充术、点阵激光及外科疗法等。射频能量不仅可以加热真皮胶原组织，启动皮肤损伤修复，刺激新生胶原蛋白和弹性蛋白的分泌，还有抑制炎症因子和皮脂腺的作用。因此，MRF 不仅对痤疮后萎缩性瘢痕、红斑有效，对寻常痤疮的炎性皮疹亦有较好的治疗效果[2]。痤疮萎缩性瘢痕可以分为箱车型（boxing 型）瘢痕、冰锥型（icepick 型）瘢痕和滚动型（rolling 型）瘢痕三种亚型。其中，箱车型瘢痕占 20%～30%，呈 U 形，直径一般为 1～4 mm，为深浅不一的类圆形，有明显的垂直边缘，底部平坦；冰锥型瘢痕占 60%～70%，呈 V 形，直径一般小于 2 mm，可呈深而窄的锥形，边缘陡峭，底部为锐角；滚动型瘢痕占 15%～25%，呈 W 形，外观高低起伏，直径一般大于 4 mm，边缘略倾斜，由于真皮及皮下组织牵拉形成[25]。

李卫平等[26]采用 Meta 分析评估黄金微针射频与其他光电类治疗面部痤疮凹陷性瘢痕的有效性及安全性，结论是黄金微针射频单独或协同其他光电类治疗面部痤疮凹陷性瘢痕的休工期短，疼痛感轻微，改善瘢痕效果明显，但对冰锥型凹陷性瘢痕改善效果有限。Boen[27]系统回顾和分析了痤疮萎缩性瘢痕的分类治疗方案，指出 MRF 对滚动型和浅厢车型痤疮瘢痕有效，而对于冰锥型和深厢车型痤疮瘢痕效果较差。Vejjabhinanta 等[28]对 26 名平均瘢痕时间为 7 年的面部痤疮凹陷性瘢痕患者进行了 MRF 治疗，并在治疗后 1、3、6 个月进行瘢痕的主、客观评估，显示大多数受试者（42.3%）报告他们的痤疮瘢痕改善了 26%～50%，瘢痕体积减小的百分比与临床评估相符。Fusano 等[29]对 11 例萎缩性痤疮瘢痕患者进行了 4 次 MRF 治疗，3D 成像评估显示，治疗区域的平均瘢痕深度有显著改善，反射共聚焦显微镜（reflectance confocal microscopy，RCM）显示了胶原重塑和网状结构的恢复。该研究通过 RCM 对 MRF 的治疗效果进行了微观描述，但由于样本量较小，需要更多的大样本研究来进一步验证。另有研究显示，MRF 联合点阵 CO_2 激光及甘醇酸、聚乳酸等对痤疮瘢痕治疗有一定的协同效果。一项涉及 36 例患者的研究发现，与 MRF 单一疗法相比，MRF 联合聚乳酸注射可使痤疮瘢痕的改善程度提高 18%。这项研究的局限性在于样本量较小，随访时间相对较短，只包括韩国患者，所有参加研究的患者都是 Fitzpatrick Ⅲ型或Ⅳ型皮肤，对于其他种族或皮肤类型的患者疗效尚不确切，因此需要进行额外的大规模长期研究[30]。另一项涉及 72 例患者的研究显示，MRF 和 CO_2 激光联合治疗萎缩性痤疮瘢痕的平均改善率为 44%[31]。

三 毛孔粗大

面部毛孔粗大是常见的皮肤问题之一，是皮肤老化的一项重要表现[32]。毛孔粗大即毛孔体积增大，在激光共聚焦显微镜下可见毛孔周围的表皮增长并延伸入真皮内，真皮乳头层上升到表皮层面，镜下呈“石笋样”结构，造成皮肤质地不平整及凹陷样外观。目前，临床对毛孔粗大尚无统一的定义[33]。Sugiyama-Nakagiri 等[34]将毛孔定义为单个超过 0.02 mm^2 的圆形结构。Uhoda 等[35]认为毛孔可分为 3 种结构，即肉眼不可见的汗腺开口、肉眼可见的毛囊皮脂腺开口及内含角栓的毛囊皮脂腺开口。Kim 等[36]将毛孔分为 3 种类型，即肉眼可见的毛孔（0.1～0.6 mm^2）、粗大的毛孔（0.3～0.6 mm^2）、黑头粉刺嵌入的毛孔。

目前认为皮脂腺分泌旺盛、皮肤老化（毛孔周围支持结构弹性下降）以及毛囊体积增大与毛孔粗大关系最为密切[37]。其他潜在的相关影响因素包括性别、种族、遗传、痤疮、外源性刺激物质、慢性光损伤以及皮肤护理不当等。根据毛孔粗大的三大成因，治疗主要针对减少皮脂腺分泌、改善皮肤光老化以恢复皮肤弹性、去除毛发和（或）减少毛囊尺寸，包括口服药物、化学剥脱术、光电治疗、聚焦超声、光动力治疗、A 型肉毒毒素注射、微针治疗、真皮电子注射等治疗方法[33]。

Ren 等[38]对 75 例面部毛孔粗大患者鼻部（58 例）、额部（45 例）、面颊部（72 例）进行了 MRF 治疗。研究结果表明，第 1 次治疗后，鼻部、额部、颊部毛孔粗大的改善率分别为 13.8%、8.9% 和 11.1%，并且随着治疗次数的增加，改善率也随之上升。该研究是单中心的回顾性研究，将来还需要更大样本量的前瞻性研究来验证其效果。

四 寻常痤疮

寻常痤疮（acne vulgaris）是一种累及毛囊皮脂腺的慢性炎症性皮肤病，好发于面部及前胸、后背，临床上主要表现为粉刺、丘疹、脓疱、囊肿或结节，常伴有毛孔粗大和皮脂溢出。寻常痤疮好发于青春期男女，青少年的发病率高达 93%[39]。目前认为寻常痤疮发病主要与雄激素诱导皮脂腺肥大、皮脂分泌过度、毛囊导管口异常角化、痤疮丙酸杆菌等微生物增殖及免疫炎症反应有关。寻常痤疮分可分为 4 级、3 度（强调皮损性质，不考虑皮损数量），即 Ⅰ 级（轻度），仅有粉刺；Ⅱ 级（中度），有炎性丘疹；Ⅲ 级（中度），出现脓疱；Ⅳ 级（重度），有囊肿、结节。MRF 穿透较深，与皮脂腺、痤疮丙酸杆菌、炎症细胞等的接触更密切，同时射频能量可破坏皮脂腺，抑制其分泌功能。因此，MRF 能有效治疗炎症性活动性痤疮。此外，射频能量还可刺激胶原蛋白和弹性蛋白再生，刺激毛囊上皮和皮肤重塑，修复损伤皮肤。

Ahn 等[40]研究发现，MRF 在治疗痤疮病变方面明显优于单纯微针治疗。Zeng 等[41]研究发现，MRF 在痤疮严重指数、炎性病变计数、非炎性病变计数方面均优于非侵入的双极射频。

五 玫瑰痤疮

玫瑰痤疮是一种好发于面中部，主要累及面部血管、神经及毛囊皮脂腺单位的慢性复发性炎症性疾病。据最新的人群流行病学数据荟萃分析显示，玫瑰痤疮在世界范围内的患病率平均为 5.46%。玫瑰痤疮的主要临床表现为面部皮肤阵发性潮红、持续性红斑或丘疹、脓疱、毛细血管扩张等，少数患者可出现增生肥大及眼部改变。该病好发于 20～50 岁女性，但儿童和老年人同样可以发病。玫瑰痤疮的发病机制包括遗传因素、神经血管调节功能异常、天然免疫功能异常、皮肤屏障功能障碍、皮肤微生态紊乱等[42]。射频治疗可以有效改善皮肤干燥症状，修复皮肤屏障，改善红斑，但对于肿胀期的玫瑰痤疮，射频类治疗可能会一过性加重肿胀。

Son 等[43]通过小鼠体内外研究证实，MRF 治疗可减轻 UVB 照射后小鼠皮肤炎症，抑制促炎细胞因子和角质形成细胞相关 VEGF 的作用，从而显著减少 UVB 诱导的小鼠皮肤中新生血管的生成。Wang 等[44]分析观察了 35 例接受 3 次非绝缘 MRF 治疗的患者，治疗后临床医师红斑评估值和皮肤病生活质量指数均有改善。

六 原发性腋窝多汗症

原发性多汗症（primary hyperhidrosis，PAH）是一种自主神经功能障碍，可导致无法控制的过度出汗。部分人腋窝顶泌汗腺分泌的汗液继发细菌感染，会散发出特殊的臭味，称为“腋臭”或“狐臭”，是临床上较常见的疾病之一[45]。有研究报道国人患病率为 4.56% ~ 5.75%[45-46]。其发病机制较为复杂，与种族、性别、环境、情绪、生理状态等多种因素相关。根据汗腺结构与功能的不同，可分为外泌汗腺（小汗腺）和顶泌汗腺（大汗腺）两种。外泌汗腺几乎遍及全身，顶泌汗腺分泌部的直径较外泌汗腺大约 10 倍，主要分布在腋窝、乳晕、脐周、会阴部和肛门周围等。外泌汗腺分泌大量清澈、无味的汗液。顶泌汗腺分泌少量乳白色浓稠汗液，其主要成分有脂肪酸、蛋白质、类固醇等物质，该分泌物被腋窝皮肤表面的致病菌分解后产生氨气和不饱和支链脂肪酸，从而产生类似于狐狸身上的臭味，其中最主要的气味成分是反式 3- 乙基-2- 己烯酸（E-3-methyl-2-hexenoic acid，E-3M2H）。顶泌汗腺分泌汗液主要受交感神经 - 肾上腺素系统控制，与体温调节关系不大。尽管腋臭不会引起机体发生器质性损伤，但却严重影响患者的日常生活和社交活动。由于亚洲人群具有这种“特殊气味”的情况较少见，因此腋臭往往被认为是一种病理状态[46]。

目前，腋臭的治疗方法主要有手术治疗和非手术治疗。手术治疗主要包括皮肤梭形切除术、小切口剪切法、负压抽吸法、皮下搔刮术等，而非手术疗法主要包括 CO_2 激光、MRF、微波治疗、A 型肉毒毒素皮下注射、无水乙醇皮下注射、外用抑菌药物等。MRF 可以形成局灶性凝固性坏死损伤，破坏位于真皮深层、真皮与皮下脂肪交界区的顶泌汗腺细胞，从而达到治疗效果，同时还能破坏部分毛囊，减少腋毛生长[1]。Jung 等[47]采用绝缘 MRF 设备对 16 例患有 PAH 的韩国患者进行了 2 次治疗，并随访至第 15 周。研究结果表明，与治疗前相比，多汗症平均面积显著减少 36%，平均经皮失水水平显著降低 42%。一项纳入 10 例受试者的研究评估了治疗 PAH 的 MRF 最佳设置，发现 0.5 MHz 侵入性、多层、多通道双极射频治疗可显著改善 PAH，且无明显不良反应。此外，发射能量时间较短、功率较高的 MRF 出现炎症后色素沉着和红斑的风险更高，而发射能量时间较长和功率较低的 MRF 对治疗 PAH 更加安全有效[48]。

七 膨胀纹

膨胀纹（striae distensae，SD）是好发于全身张力部位的萎缩性条纹，常见于各种生理状态，如体重快速增长或减轻、青春期身高快速变化、健身肌肉增加。发生于孕期的 SD 又称为妊娠纹（striae gravidarum）。SD 也可见于皮质醇增多的病理状况，如库欣综合征、系统或局部使用皮质类固醇激素等。随着人们审美需求的不断增加，SD 的临床求治率明显升高，而其临床预防和治疗却是难点，使接诊医师面临很大的挑战[49]。虽然 SD 易于诊断，并且组织病理学改变也已充分阐明，皮肤牵拉学说及激素改变学说的提出也能部分解释 SD 的产生原因，但其具体发病机制至今不明[50]。目前尚缺乏预防或治疗 SD 的有效且副作用小的共识模式。早期针对 SD 的治疗主要聚焦于外用药物，近年来先进的治疗模式如激光治疗、射频技术、微针治疗、富血小板血浆（platelet rich plasma，PPR）注射及相关措施的联合治疗均有报道。

Manuskiatti 等[23]在腹部皮肤应用 MRF，结

果表明使用适当能量设置的 MRF 单次治疗可诱导新胶原蛋白生成，这种伤口愈合反应可以改善腹部皮肤外观，并且可以治疗 SD。Listiawan 等[51]研究比较了 MRF 与点阵 CO_2 激光联合治疗和单独使用 0.1% 维 A 酸乳膏治疗 SD 的疗效，结果表明，联合治疗组的胶原蛋白面积百分比增加幅度高于 0.1% 维 A 酸乳膏单独治疗组。Tang 等[52]比较了 1565 nm 非剥脱点阵激光和 MRF 治疗妊娠纹的疗效及安全性，该研究分析观察了病变在治疗前后的组织学变化，与非剥脱性点阵激光相比，MRF 更为显著地增加了新生胶原蛋白和弹性纤维。

八 脱发与斑秃

雄激素性脱发（androgenetic alopecia，AGA）是一种常见的脱发类型，是起始于青春期或青春后期的一种进行性毛囊微小化的脱发疾病。男女均可罹患，但表现为不同的脱发模式和患病率。在我国，男性患病率约为 21.3%，女性患病率约为 6.0%。AGA 虽不影响身体健康，但却严重影响患者的心理健康和生活质量[53]。AGA 是一种具有遗传倾向的多基因隐性遗传性疾病[54]。目前的研究表明，雄激素是 AGA 发病的决定性因素；其他包括毛囊周围炎症、生活压力增大、紧张和焦虑、不良的生活和饮食习惯等因素均可加重 AGA 的症状。由于脱发区毛囊内雄激素受体基因表达升高和（或）Ⅱ型 5d 还原酶基因表达升高，从而导致雄激素对易感毛囊的作用增强。AGA 的临床表现为进行性头发直径变细、头发密度降低和脱发，直至出现不同程度的秃发，通常伴有头皮油脂分泌增多的症状。由于 AGA 是一个进行性加重直至秃发的过程，因此应强调早期治疗和长期治疗的重要性，治疗越早，疗效越好。治疗方法包括系统用药、局部用药、毛发移植术、中胚层疗法、低能量激光治疗、射频等。为了达到最佳疗效，通常推荐联合治疗[53-54]。

MRF 用于 AGA 治疗是通过产生机械和热损伤，并改善局部药物的经皮给药渗透率实现的。Katzer 等[55]研究表明，微针可以破坏角质层的屏障，显著提高局部使用米诺地尔的经皮吸收率；同时创伤可刺激毛囊生长并加速毛发循环，MRF 的强烈刺激及热损伤也可能在伤口修复过程中促进毛囊再生。Yu 等[56]研究评价了 MRF 联合 5% 米诺地尔外用溶液治疗 19 例 AGA 的疗效，结果显示，联合治疗组在毛发数量和毛发厚度方面均有显著提高，可以将 MRF 作为局部应用 5% 米诺地尔治疗 AGA 的辅助方法。

九 皮肤橘皮样变和脂肪堆积

1997 年，ZD Draelos 提出皮肤橘皮样变主要是因皮下纤维隔膜中胶原蛋白和弹性蛋白分解造成脂肪组织“酒窝状”沉积[1]。MRF 可以将射频能量传递至深层网状真皮及浅层皮下组织，从而促进胶原蛋白和弹性蛋白增生，引发独特的组织重塑过程，对皮肤橘皮样变的外观具有改善作用[57]。一项多中心研究对 50 例患者进行了 1 次双极 MRF 治疗，随访 6 个月，治疗成功率达 93%，75% 的患者对治疗效果较满意[58]。该学者的另一项研究选取 31 例女性患者，对她们上臂、大腿、胸部的 62 个治疗区域进行了单次 MRF 治疗，结果表明 MRF 治疗可以明显改善身体皮肤松弛度和上臂、胸围和髋骨上区域的脂肪堆积[59]。

十 黄褐斑

黄褐斑（melasma）是一种慢性、获得性面部色素增加性皮肤病，临床表现为对称分布于面颊、前额及下颌的深浅不一、边界不清的淡褐色或深褐色斑片，亚洲育龄期女性发病率高达 30%，易复发，难治愈。遗传易感性、日光照射、性激素水平变化是黄褐斑三大主要发病因素。此外，黑色素合成增加、皮损处血管增生、炎症反应及皮肤屏障受损均参与了黄褐斑的发生。治疗上以减少黑色素生成、抗炎、抑制血管增生、修复皮肤屏障、抗光老化为指导原则。避免诱发因素，注重防晒，配合使用修复皮肤屏障的功效性护肤品和美白类护肤品，结合临床分期与分型，联合系统及外用药物、化学剥脱术、激光和中医药治疗，以色斑变淡或恢复正常、面积缩小或消失、减少复发为治疗目标[60]。

MRF 可以引起真皮细胞外基质重塑，从而减少黄褐斑病损区的炎症、血管生成和肥大细胞数量。两项纳入 129 例参与者的研究评估了 MRF 作为低通量 Q 开关 Nd：YAG（QSNY）激光治疗黄褐斑的补充治疗效果，结果表明，与单独 QSNY 治疗相比，QSNY 联合 MRF 可使黄褐斑的改善率提高 12%～15%，并将色素沉着的复发风险降低 44.4%。这两项研究的联合治疗中，MRF 增强了 QSNY 对黄褐斑的治疗效果，同时减少了 QSNY 相关的不良反应，对黄褐斑的临床治疗提供了新思路[61-62]。

十一 溶脂

单纯脂肪抽吸是一种有效的轮廓塑形方法，但对于面部皮下脂肪层相对较薄且深部有面神经等重要解剖结构的部位，抽吸操作受限，并且术后容易出现凹凸不平或效果不满意等；而对于躯干、四肢等皮下脂肪较厚的部位，同样容易出现血肿、淤青、皮肤凹凸不平、皮肤软组织术后松弛等现象[63]。一种单针电极探针侵入式双极微针射频（例如 BodyTite、InMode Corporation、Toronto、Canada）可以将电极探针刺入皮内或皮下层，由内外电极形成闭合回路，电流作用于皮肤软组织：内电极在皮内或皮下脂肪中（图 5-3）发射电磁波，产生能量；外电极则在皮肤表面产生射频热效应，刺激真皮胶原收缩[64]。这种微针可以直接加热作用于真皮，改善皮肤皱纹，也可以将电极探针深入皮下脂肪层，用于溶解脂肪，同时具备溶脂塑形和紧致皮肤的双重功能。通过内外电极共同作用，精确地提高皮肤和皮下组织的温度，达到溶脂、凝血和收紧皮肤的作用，降低了吸脂后血肿、淤青、皮肤凹凸不平等的发生风险，同时解决了术后皮肤松弛的问题[65]。

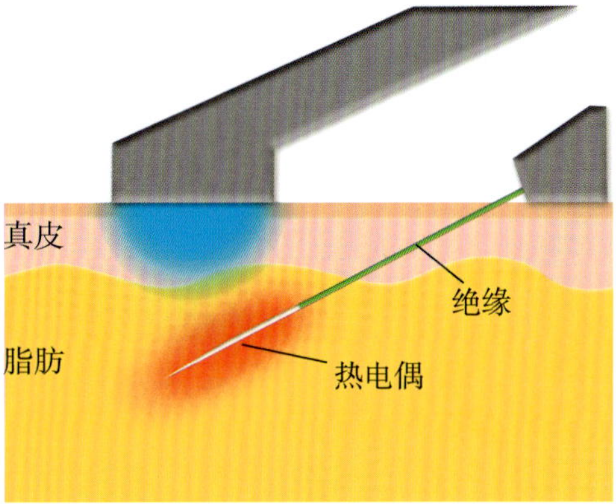

图 5-3 单针电极探针侵入式双极微针射频（BodyTite）作用于皮下脂肪示意图[64]

吴近芳[63]报道了 43 例患者应用此类单针双极射频用于面部和身体溶脂及皮肤软组织收紧治疗，未出现感染、脂肪液化、局部感觉障碍等并发症，术中及术后出血较少，治疗效果满意。Theodorou[64]报道了应用吸脂联合双极射频治疗手臂、腹部、大腿内侧、颈部以及男性乳房发育患者，均取得了良好的效果。Tettamanzi[66]应用吸脂联合双极射频治疗了 120 例上臂脂肪堆积和皮肤软组织松弛患者，6 个月后随访时，臂围平均减少 3.75 cm，治疗后患者满意度从 35%（术后 3 个月）提高到 87%（术后 6 个月）；术后并发症包括 10 例（8.3%）感觉敏感，术后 6 个月内消退，2 例（1.6%）出现血清肿形成，5 例（4.2%）出现脂肪坏死，无血肿、皮肤坏死、慢性肿胀或疼痛病例。

第 4 节 微针射频的使用方法

一 微针射频的参数设置原则

MRF 的主要能量参数包括进针深度、脉宽、能量大小。在使用前要对 MRF 局灶性热损伤的特点、能量释放的模式和范围、能量传输的模式等基本理论有所了解，这样才能结合所要治疗的疾病和希望达到的效果以及安全性需要，制订科学的 MRF 能量参数。

1. MRF 局灶性热损伤的特点 微针按照设定深度刺入皮肤并释放射频能量，包括针体刺入时对皮肤表面的机械损伤及射频电流带来的组织热凝固损伤。MRF 通过微针穿透皮肤到达预定的深度来输送能量，某些设备治疗深度可达 3 mm 甚至更深，而局部温度可以被提高至 65 ~ 70 ℃，产生局灶性热损伤区（microthermal zones，MTZs）。点阵激光亦可产生 MTZs，但两者产生的 MTZs 在气化、凝固及热效应方面均有所区别，从而导致最终的组织效应有所不同。由于点阵激光（包括非剥脱性点阵激光及剥脱性点阵激光）产生的 MTZs 为皮肤表皮、真皮层的贯通性柱状损伤，其 MTZs 的特点是中央为气化带或凝固带，穿透深度深、直径小。而 MRF 导致的 MTZs 在表皮仅有针体机械损伤[1]，通常表皮损伤较小；凝固带位于真皮内，形状为圆形或椭圆形，深度与设置的针深有关，通过功率的调控，可控制加热的组织体积；MTZs 中心位置温度为 60 ~ 70 ℃，不伴气化反应。

2. MRF 的治疗参数与局灶性热损伤的关系

（1）非绝缘 MRF：有学者采用 EndyMed PRO Intensif 在活体猪上用不同深度（1.0 ~ 3.5 mm）微针进行治疗，并设置多个能量参数（400 mJ/pin、112 mJ/pin、56 mJ/pin、40 mJ/pin），结果表明，治疗后即刻，凝固深度与微针穿透深度相关，凝固体积与能量成正比。减少进针深度同时保持能量不变，由于针体表面积减少将导致更高的能量密度，凝固带的直径将变宽。迭代发展的非绝缘 MRF 则全针体均可发射射频，同一次针体刺入就可使各层真皮达到有效刺激，可更大范围地加热真皮组织，带来更优的临床效果。

（2）绝缘 MRF：2014 年，Zheng 等发现，绝缘 MRF 刺入皮肤的深度与形成的热凝固区高度成正相关，这与不同层次的组织阻抗不同有关，真皮深层阻抗较大，局部产热更多，在深层出现的热凝区范围也就更大。射频功率（W）或电压（V）主要影响局部热损伤强度，即升温的幅度与速度，与热效应的弥散范围关系并不大。脉宽是射频作用的时间，与热凝固区的高度、宽度及体积均密切相关，是治疗时关注的重点。热量弥散越大，可以带来更广泛的热损伤及更大范围的胶原重塑新生。但是过大过宽的 MTZs 也会导致局部过大的皮肤损伤范围及过高的组织损伤覆盖率，产生网格样点状色素沉着，甚至浅表瘢痕[3, 48]。

无论是绝缘或非绝缘 MRF，合理的参数设置对保证治疗效果及降低治疗风险至关重要。

此外，MRF 对不同疾病的治疗参数各有差异，不仅要了解病灶所在的深度以及病灶的分布特点，还要依据治疗部位的皮肤厚度、皮肤的敏感程度、所用设备的性能特点、围治疗期的护理情况以及患者所能接受的治疗周期、疼痛程度和停工期长短等多种因素综合分析。

例如，治疗原发性多汗症或腋臭时，进针深度为 3 ~ 5 mm，必须达到位于皮下脂肪层的顶泌汗腺组织，射频的能量和脉宽均较高，利用射频热消融直接破坏靶组织。而用于面部年轻化或痤疮萎缩性瘢痕的治疗时，进针深度为 0.5 ~ 2 mm，只需要低能量和低脉宽进行治疗，利用的是射频热损伤修复原理。面部不同部位皮肤的厚度不同，进针深度也需要进行调整。

二 微针射频的参数设置方案

不同厂家的 MRF 设备在治疗参数上有所不同，术者需要根据厂家的操作手册进行设置，在积累经验后再进行个性化调整。以下以临床应用广泛的几款设备为例介绍参数设置方案。

1. 帝医思 INTRAcel（黄金微针）（表 5-2）

表 5-2　帝医思 MRF 参数设置方案

部位	适应证	系统	模式	深度	功率	脉宽
上眉	松弛	CUT	单极	1.5 mm	10 ~ 18 W	100 ~ 130 ms
	收紧	CUT	单极	0.8 mm	8 W	100 ~ 120 ms
眶周	松弛	COAG	单极	0.8 mm	档位：2 ~ 3 L	
	细纹	COAG	双极	0.5 mm	档位：2 L	
额头	细纹	COAG	单极	0.8 mm	档位：2 ~ 3 L	
	痘坑	COAG	双极	1.5 mm	档位：3 ~ 4 L	
	毛孔、出油	COAG	单极	0.8 mm	档位：2 ~ 3 L	
	痤疮	COAG	双极	1.5 mm	档位：2 ~ 3 L	
面颊	细纹	COAG	单极	0.8 mm	档位：2 ~ 3 L	
	痘坑	COAG	双极	2.0 mm	档位：3 ~ 5 L	
	毛孔、出油	COAG	双极	0.8 mm	档位：2 ~ 3 L	
	痤疮	COAG	双极	1.5 mm	档位：2 ~ 3 L	
颈部	松弛	CUT	单极	2.0 mm	15 ~ 20 W	100 ~ 120 ms

2. 维奥 SCARLET（表 5-3）

表 5-3　维奥 SCARLET MRF 参数设置方案

适应证		模式	深度（mm）（X、XE TIP）	能量（W）	遍数	终点反应
面部肤色、肤质改善	基础	CW2 PW2：色素、血管或敏感肌	0.3 ~ 0.5	4 ~ 6	1 ~ 2	轻至中度红斑
	重症	CW2 PW2：色素、血管或敏感肌	① 0.3 ~ 0.5	4 ~ 6	1	中度红斑
			② 0.8	4 ~ 6	1	
紧致提升	下面部：下巴至下颌角、耳前	CW2 ~ 3	1.0 ~ 1.5	4 ~ 6	1 ~ 2	轻至中度红斑
	中上面部：面颊、颧骨及额头	CW2 PW2：色素、血管或敏感肌	0.5 ~ 1.0	4 ~ 6	1 ~ 2	中度红斑
皮肤再生	细纹：口周、眶周	CW2 ~ 3	0.5 ~ 1.0	4 ~ 6	1 ~ 2	中度红斑
	深皱纹：眉心纹、鼻唇沟	CW2 ~ 3	1.0 ~ 1.5	4 ~ 6	1 ~ 2	中度红斑
	鼻部毛孔粗大	CW2 ~ 3	1.0 ~ 1.5	4 ~ 6	1 ~ 2	中度红斑
	鼻部黑头	PW4	1.0 ~ 1.5	4 ~ 6	1 ~ 2	皮脂腺溢出，中度红斑
黄褐斑	基础	PW2 敏感肌：PW1	0.3	PW2：3 ~ 5 PW1：7	1st：全面部 2nd：皮损区	轻微红斑
	重症	PW2 敏感肌：PW1	① 0.3	PW2：4 ~ 5 PW1：7 ~ 9	1（全面部）	轻微红斑
			② 0.8	4	1（皮损区）	
炎症后色素沉着		PW2	面部：0.8 ~ 1.2 身体：1.0 ~ 2.0	4 ~ 6	1 ~ 2	轻至中度红斑
色素脱失		PW2	面部：0.8 ~ 1.2 身体：1.0 ~ 2.0	4 ~ 5	1 ~ 2	轻至中度红斑
弥散性红斑	基础	PW2	0.3	5 ~ 6	1st：全面部 2nd：皮损区	轻至中度红斑
	重症	PW2	① 0.3	5 ~ 6	1（全面部）	轻至中度红斑
			② 0.8	5 ~ 6	1（皮损区）	
玫瑰痤疮	红斑	PW2	0.8 ~ 1.2	5 ~ 6	1 ~ 2	轻至中度红斑
	毛细血管扩张	PW3	0.8 ~ 1.2	6	1 ~ 2	颜色变深或血管消失、中度红斑
	丘疹脓疱	PW4	0.8 ~ 1.2	4 ~ 6	1 ~ 2	中度红斑
瘢痕	痤疮瘢痕	CW3	1.0 ~ 1.5	5 ~ 7	1 ~ 2	中度红斑
	早期红色：面部	PW2 ~ 3	1.0 ~ 1.5	4 ~ 6	1 ~ 2	
	早期红色：身体	PW2 ~ 3	1.0 ~ 2.5	4 ~ 6	2 ~ 3	
	成熟期白色：面部	CW3	1.0 ~ 1.5	4 ~ 6	1 ~ 2	
	成熟期白色：身体	CW3 ~ 4	1.0 ~ 2.5	CW3：4 ~ 6 CW4：2 ~ 4	2 ~ 3	

续表

适应证		模式	深度（mm）（X、XE TIP）	能量（W）	遍数	终点反应
瘢痕	妊娠纹	CW4	2.0 ~ 3.5	CW3：4 ~ 6 CW4：2 ~ 4	2 ~ 3	中度红斑
寻常痤疮	炎症：丘疹、脓疱	PW4	1.2 ~ 1.5	4 ~ 6	1 ~ 2	中度红斑
	非炎症：黑头、粉刺	CW3	1.2 ~ 1.8	4 ~ 6	1 ~ 2	中度红斑

3. 美迪迈相控微针（表 5-4）

表 5-4 美迪迈相控微针面颊部推荐参数设置方案

适应证	区域	深度（mm）	能量（W）	脉宽（ms）	重叠率（光斑）
寻常痤疮	脓疱 / 痘痘 / 囊肿区	3.0 ~ 3.5	15 ~ 18	110 ~ 140	50%
	面中部位	2.0 ~ 3.5	13 ~ 17	110 ~ 140	50%
萎缩性痤疮瘢痕	痤疮部位	2.5 ~ 3.0	14 ~ 16	140 ~ 170	50% 以上
毛孔粗大	面颊中部	1.5 ~ 2.5	10 ~ 14	80 ~ 110	50%
玫瑰痤疮	面部红区	2.0 ~ 2.5	6 ~ 12	80 ~ 110	10%

注：以上参数由相控微针临床观察提供，仅供参考。

4. 半岛微针射频（表 5-5、表 5-6） 需要指出的是，该治疗方案是设备厂商依据大多数患者的情况，在保证初步治疗有效性和安全性的前提下给出的一个普遍性的能量参数参考。在临床实践中，需针对每个患者的实际情况进行个性化方案定制，并对实际的治疗反应和治疗效果进行评估；同时，还要对患者进行治疗后的远期随访，以评估之前应用的能量参数和治疗方案是否恰当。

表 5-5 半岛 MRF 皮肤年轻化参数设置方案

传统方案				新方案			
治疗区域	功率（W）	时间（ms）	深度（mm）	治疗区域	功率（W）	时间（ms）	深度（mm）
前额、眼周	6 ~ 8	200 ~ 400	0.6 ~ 1.0	前额、眼周	8 ~ 14	20 ~ 100	0.6 ~ 1.0
面颊	6 ~ 8	200 ~ 400	1.2 ~ 2.0	面颊	8 ~ 14	20 ~ 100	1.2 ~ 2.0
下颌、颧骨	6 ~ 8	200 ~ 400	0.8 ~ 1.2	下颌、颧骨	8 ~ 14	20 ~ 100	0.8 ~ 1.2
颈部	4 ~ 6	100 ~ 400	1.2 ~ 1.5	颈部	6 ~ 10	20 ~ 100	1.2 ~ 1.5

注意：输出时间设置越长，功率选择越低。初始治疗建议使用较低参数。

表 5-6 半岛负压 MRF 参数设置方案

治疗区域	功率（W）	时间（ms）	深度（mm）
前额、眼周	8 ~ 16	20 ~ 100	1.0 ~ 1.2
面颊	8 ~ 16	20 ~ 100	1.5 ~ 2.5
下颌、颧骨	8 ~ 16	20 ~ 100	1.3 ~ 1.8
颈部	6 ~ 12	20 ~ 100	1.5 ~ 2.0
痤疮	8 ~ 18	40 ~ 100	2.0 ~ 3.0
妊娠纹	12 ~ 20	100 ~ 200	2.0 ~ 3.0

三 操作步骤

以下介绍的是通用步骤，不同设备可能会有特殊要求，以使用说明为主。

1. 常规清洁、拍照。

2. 表面麻醉 1 小时左右。

3. 安装治疗头，调节治疗参数，测试设备。

4. 分区卸除表面麻醉药，常规皮肤清洁、消毒，擦干皮肤。

5. 开始治疗，治疗头垂直轻贴治疗部位，治疗头吸附皮肤后，系统会自动检测负压值，达标后，仪器自动出针发射能量，一发治疗完毕后，仪器自动泄压，移动治疗头进行下一发治疗。额头等负压无法正常吸附的部位，保证治疗头垂直紧贴治疗部位，踩下脚踏，即可发射能量进行治疗。

6. 操作时平铺治疗，重叠率 50% 左右，尽量不要遗漏，可待水肿反应出现后对遗漏区域进行补充治疗，重点部位可局部加强。

7. 边治疗边涂抹无菌修复产品，治疗完毕后敷无菌修复敷料贴。可进行冷敷，直到皮肤感觉不再充血发热。

四 疼痛管理

MRF 治疗前外用利多卡因乳膏进行表面麻醉，必要时可口服布洛芬等非甾体抗炎药。对于反复治疗的重点部位和疼痛特别严重的区域，也可以采取局部浸润麻醉和区域阻滞麻醉。治疗后以局部冷敷镇痛为主，可应用冷敷贴、冰袋、冰敷面膜、冷风机等，术后非必要情况下不建议继续口服镇痛药物进行镇痛。

五 禁忌证和不良反应

1. 禁忌证 包括胶原血管疾病、皮肤感染、免疫功能受损、妊娠期、存在创面和伤口愈合不良等。

2. 不良反应、并发症及处理方法 [67]

（1）红斑、水肿和毛细血管扩张：MRF 术后局部会出现明显的水肿反应，眼周和口周治疗后红斑或水肿持续的时间略长，可达 48 小时左右。对于红斑、肿胀，通常可在术后进行冷敷（4 ℃），冷敷时间因不同治疗而不同，通常需要 1 小时。可以使用冷藏后的面膜，也可以用纱布或者冷喷仪。如果预期可能会出现热量累积过多的灼伤起疱，则需在术后立即冰敷，冰敷到红斑、水肿基本消退，时间可能长达 4 ~ 6 小时。另外，对于这种预期有烫伤反应的情况，即刻外擦激素药膏是首选的措施，其效果要优于冰敷。可以与冰敷结合以降低形成水疱和遗留色素沉着、瘢痕的风险。

（2）干燥、脱屑、瘙痒和皮肤敏感：MRF治疗水肿消退后，常出现皮肤干燥、脱屑、瘙痒、不适等表现，甚至部分患者可形成敏感性皮肤。及时进行面部补水治疗，选用功效性保湿修复霜，治疗局部注意防晒等，可减轻上述不良反应，减少敏感性皮肤的发生。

（3）毛囊周围红斑、水肿、渗出和结痂：MRF治疗腋下多汗症时可出现毛囊周围红斑与水肿，类似于激光脱毛术后，一般于数小时后逐渐消失，可外用激素乳膏促进水肿吸收；渗出和结痂较为少见，若出现则提示能量参数设置存在问题，一般3～10天可消失。可于治疗后即刻冷敷，治疗后外用促进生长愈合和预防感染的药物。治疗部位避免受到摩擦，摩擦可影响创面愈合并可能形成炎症后色素沉着。

（4）疼痛：MRF治疗后往往存在疼痛，部分患者疼痛较为明显。疼痛程度存在个体差异，不同设备、部位、年龄以及技术操作等与疼痛有一定的相关性。减轻疼痛的方法主要有对治疗部位的冷却和局部麻醉药物的使用。冷却方式主要有3种：直接使用固体接触式冷却装置、自动制冷剂喷雾或冷喷。冷却可使治疗部位的皮肤降温，减轻疼痛和水肿，降低残余热灼伤的危害。

（5）烧伤：MRF治疗后产生烧伤多是因为能量积蓄过大，脉宽过短而进针深度过浅，没有使用表皮降温措施等。表皮烧伤的临界温度是44 ℃，故MRF治疗过程中要控制表皮温度在44 ℃以下。烧伤产生的反应及后果有红斑、水疱、糜烂和瘢痕等。出现烧伤后要及时停止治疗，进行长时间冷敷，外用预防创面感染和促进创面生长愈合的药物，定期进行换药，防止因感染造成创面加深。对于形成大范围深度创面的情况，可进行手术治疗封闭创面，小范围的深度创面可以应用CO_2点阵激光治疗，加快愈合速度，提高愈合质量。

（6）炎症后色素沉着（PIH）：MRF治疗虽然受皮肤色素影响较小，但深色皮肤形成PIH的概率仍然较大。此外，若皮肤存在炎症状态，MRF能量参数设置不合理造成过重的皮肤损伤，以及修复、操作不当等，都可能造成治疗后PIH的发生。对PIH的预防尤为重要，治疗前要对患者的皮肤状态进行全面细致的检测，设置恰当的能量参数。术后做好冰敷，及时外用激素药膏等。已发生PIH时，可外用氢醌乳膏并结合化学剥脱术、强脉冲光等治疗。治疗后要严格防晒，进行恰当的皮肤护理，所形成的PIH多数可逐渐消退。

（7）暴发性痤疮：部分患者MRF治疗后可出现暴发性痤疮表现，原因是毛囊皮脂腺在受到热量刺激后，皮脂反应性分泌增多，毛囊皮脂腺导管口因水肿等原因堵塞，皮肤清洁不足，继发感染等。此类痤疮大部分可以自愈。对于平时油脂分泌旺盛的患者，治疗后可以用生理盐水进行面部清洁，外用激素乳膏减轻水肿，外用抗生素药膏预防感染。

六 术后护理

1. 基础护理 在MRF治疗后皮肤修复过程中，各种局部和全身因素可通过影响创面修复的一个或多个病理生理过程而影响愈合。局部影响因素有异物、感染、血液供应等；全身影响因素有年龄、激素水平、应激状态、糖尿病等。此外，还有肥胖、吸烟、酗酒、营养等因素。恰当的基础护理是必需的。

2. 保湿 MRF治疗由于能量积蓄和热量扩散，可损伤皮肤的屏障功能。患者可使用含神经酰胺、透明质酸及胶原蛋白等成分的功效性护肤品，有利于保湿和修复屏障功能。

3. 防晒 MRF治疗后必须做好防晒，术后短期内外出需佩戴太阳帽、穿长袖上衣及长裤、使用防紫外线伞等，避免长时间暴露在日光下。外用安全性高且防晒效果佳的防晒霜，推荐防晒霜的防晒指数（SPF）在 30 以上，PA（+++）。

4. 饮食 饮食宜清淡，创面愈合之前避免进食辛辣刺激的食物，可多进食富含维生素 C、维生素 A 的食物。某些药物如四环素类、喹诺酮类等具有一定的光敏性，应避免服用。适当补充蛋白质、脂肪和糖类等必需的营养成分，同时多饮水，以促进皮肤的修复。

5. 其他 MRF 治疗后适当抬高治疗部位，减轻组织的水肿反应；术后至愈合的这段时间内应避免搔抓治疗区域皮肤；避免游泳或进行剧烈的体育活动等。

第 5 节 个人经验和典型案例

一 个人经验介绍

1. 对疾病和对设备性能的认识同等重要 在光电设备的使用过程中，很多医生往往更关注设备性能和能量参数的设置，却忽视了对所治疗的疾病本身的全面认识，这是极其错误的。在应用 MRF 的过程中，术者首先要对患者要治疗的疾病有充分的了解。例如，当接诊一名有面部年轻化诉求的患者时，患者皮肤衰老的主要原因是什么，主要问题出现在皮肤的哪些层次，等等；当患者存在痤疮凹陷性瘢痕时，其痤疮瘢痕类型以及治疗时的皮肤状态如何，是处于稳定期的痤疮瘢痕，还是合并有活动期痤疮和皮肤炎症反应，等等。这些都决定了治疗方案的制订和 MRF 能量参数的设定。

皮肤光声电治疗往往是一个破坏与重塑的平衡过程。如果破坏过度，那将得不偿失，产生诸如烧伤、PIH、皮肤屏障破坏等诸多问题；但如果破坏不足，则治疗效果往往又会大打折扣。皮肤光声电治疗往往是通过有限的损伤（以热损伤为主）启动皮肤的修复和再生机制来达到治疗效果，要实现这一平衡，就需要术者对患者的疾病和皮肤状态有充分的了解，找到对应的平衡点。而对于设备的性能和参数，除了要充分了解外，更要注意与治疗目的相结合。例如，在应用 MRF 治疗膨胀纹时，要实现胶原断裂皮肤的全层重塑，刺激胶原增生，同时也要改变膨胀纹表面色素、皮肤平整度和重建纹理。这时，非绝缘 MRF 就具有治疗优势，但如果术者手边没有非绝缘 MRF，只有绝缘 MRF 时，就要通过多层次的叠加治疗来实现治疗目的。而此时又涉及膨胀纹深层需要更多的能量积蓄，而浅层不能积蓄太多能量以免造成皮肤表层过度损伤的问题。那么术者可以采取先进行深层治疗，应用更深的进针深度、更高的能量和能量输送时间、更大的脉宽，作用于更深的深度和更大的范围等措施实现深层治疗。治疗后，患者需进行充分的局部冷敷和镇静，之后再用更浅的进针深度、更低的能量和能量输送时间、更窄的脉宽来实现对浅层皮肤的重塑。通过这样的治疗来实现膨胀纹的全层重塑。膨胀纹有红色膨胀纹和白色膨胀纹两种，在治疗红色膨胀纹时，还要考虑血管的因素，需要更大的脉宽来实现对血管的封闭。总之，对疾病的认知是合理应用 MRF 等所有光声电治疗设备的前提。

2. 治疗前做好充分的检查和评估　治疗前进行相应的皮肤检查必不可少，例如 VISIA 皮肤检测仪、皮肤镜等，通过这些检查，不仅可以进一步了解患者所要治疗的疾病情况，也会对患者的皮肤状态乃至全身状态有更加充分的了解，而不仅仅是凭借肉眼通过经验判断。只有这样，才能制订出适合患者的个性化治疗方案，才能为患者治疗的有效性和安全性提供保障。例如，图 5-4 为一例痤疮凹陷性瘢痕患者的皮肤图像检测，从瘢痕的外观看是一个成熟的痤疮瘢痕。但是经过皮肤分析检测，可以看到瘢痕基底存在较多的血管，表明患处基底仍存在皮肤炎症反应和皮肤屏障破坏。那么该患者在应用 MRF 进行治疗时，所使用的能量参数就要相对保守和温和，以改善皮肤炎症反应为主。如果仅凭外观判断为稳定的痤疮瘢痕而选择较强的能量参数进行刺激胶原增生和重塑治疗，则该患者势必会因为皮肤基础炎症的存在同时叠加修复时新出现的炎症反应而造成明显的 PIH，甚至会因为皮肤在脆弱的基础条件下给予过高的能量而被烧伤。皮肤检测系统通过各种光源的切换，包括白光、平行和交叉偏振光、紫外光、近红外光等，使术者可以更加清楚地看到皮肤深层的情况，这些是肉眼无法实现的。同时，部分皮肤检测设备的特质加强呈现功能也有助于对所要治疗的疾病做出更加全面的分析和判断。

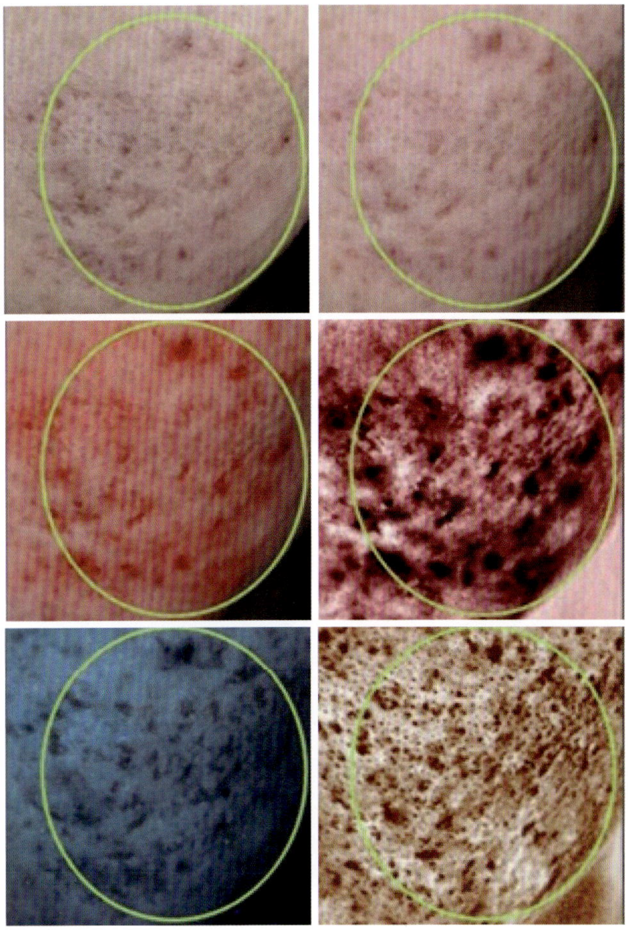

图 5-4　一例痤疮凹陷性瘢痕患者的皮肤图像检测

3. 与患者进行积极有效的沟通　MRF 治疗前后要与患者进行充分有效的沟通。这样不仅可以充分了解患者的病史和既往治疗情况，帮助分析患者的病情，从而指导治疗，也能了解患者的诸多其他情况，例如对疼痛的耐受程度、对恢复期的接受程度、对治疗效果的期望值等关键信息。患者在治疗前往往通过互联网、自媒体和各种平台了解了大量关于所要诊疗疾病的信息，这些信息往往比较混乱，有些甚至是片面和错误的，会对患者产生不良影响。因此，与患者的沟通过程也是帮助其正确客观看待自身疾病并配合诊疗的关键步骤。

4. 根据患者的反应和效果调整治疗方案　光声电治疗要做好患者资料的搜集和随访工作。大多数光声电治疗包括 MRF 往往需要多次治疗才能取得较好的效果，每次治疗前都要调取患者既往治疗的资料，与目前的情况进行对比分析，评估患者的治疗效果。如果治疗效果不佳，就要分析既往的治疗方案和 MRF 能量参数设置是否存在问题，及时做出调整。远期随访同样重要，通过患者一个阶段治疗后的远期随访，可以判断治疗方案的最终效果，并有利于术者总结临床经验。

5. 强调综合治疗的重要性　任何光声电设备

包括 MRF 都不是万能的，理论上的各种治疗效果在患者身上并不一定能完全显现出来，这就要求医生通过对患者的情况进行全面分析判断后制订综合的治疗方案，以提高治疗的有效性和安全性。例如，在应用 MRF 治疗面颈部皮肤老化的同时，可以联合聚焦超声进行更深部的提拉紧致治疗，也可以联合强脉冲光进行浅层光老化的治疗并对皮肤浅层的炎性血管进行封闭，保证 MRF 治疗的安全性；在治疗伴有活动期痤疮的痤疮瘢痕时，可以联合应用化学剥脱术抗炎和溶解角栓（如应用水杨酸制剂，其具有抗炎作用和溶解堵塞毛囊皮脂腺导管口角栓的作用），联合强脉冲光减轻皮肤炎症并杀灭引起痤疮的致病微生物；联合 CO_2 点阵激光进行胶原重塑等。

6. MRF 治疗的最终目的是实现有效性和安全性，需要共同实现能量积蓄和效果累积 为了实现这一“目标治疗”的效果，往往可以通过不同的途径来实现，而实现的途径很多时候并没有完全的对错之分。例如在进行 MRF 时，有的患者能接受长周期但损伤小、恢复期短、疼痛感相对较轻的治疗，那么就可以制订能量输出较温和，通过增加治疗频次来实现治疗效果并满足患者需要；有的患者能接受较长的停工期，但要求迅速显现效果，在患者皮肤状态允许和安全性有保证的情况下，可以使用能量参数较高的模式进行治疗。有研究对一名 36 岁男性原发性腋窝多汗症患者对比了不同的参数，一侧应用低功率但是较长的传导时间（LC/LP 模式；分别为 3 s 和 4.3 W）；另外一侧应用较短传导时间和较高功率水平（SC/HP 模式；分别是 0.7 s 和 21.1 W）。观察发现两种模式最终的治疗效果都很好，皮肤内的顶泌汗腺均被有效破坏，同时皮肤均未被烧伤或形成 PIH[48]。因此从临床效果看，两种模式都是合理的，同时也都保证了安全性。在实际临床工作中，术者可根据具体情况合理选择不同模式。

二 典型案例（图 5-5～5-9）

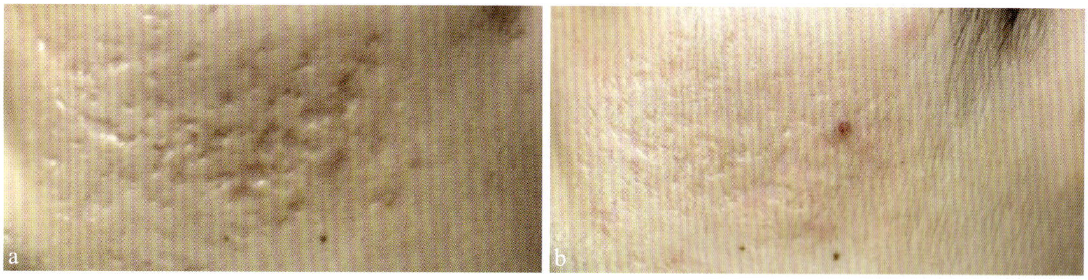

图 5-5 凹陷性痤疮瘢痕微针射频（MRF）治疗

a. 治疗前；b. MRF 治疗 3 次，每次治疗间隔 2 个月，半年后随访可见瘢痕外观明显改善。

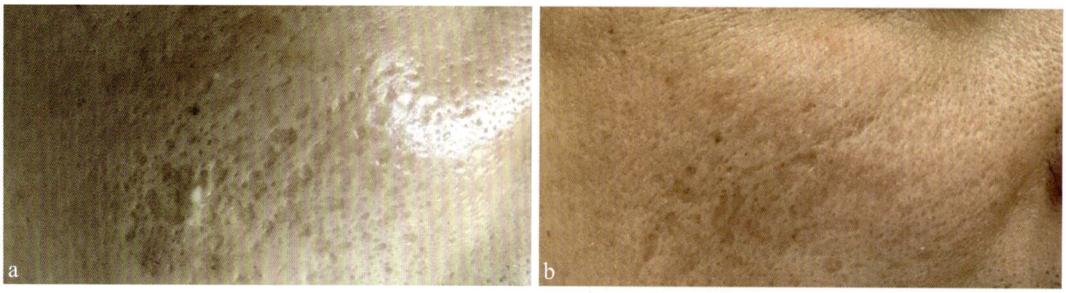

图 5-6 凹陷性痤疮瘢痕微针射频（MRF）治疗

a. 治疗前；b. MRF 治疗 2 次，每次治疗间隔 2 个月，半年后随访可见瘢痕外观明显改善。

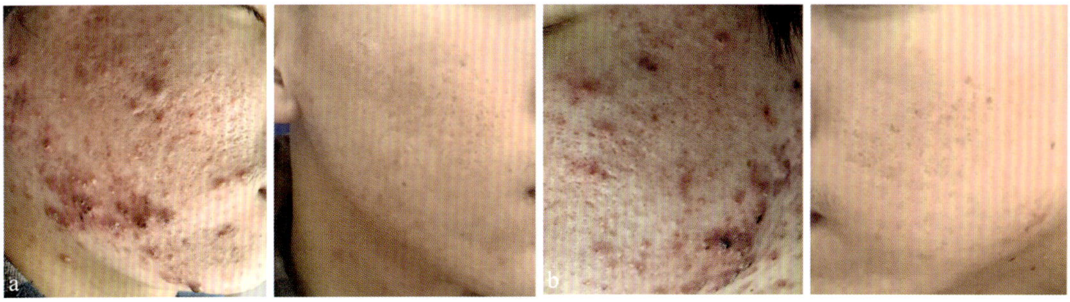

图 5-7　活动性痤疮微针射频（MRF）联合水杨酸化学剥脱治疗

a. 治疗前；b. 治疗 6 次，每次先进行水杨酸化学剥脱，后进行 MRF 治疗，每次治疗间隔 1 个月。治疗后 1 年，可见活动性痤疮明显缓解，遗留凹陷性瘢痕。

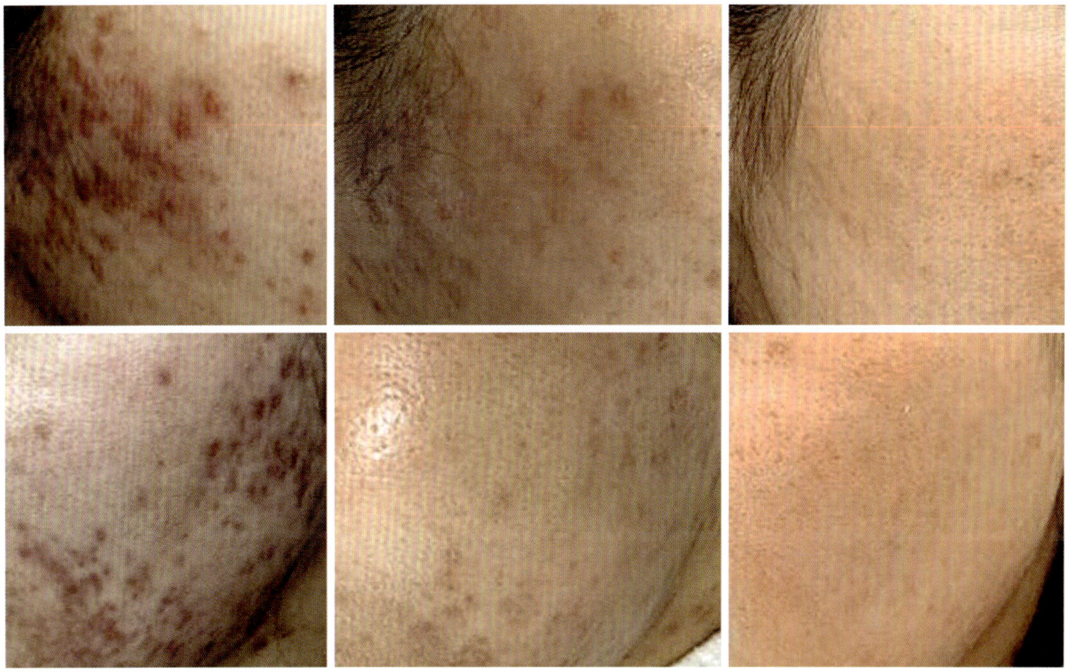

a　　b　　c

图 5-8　活动性痤疮微针射频（MRF）联合水杨酸化学剥脱治疗

a. 治疗前；b,c. 共治疗 2 次，每次先进行水杨酸化学剥脱，后进行 MRF 治疗，每次治疗间隔 1 个月。图 b 为治疗 1 次后，可见活动性痤疮明显改善；图 c 为治疗 2 次后 3 个月，可见皮肤光洁。

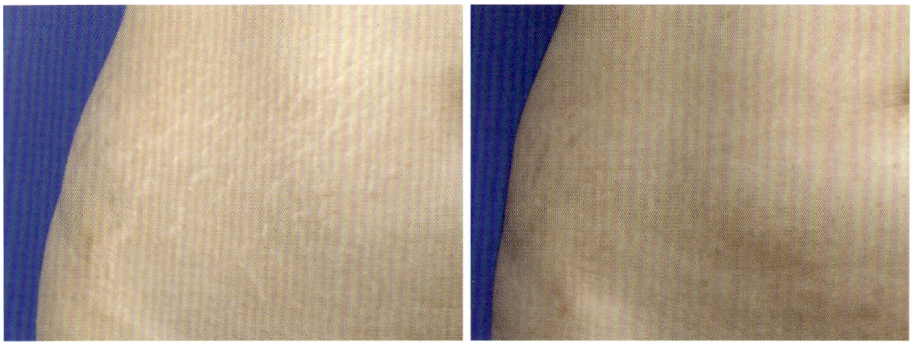

图 5-9　妊娠纹微针射频（MRF）治疗

a. 治疗前；b. MRF 治疗 3 次，每次治疗间隔 2 个月，半年后随访可见白色萎缩性瘢痕明显改善。

（樊　华　王　新）

参考文献

[1] 孙晓晨，黄绿萍．微针射频的基础研究与临床应用现状．中国美容整形外科杂志，2023，34（10）：602–606.

[2] 孙丽华，刘丽红，杨蓉娅．点阵微针射频技术在皮肤美容中的应用．中华皮肤科杂志，2018，51（12）：920–922.

[3] Hantash BM, Ubeid AA, Chang H, et al. Bipolar fractional radiofrequency treatment induces neoelastogenesis and neocollagenesis. Lasers Surg Med, 2009, 41(1): 1–9.

[4] Weiner SF. Radiofrequency microneedling: overview of technology, advantages, differences in devices, studies, and indications. Facial Plast Surg Clin North Am, 2019, 27(3): 291–303.

[5] Zheng Z, Goo B, Kim DY, et al. Histometric analysis of skin-radiofrequency interaction using a fractionated microneedle delivery system. Dermatol Surg, 2014, 40(2): 134–141.

[6] Alexiades M. Microneedle radiofrequency. Facial Plast Surg Clin North Am, 2020 , 28(1): 9–15.

[7] Tanaka Y. Long-term three-dimensional volumetric assessment of skin tightening using a sharply tapered non-insulated microneedle radiofrequency applicator with novel fractionated pulse mode in asians. Lasers Surg Med, 2015, 47(8): 626–633.

[8] 高玉莲，车启蕾，瓦庆彪．负压点阵微针射频技术在医学美容的应用进展．中华医学美学美容杂志，2023，29（3）：251–254.

[9] 王天阁，黄绿萍．微针射频的临床应用进展．中国美容整形外科杂志，2020，31（10）：598–600.

[10] Kauvar ANB, Gershonowitz A. Clinical and histologic evaluation of a fractional radiofrequency treatment of wrinkles and skin texture with novel 1-mm long ultra-thin electrode pins. Lasers Surg Med, 2022, 54(1): 54–61.

[11] Hong JY, Kwon TR, Kim JH, et al. Prospective, preclinical comparison of the performance between radiofrequency microneedling and microneedling alone in reversing photoaged skin. J Cosmet Dermatol, 2020, 19(5): 1105–1109.

[12] Zhang M, Fang J, Wu Q, et al. A prospective study of the safety and efficacy of a microneedle fractional radiofrequency system for global facial photoaging in Chinese patients. Dermatol Surg, 2018, 44(7): 964–970.

[13] Suh DH, Cho M, Kim HS, et al. Clinical and histological evaluation of microneedle fractional radiofrequency treatment on facial fine lines and skin laxity in Koreans. J Cosmet Dermatol, 2023, 22(5): 1507–1512.

[14] Nguyen L, Blessmann M, Schneider SW, et al. Radiofrequency microneedling for skin tightening of the lower face, jawline, and neck region. Dermatol Surg, 2022, 48(12): 1299–1305.

[15] Seo KY, Yoon MS, Kim DH, et al. Skin rejuvenation by microneedle fractional radiofrequency treatment in Asian skin; clinical and histological analysis. Lasers Surg Med, 2012, 44(8): 631–636.

[16] 周成霞，孙林潮，王一臣，等．点阵双极射频面部皮肤年轻化治疗临床疗效及安全性观察．中国美容医学，2013，22（21）：2117–2119.

[17] Jeon IK, Chang SE, Park GH, et al. Comparison of microneedle fractional radiofrequency therapy with intradermal botulinum toxin a injection for periorbital rejuvenation. Dermatology, 2013, 227(4): 367–372.

[18] Kim JK, Roh MR, Park GH, et al. Fractionated microneedle radiofrequency for the treatment of periorbital wrinkles. J Dermatol, 2013, 40(3): 172–176.

[19] Lee SJ, Kim JI, Yang YJ, et al. Treatment of periorbital wrinkles with a novel fractional radiofrequency microneedle system in dark-skinned patients. Dermatol Surg, 2015, 41(5): 615–22.

[20] 范琳婵，卢祥婷，李雪莉．射频技术在面颈部皮肤松弛的应用进展．中华医学美学美容杂志，2023，29（2）：164–166.

[21] Xiao B, Jiang Y, Wang B, et al. A retrospective study of neck rejuvenation using a noninsulated microneedle radiofrequency in Chinese subjects. Lasers Med Sci, 2021, 36(6): 1261–1266.

[22] Gawdat H, Allam RSHM, Hegazy R, et al. Comparison of the efficacy of Fractional Radiofrequency Microneedling alone and in combination with platelet-rich plasma in neck rejuvenation: a clinical and optical coherence tomography study. J Cosmet Dermatol, 2022, 21(5): 2038–2045.

[23] Manuskiatti W, Pattanaprichakul P, Inthasotti S, et

al. Thermal response of in vivo human skin to fractional radiofrequency microneedle device. Biomed Res Int, 2016, 2016: 6939018.

[24] 王丹丹，李晶，杨会哲．负压黄金微针射频治疗颈纹的临床研究．中国医疗美容，2021，11（12）：56–58.

[25] 中华医学会医学美学与美容学分会激光美容学组，中华医学会皮肤性病学分会美容激光学组，中国医师协会美容与整形医师分会激光学组．中国痤疮瘢痕治疗专家共识（2021）. 中华皮肤科杂志，2021，54（9）：747–756.

[26] 李卫平，于扬，秦涛，等．黄金微针射频治疗面部痤疮凹陷性瘢痕的 Meta 分析．中华医学美学美容杂志，2023，29（2）：126–129.

[27] Boen M, Jacob C. A review and update of treatment options using the acne scar classification system. Dermatol Surg, 2019, 45(3): 411–422.

[28] Vejjabhinanta V, Wanitphakdeedecha R, Limtanyakul P, et al. The efficacy in treatment of facial atrophic acne scars in Asians with a fractional radiofrequency microneedle system. J Eur Acad Dermatol Venereol, 2014, 28(9): 1219–1225.

[29] Fusano M, Bencini PL. Microneedle fractional radiofrequency for atrophic acne scars: In vivo evaluation of results by 3D analysis and reflectance confocal microscopy. Dermatol Ther, 2022, 35(6): e15454.

[30] An MK, Hong EH, Suh SB, et al. Combination therapy of microneedle fractional radiofrequency and topical poly-lactic acid for acne scars: a randomized controlled split-face study. Dermatol Surg, 2020, 46(6): 796–802.

[31] Tatlıparmak A, Aksoy B, Shishehgarkhaneh LR, et al. Use of combined fractional carbon dioxide laser and fractional microneedle radiofrequency for the treatment of acne scars: A retrospective analysis of 1-month treatment outcome on scar severity and patient satisfaction. J Cosmet Dermatol, 2020, 19(1): 115–121.

[32] 毛爱迪．毛孔粗大的治疗研究进展．中国美容医学，2021，30（5）：173–177.

[33] 张元文，潘文东．面部毛孔粗大的治疗进展．中华皮肤科杂志，2019，52（11）：852–855.

[34] Sugiyama-Nakagiri Y, Sugata K, Iwamura M, et al. Age-related changes in the epidermal architecture around facial pores. J Dermatol Sci, 2008, 50(2): 151–154.

[35] Uhoda E, Piérard-Franchimont C, Petit L, et al. The conundrum of skin pores in dermocosmetology. Dermatology, 2005, 210(1): 3–7.

[36] Kim BY, Choi JW, Park KC, et al. Sebum, acne, skin elasticity, and gender difference - which is the major influencing factor for facial pores? Skin Res Technol, 2013 , 19(1): e45–53.

[37] Lee SJ, Seok J, Jeong SY, et al. Facial pores: definition, causes, and treatment options. Dermatol Surg, 2016, 42(3): 277–285.

[38] Ren K, Liu H, Li B, Zhou B. Fractional microneedle radiofrequency treatment for enlarged facial pores: A real-world retrospective observational study on 75 patients. J Cosmet Dermatol, 2022, 21(12): 6742–6753.

[39] 中华医学会，中华医学会杂志社，中华医学会皮肤性病学分会，中华医学会全科医学分会，中华医学会《中华全科医师杂志》编辑委员会，皮肤病与性病基层诊疗指南编写专家组．寻常痤疮基层诊疗指南（2023 年）. 中华全科医师杂志，2023，22（2）：138–145.

[40] Ahn GR, Kim JM, Park SJ, et al. Selective sebaceous gland electrothermolysis using a single microneedle radiofrequency device for acne patients: a prospective randomized controlled study. Lasers Surg Med, 2020, 52(5): 396–401.

[41] Zeng R, Liu Y, Zhao W, et al. A split-face comparison of a fractional microneedle radiofrequency device and fractional radiofrequency therapy for moderate-to-severe acne vulgaris. J Cosmet Dermatol, 2020, 19(10): 2566–2571.

[42] 中华医学会皮肤性病学分会玫瑰痤疮研究中心，中国医师协会皮肤科医师分会玫瑰痤疮专业委员会．中国玫瑰痤疮诊疗指南（2021 版）. 中华皮肤科杂志，2021，54（4）：279–288.

[43] Son M, Park J, Oh S, et al. Radiofrequency irradiation attenuates angiogenesis and inflammation in UVB-induced rosacea in mouse skin. Exp Dermatol, 2020, 29(7): 659–666.

[44] Wang B, Deng YX, Li PY, et al. Efficacy and safety of non-insulated fractional microneedle radiofrequency for treating difficult-to-treat rosacea: a 48-week, prospective, observational study. Arch Dermatol Res, 2022, 314(7): 643–650.

[45] 中国抗衰老促进会皮肤慢病管理与健康促进分会，中国中西医结合学会皮肤科分会医美微创注射治疗学组，李利．腋窝多汗症诊断及 A 型肉毒毒素注射治疗专家共识．中国皮肤性病学杂志，2024，38（3）：237–242.

[46] 豆舒乾，杨一飞，苗晓燕，等．不同方法治疗腋臭有效率的网状荟萃分析．中国美容医学，2021，30（6）：17–22.

[47] Jung JM, Na HM, Kim JH, et al. The efficacy and safety of a fractional microneedle radiofrequency device for the treatment of axillary hyperhidrosis: clinical prospective pilot study. Lasers Med Sci, 2022, 37(3): 1559–1566.

[48] Cho SB, Park J, Zheng Z, et al. Split-axilla comparison study of 0.5-MHz, invasive, bipolar radiofrequency treatment

using insulated microneedle electrodes for primary axillary hyperhidrosis. Skin Res Technol, 2019, 25(1): 30–39.

[49] 沈盛县，郭剑，洪旭东，等. 不同治疗方法改善膨胀纹的网状 Meta 分析. 中国美容医学，2021，30（2）：60–65.

[50] Forbat E, Al-Niaimi F. Treatment of striae distensae: an evidence-based approach. J Cosmet Laser Ther, 2019, 21(1): 49–57.

[51] Listiawan MY, Prakoeswa CRS, Astari L, et al. A comparison study of the 0.1% tretinoin cream versus fractional microneedle radiofrequency combination with fractional CO_2 laser for the treatment of striae alba in Indonesian patients. J Cosmet Laser Ther, 2021, 23(3–4): 81–86.

[52] Tang Z, Wen S, Liu T, et al. Comparative study of treatment for striae alba stage striae gravidarum: 1565-nm non-ablative fractional laser versus fractional microneedle radiofrequency. Lasers Med Sci, 2021, 36(9): 1823–1830.

[53] 中国医师协会美容与整形医师分会毛发整形美容专业委员会. 中国人雄激素性脱发诊疗指南. 中国美容整形外科杂志，2019，30（1）：前插 2– 前插 6.

[54] 中华医学会整形外科学分会中国雄激素性脱发诊断与治疗指南制订工作组，整形美容专业国家级医疗质量控制中心，中国整形美容协会毛发医学分会，中国女医师协会整形美容专业委员会. 2023 中国临床实践指南：雄激素性脱发诊断与治疗. 中华整形外科杂志，2024，40（1）：1–20.

[55] Katzer T, Leite Junior A, Beck R, et al. Physiopathology and current treatments of androgenetic alopecia: Going beyond androgens and anti-androgens. Dermatol Ther, 2019, 32(5): e13059.

[56] Yu AJ, Luo YJ, Xu XG, et al. A pilot split-scalp study of combined fractional radiofrequency microneedling and 5% topical minoxidil in treating male pattern hair loss. Clin Exp Dermatol, 2018, 43(7): 775–781.

[57] Davis DS, Boen M, Fabi SG. Cellulite: patient selection and combination treatments for optimal results-a review and our experience. Dermatol Surg, 2019, 45(9): 1171–1184.

[58] Alexiades M, Munavalli G, Goldberg D, et al. Prospective multicenter clinical trial of a temperature-controlled subcutaneous microneedle fractional bipolar radiofrequency system for the treatment of cellulite. Dermatol Surg, 2018, 44(10): 1262–1271.

[59] Alexiades M, Munavalli GS. Single treatment protocol with microneedle fractional radiofrequency for treatment of body skin laxity and fat deposits. Lasers Surg Med, 2021, 53(8): 1026–1031.

[60] 中国中西医结合学会皮肤性病专业委员会色素病学组，中华医学会皮肤性病学分会白癜风研究中心，中国医师协会皮肤科医师分会色素病工作组. 中国黄褐斑诊疗专家共识（2021 版）. 中华皮肤科杂志，2021，54（2）：110–115.

[61] Jung JW, Kim WO, Jung HR, et al. A face-split study to evaluate the effects of microneedle radiofrequency with Q-switched Nd: YAG laser for the treatment of melasma. Ann Dermatol, 2019, 31(2): 133–138.

[62] Kwon HH, Choi SC, Jung JY, et al. Combined treatment of melasma involving low-fluence Q-switched Nd: YAG laser and fractional microneedling radiofrequency. J Dermatolog Treat, 2019, 30(4): 352–356.

[63] 吴近芳，张旭东，茅东升，等. 双极射频溶脂在面部与身体轮廓塑形中的应用效果. 中华医学美学美容杂志，2019，25（3）：335–337.

[64] Theodorou SJ, Del Vecchio D, Chia CT. Soft tissue contraction in body contouring with radiofrequency-assisted liposuction: a treatment gap solution. Aesthet Surg J, 2018, 38(suppl_2): S74-S83.

[65] 陈晓东，陈刚，王金明，等. 双极射频溶脂技术在下面部与颈部脂肪堆积中的应用. 中国美容整形外科杂志，2020，31（10）：586–589.

[66] Tettamanzi M, Pili N, Rodio M, et al. Use of radiofrequency-assisted liposuction (BodyTite) for upper arms lifting. Aesthetic Plast Surg, 2023, 47(6): 2495–2501.

[67] 中华医学会医学美容学会激光美容学组，中华医学会皮肤性病学会美容激光学组. 光声电治疗术后皮肤黏膜屏障修复专家共识. 临床皮肤科杂志，2019，48（5）：319–322.

第 6 章 家用射频治疗仪

第 1 节 家用射频治疗仪概述

2000 年以前几乎没有家用美容仪的文献报道，2000—2010 年基本以脱毛类家用美容仪为主[1]。2010 年后，随着技术进步和行业发展，激光、射频、微电流、LED 等用于医疗领域的技术开始用于家用美容仪。家用美容仪的应用类别拓展到清洁、痤疮和控油、生发、抗衰和皮肤紧致、美白淡斑、某些皮肤病的治疗（银屑病、白癜风、非黑色素瘤皮肤癌、瘢痕）等多个类别，并开始吸引医学界的关注，大量研究和医学文献报道开始出现。2013 年，Foreo 和 Clarisonic 进入中国，开启了中国这个家用美容仪的重要市场。

目前，中国家用美容仪市场正在以 11% 的年复合增长速度发展。抗衰类家用美容仪是家用美容仪一个重要的细分领域，年增长速度可达 33%，而家用射频治疗仪是其主力军。前瞻产业研究院数据显示，2017 年中国家用美容仪的市场规模为 38 亿元，2018 年达到 50 亿元，2021 年接近 100 亿元，预计 2026 年中国家用美容仪市场规模有望达到 213 亿元[2]。

一 家用射频治疗仪的工作原理

射频（RF）是一种电磁波，一般按频率范围大致分为：低频（LF）30 ~ 300 kHz，中频（MF）300 ~ 3000 kHz，高频（HF）3 ~ 30 MHz。目前运用在医学上的射频频率一般在 0.5 ~ 8 MHz。不同品牌会根据不同频率设计推出多频或者双波形互补混频等类型的家用射频治疗仪。当射频治疗仪工作时，人体便成为电路的一部分。射频引起胶原内水分子以每秒数百万次的速度振动、旋转、摩擦，从而产生热能。真皮层胶原纤维受热后收缩，并启动“创伤愈合机制”刺激胶原蛋白增生，新生胶原蛋白重组排列“以旧换新”修复受损的胶原层，从而达到抗皱淡纹、紧致嫩肤的效果。同时，射频能量的加热也可以促进细胞新陈代谢，增加细胞活性，有助于改善皮肤质量。总体而言，家用射频治疗仪通过控制射频能量的传递，对皮肤的深层组织进行温和而有效的加热，从而激活胶原蛋白的合成，提高皮肤弹性，减缓衰老迹象。

不同的温度对组织的影响不同。比如，37～44 ℃，可加速新陈代谢和其他自然生理过程；44～45 ℃，包括胶原蛋白在内的蛋白质构象会发生变化；60～70 ℃，蛋白质变性，胶原蛋白、血红蛋白发生凝固，胶原纤维收缩；90～100 ℃，细胞外液泡形成，液体蒸发；>100 ℃，组织发生碳化。

不同组织的导电性也不同，比如湿润皮肤和脂肪之间的差异大约是 8 倍。

射频治疗引起的不良反应多为皮肤烫伤，比如治疗头没有完全与皮肤接触，导致接触部分射频能量密度过高。所以，家用射频治疗仪应配置监控系统，监测射频能量、组织电阻抗和皮肤表面的温度。

二 家用射频治疗仪的组成部分

射频发生器：这是设备的核心部分，负责产生射频能量。射频发生器通常包括电路和控制系统，用于生成和调整射频波。

手柄或治疗头：这是与皮肤直接接触的部分，通常被设计成手持式的。治疗头可能包含一个或多个电极，用于传递射频能量到皮肤。有些设备可能配备不同大小或形状的治疗头，以适应不同部位的皮肤。

导电介质：有些射频治疗仪需要使用导电介质，如凝胶或导电啫喱，以确保良好的射频能量传递并防止过度散射。

监控系统：家用射频治疗仪通常配备发射能量、组织阻抗和表皮温度监控系统，以及冷却和能量控制功能，以确保治疗的安全性和有效性。这些系统可以监测和调整射频能量的强度和深度，以适应不同的肤质和治疗需求。

显示屏：一些设备可能配备显示屏，用于显示设备状态、温度设置、剩余治疗时间等信息，以帮助用户正确使用设备。

电源：家用射频治疗仪通常使用电池或电源适配器作为电源。

外壳：设备通常被包装在一个外壳中。外壳提供保护并确保设备的持久性。

三 家用射频治疗仪与医用射频仪的区别

家用射频治疗仪和医用射频仪的差异主要体现在射频类型、频率、功率、功能、安全性以及价格上。

射频类型：家用射频治疗仪一般为双极或多极射频；而医用射频仪一般为双极或单极射频，单极射频需要更高的频率才能实现，穿透深度也更深。

频率：家用射频治疗仪频率多在 0.5～2.5 MHz，最高为 4.2 MHz，而第五代热玛吉的频率可高达 6.78 MHz。

功率：相同技术原理之下，家用射频治疗仪和医用射频仪的功率有着很大差异。医用射频仪如热玛吉的瞬间输出功率可达 400 W，使真皮受热收缩，促进大量胶原蛋白形成。而家用射频治疗仪的平均功率一般不超过 10 W，设备最大功率不超过 50 W。

功能：家用射频治疗仪针对的是普通消费者，因此参数和模式设定必须尽可能简单易用，并保证安全，在治疗效果上无法与医用射频仪媲美。家用射频治疗仪往往还会整合微电流、LED 光等其他功能模块，以实现对皮肤多维度的改善。

安全性：家用射频治疗仪如果是具有正规资质的设备，在正确操作下是安全的。医用射频仪有更严格的安全设计，需由专业医生进行操作。

目前，尚未检索到家用射频治疗仪和医用射

频仪对比研究的相关文献。家用射频治疗仪和医疗器械的用途及定位不同，适用人群多为健康人群，主要获益更多来自于心理或社会需求，而非生理健康的需要。因此，家用射频治疗仪的风险受益仍要侧重安全性，需要更充分的安全性保证。

四 我国对射频美容设备的监管

国家药品监督管理局（NMPA）在 2022 年 3 月 30 日发布了《关于调整〈医疗器械分类目录〉部分内容的公告》(2022 年第 30 号)。当中明确射频治疗仪、射频皮肤治疗仪按照第三类医疗器械管理，产品按《医疗器械注册与备案管理办法》的规定申请注册。公告要求，自 2024 年 4 月 1 日起，射频治疗仪、射频皮肤治疗仪类产品未依法取得医疗器械注册证不得生产、进口和销售。对射频美容设备建议使用通用名称为“射频治疗仪”，对仅用于皮肤治疗的设备可命名为“射频皮肤治疗仪”，对仅用于减脂的设备可命名为“射频减脂仪”。也就是说，射频治疗仪按第三类医疗器械监管后，其安全性和稳定性都有了保证，消费者可根据明确的指引和说明进行选购。

2023 年 4 月 12 日，NMPA 医疗器械技术审评中心发布《射频美容设备注册审查指导原则》(以下简称《指导原则》)。《指导原则》明确指出，射频美容设备的适用范围描述应给出明确的应用部位、使用禁忌。鉴于射频美容设备的治疗有效性与能量强度存在直接的关联性，不同能量水平下的有效性需主要通过临床评价来证实。临床验证应当在省级以上人民政府药品监督管理部门指定的医疗机构进行。

随着新规的逐一落实，越来越多的企业启动了临床试验，为“持证上岗”做准备。家用射频治疗仪的头部企业开始启动地方药监局注册临床试验，目的是积极获取一张进入医疗器械的“门票”。2024 年 3 月，广东花至美容科技有限公司申报备案了“一项评估射频皮肤治疗仪安全性和有效性的临床试验”。这是目前公开可查询的首个启动 NMPA 临床试验的家用美容仪企业。此外，顺初雅萌（海南）医疗器械有限公司、杭州时光机智能电子科技有限公司也紧随其后启动“射频皮肤治疗仪”的 NMPA 注册临床试验。

在射频美容仪器的注册申报中，《指导原则》列出了 5 项产品技术要求，包括产品各个模式的明确使用情况、接触人体部分的细节与材质等产品基本信息；产品性能指标要求；产品在测温、冷却、负压相关功能上的要求；产品使用时的电气安全要求；电磁兼容性要求。

此外，所申报的射频美容仪器产品还需提供适用的 10 项研究资料，包括性能研究、作用机制研究、量效关系和能量安全研究、软件研究、生物学特性研究、清洁 / 消毒 / 灭菌研究、稳定性研究、动物实验、使用环境研究以及其他研究。

《指导原则》中指出，射频美容仪器会产生一些暂时性的不良事件，轻度的包括疼痛、一过性红斑、水肿等，一般能在短时间内自行消退；严重的则会引起二度烧伤、一过性皮肤凹陷、脂肪坏死和脂肪萎缩等不良现象。另外，根据《GB/T 42062—2022 医疗器械风险管理对医疗器械的应用》列出的关于射频美容设备的主要风险点来看，射频能量以及操作不当等原因均有引起皮肤灼伤、烫伤的风险。由于射频美容设备的起效原理与温度密切相关，因温度过高导致皮肤烫伤是最常见的风险。去年，初普就因为其一款产品在“极端情况下存在导致皮肤烫伤的安全隐患”，主动召回 18 万余台该型号的家用射频治疗仪。由此可见，射频治疗仪始终存在有效性和安全性之间寻找“平衡点”的问题。《指导原则》中针对产品温度与安全性做了特别要求。在要求提供的“量效关系和能量安全研究”资料中，指出“针对特定的工作模式和应用部位，能量研究应重点针对最大输出能量参数下的安全性进行验证”，包括温度梯度研究和热积累研究，以此来规避皮肤受到非预期热损伤的风险以及单一部位治疗超过极限治疗时长的风险。

从野蛮生长到健康有序发展，“持证上岗”的家用射频治疗仪即将告别“狂飙”时刻，正式迈入“械字号”时代，消费者的安全性将得到更大的保障。

第 2 节 家用射频治疗仪的临床应用研究

近 10 年来，有大量临床研究评估了家用射频治疗仪在皮肤紧致、减少皱纹、皮肤年轻化、减脂、脱毛中的运用及其有效性和安全性。本节将回顾目前已发表的关于家用射频治疗仪的临床研究，并将家用射频治疗仪的功效分类归纳如下。

一 皮肤紧致

射频设备可以刺激皮肤成纤维细胞产生胶原蛋白，从而发挥皮肤紧致的效果。2010 年，Boisnic[3] 为了评估家用射频治疗仪的皮肤紧致和抗衰老效果，收集了 8 例离体人皮肤样本，其中 4 例来自腹部整形手术，4 例来自面颈部提升术，8 例皮肤标本一分为三，其中一部分作为空白对照，剩余两块使用紫外线灯照射，模拟光损伤和光老化皮肤模型；而这两块光老化皮肤模型中，一块作为皮肤光老化对照，另一块则立即使用家用射频治疗仪（TriPollar STOP™）治疗 5 分钟。所有皮肤标本均离体培养 10 天，最后通过皮肤组织病理学、胶原蛋白的组织定量分析来评估皮肤紧致程度。研究结果显示，家用射频治疗仪治疗后，离体皮肤的组织学上可见真皮浅层和中深层均出现明显的胶原蛋白再生和重塑；胶原蛋白的定量检测提示，与紫外线老化的对照样品相比，治疗后的皮肤样品中胶原蛋白的含量增加了 41%。这项研究表明，家用射频治疗仪对皮肤胶原蛋白的再生和重塑有显著影响，而且在真皮的浅层到中层最为突出，而这个层次恰好也是皮肤老化和光损伤导致胶原蛋白流失而表现出皱纹的部位。

2016 年的一项临床研究也证实了家用射频治疗仪具有皮肤紧致和改善皮肤弹性的效果[4]。该研究入组了 47 名男性和女性，他们在面部使用一款多源射频的家用设备（NEWA®3DEEP™），前 4 周每周使用 3 次，接下来的 8 周调整为每周使用 2 次，经临床专家疗效分级评估、仪器评估、图像摄影及分析评估其效果。专家评估结果发现，受试者木偶纹的外观，皮肤光泽度、弹性，面部紧致度和下颌缘提升等，均有显著改善。使用皮肤检测仪（MPA 580）的检测结果提示皮肤紧致度和弹性有显著改善，胶原蛋白和血红蛋白含量也有显著改善（皮肤检测仪 SIAscope 的检测结果）。而在耐受度方面，45 名完成研究的受试者均报告治疗无疼痛，治疗后只有轻度红斑，持续时间约 15 分钟，无其他不良事件报告。

2016 年，Nobile[5] 等的另一项研究评估了一款家用单极射频治疗仪对于眉部区域的皮肤紧致和眉部提升的安全性及有效性。该研究入组 50 名（年龄为 30～70 岁）受试者，他们均存在面部皱纹和眉部区域皮肤松弛，根据随机列表，每位受试者在自己的左侧或右侧眉部上方皮肤使用该家用射频设备 3 分钟，从眉毛底部、前额中部一直操作到发际线。治疗结束后通过形态测量数字图像分析技术来测量眉毛到发际线的距离，以评估眉部的皮肤松弛度。做 3 条垂线与眉毛的交点作为 3 个测量点：①发际线、眉头、内眼角之间的垂线；②发际线、眉弓、瞳孔中线的垂线；③发际线、眉毛和外眼角的垂线。结果发现，使用该家用射频治疗仪后，3 个测量点处的眉毛到发际线的距离均有缩短，证实了该设备具有提升眉部的效果；而接受安慰剂治疗的一侧，眉毛到发际线的距离没有变化，治疗组和对照组的差异具有统计学意义。

二 皱纹

有大量临床研究证实家用射频治疗仪具有减少皮肤皱纹的功效。2011 年，Beilin[6] 采用客观和主观两种方法评价了一款家用射频治疗仪（STOP™）的面部除皱及皮肤紧致效果。23 名女性受试者在家中使用 STOP™，每周 3 次（2 次治疗之间至少间隔 1 天），持续 6 周，此后每周 1 次，维持治疗 6 周。结果显示，治疗后分别有 90% 和 95% 的患者认为自己的口周和眶周皱纹达到了显著改善，其中眶周皱纹平均减少 41%，差异有统计学意义。该研究还使用 Fitzpatrick 皱纹评估量表（3 级 9 分制）进行面部皱纹的评分，眶周鱼尾纹区域治疗后 6 周，皱纹评分从平均 2.77 分下降至平均 1.55 分，下降了 35%；而在 12 周时，眶周皱纹评分比基线降低了 40%。

Shemer[7] 等在 2014 年评估了另一款家用多源射频仪器（Newa™）在皮肤紧致和减少皱纹方面的有效性和安全性。62 位志愿者每周至少使用 5 次，连续使用 1 个月。3 位临床医师根据 Fitzpatrick 皱纹评估量表进行评分，分别有 91.93%（根据第一评估员）、96.77%（根据第二评估员）和 98.39%（根据第三评估员）的志愿者皱纹评分下降至少 1 分。此外，该研究还通过一系列问题和问卷让参与者对该家用设备的实用性和满意度打分，问卷项目从 1 分到 5 分，1 分代表非常不满意，5 分代表非常满意，最终这些问题的平均得分为 4.41 ± 0.82 分。这一得分表明参与者对该设备的居家独立使用和总体治疗结果非常满意。

2017 年，Gold[8] 等评估了一款结合射频和 LED 能量的家用美容仪针对眶周皱纹和皮肤外观改善的安全性、有效性和使用依从性。33 名受试者每隔一天在眶周区域进行治疗，连续 6 周，随后 1 个月和 2 个月进行 2 次维持治疗，共 21 次。在治疗结束后 3 个月，由 3 位皮肤科医生用照片进行独立盲法评估。结果显示，与治疗前相比，受试者眶周 Fitzpatrick 皱纹评分平均降低了 1.49 分（$P < 0.001$）。研究者得出结论，经过持续规律的家用射频治疗仪治疗后，眶周皱纹减少，皮肤细腻、充盈，肤质得到显著改善。同时，关于设备实用性的调查问卷显示，平均得分为 4.88 分（满分 5 分），说明该家用设备操作方便，用户手册易于理解。

三 皮肤年轻化

皮肤老化包括内源性老化和外源性老化，表现为皮肤暗沉、干燥、变薄、弹性下降和皱纹形成。目前有多种产品及技术用于改善皮肤老化，其中射频是经典的技术之一。

2022 年，一项为期 12 周的随机、半脸对照研究评估和比较了一款射频结合红光（630 ± 10 nm）的家用射频治疗仪（雅萌）与外用抗衰老护肤品在面部年轻化方面的功效[9]。一共有 33 名女性（年龄 35 ~ 60 岁）参加了这项试验。受试者随机选择一侧面部作为试验侧，采用家用射频治疗仪治疗；另一侧作为对照，使用抗衰老化妆品。治疗前 2 个月连续使用 5 天，休息 2 天，第 3 个月每周休息 3 天，然后在治疗前及治疗后第 2、4、8 和 12 周对皮肤的各项生理指标进行测量，同时进行临床评估。这项研究得出的数据如下：在治疗第 4、8、12 周后，两侧皮肤角质层含量的平均值均升高（$P<0.05$），试验侧和对照侧之间的差异无统计学意义（$P>0.05$）。在治疗第 2、4、8 和第 12 周后，两侧面部均观察到皮肤光泽度提高；而在第 2、4 和 8 周时，试验侧与对照侧相比，皮肤光泽度的增加有统计学意义（$P<0.05$）。试验侧在第 12 周与治疗前（基线）相比，皮肤弹性明显增加（$P<0.05$），而对照侧皮肤弹性在整个试验期间没有显著变化。在治疗第 12 周时，试验侧和对照侧色素区域的皮肤色度均有提高，而试验侧色素沉着区域皮肤色度的增加明显高于对照组，两侧比较差异有统计学意义（$P<0.05$）。从第 4 到第 12 周，试验侧的皮肤厚度显著增加，差异有统计学意义（$P<0.05$）。

2023 年的另一项研究评估了一款家用多极射频治疗仪（AMIRO）对中国女性面部年轻化的有效性和安全性[10]。22 位受试者接受该治疗仪 2 种模式治疗，每周 3 次，持续 8 周，并分别于疗程中第 2、4、8 周与使用前进行比较，由 3 位评估者进行独立盲法评估。结果显示，受试者面颊、中面部、眶周和鼻唇沟的 Fitzpatrick 皱纹评分在第 4 周（$P<0.005$）和第 8 周（$P<0.005$）均有显著下降；治疗 8 周后，临床照片显示口周皱纹和眶周皱纹明显改善。该研究还使用 DermaLab 皮肤检测仪（DermaLab Combo system）检测皮肤厚度，结果发现在随访过程中，真皮层的厚度逐渐增加，其中在第 8 周时，与基线相比，皮肤厚度明显增加（1131.7 ± 341.0 μm *vs*. 911.1 ± 222.2 μm，$P<0.05$）；此外，在第 2、4 和 8 周采用受试者满意度调查问卷来评估患者总体满意度，结果显示，12 名（54.5%）受试者在第 4 周报告有明显改善，14 名（63.6%）受试者在第 8 周报告有明显或显著改善，所有受试者在治疗 8 周后均报告有不同程度的改善。在不良反应方面，总体治疗过程耐受性良好，在 8 周的随访期间内未观察到严重的不良事件，没有明显不适的报告，仅有 1 例受试者在开始治疗 1 周后出现轻度红斑，无瘙痒，冰敷 2 天后红斑消失，在随后的治疗中未发生色素沉着或任何其他不良事件。

四 脱毛

在过去的 10 年里，人们已经开发出了多种家庭脱毛设备。这些设备通常是利用强脉冲光的选择性光热作用来加热毛囊，减少毛发生长，但仅限于 Fitzpatrick 皮肤分型 Ⅰ ~ Ⅳ 型皮肤；而对于 Ⅴ ~ Ⅵ 型皮肤，容易产生烫伤、水疱和色素沉着。而将射频能量和强脉冲光能量相结合的光电技术，在所有皮肤类型的脱毛应用中均获得了显著效果。

2014 年的一项研究评估了一款联合射频和强脉冲光能量的家用脱毛设备对所有皮肤类型

（Ⅰ~Ⅵ型）的有效性和安全性[11]。入组了 94 位患者，第一步对同一解剖区域的两侧均进行每周一次的脱毛治疗，共 7 次；第二步对一侧进行每隔 4 周一次、共 3 次的额外维持治疗，而相应解剖区域的另一侧则无维持治疗。在治疗后 1 个月和 3 个月分别进行毛发计数，结果发现，所有部位接受 7 次治疗 1 个月后，毛发计数平均减少了 55%；在 3 个月时，无维持治疗侧的毛发减少了 43%，而接受维持治疗的另一侧毛发减少了 58%。总体副作用是短暂和轻微的，研究中有 46% 的患者为Ⅴ~Ⅵ型皮肤，治疗 2 个月后，毛发减少了 44%，并且未发生任何不良反应。

2020 年的另一项研究评估了强脉冲光联合射频家用脱毛设备长期使用的有效性和安全性[12]。该研究设立了 2 个独立的临床实验，在第一项临床设计中，双侧身体区域接受每周一次、连续 7 周的治疗，然后单侧区域接受每月一次、连续 12 个月的维持治疗，而对应的另一侧则不接受维持治疗。纳入 58 名受试者，其中 15% 是 Fitzpatrick 皮肤分型Ⅴ~Ⅵ型，一共治疗了 188 个解剖部位（94 对双侧区域），在 6 个月随访时，维持治疗侧的毛发减少 56%，非维持治疗侧的毛发减少 47%；在治疗随访的第 12 个月，维持治疗侧的毛发减少 52%，非维持治疗侧的毛发减少 37%。在第二项临床设计中，面部区域在 2~5 天中接受 4 次治疗，然后每周治疗 2 次、每 2 周治疗 6 次。纳入的 19 名受试者面部共有 59 个部位接受治疗，其中 15% 是Ⅴ~Ⅵ型皮肤类型，在治疗结束时，受试者面部总体毛发减少了 45%，12 个月后随访，面部毛发总体减少了 42%。除短暂性轻度红斑外，无明显不良反应。

结合以上临床研究数据可以看出，家用射频治疗仪在皮肤紧致、减少皱纹、皮肤年轻化、面部及身体脱毛中的运用均已得到临床验证，其安全性高，具有一定的临床疗效，可以作为医用设备的补充或替代。

第 3 节　家用射频治疗仪的使用方法

目前，市面上合规的家用射频治疗仪对于大部分消费者来说，只要按照说明书提示的频率和能量操作，治疗后配合恰当的皮肤护理，通常不太容易出现明显副作用。国内外鲜有关于家用射频治疗仪副作用的报道，但临床工作中及网络社交媒体中还是会见到因为使用家用射频治疗仪而出现的不良反应。这些问题通常是因为家用射频治疗仪选择不当，或者没有按照说明书规范使用、治疗能量过高、时间过长，或者因为个体皮肤厚薄、面部脂肪分布、面部骨骼肌肉或神经分布差异、皮肤敏感度、操作手法及治疗频率等差异而导致的[13-14]。本节将介绍家用射频治疗仪的挑选和使用注意事项，以及使用过程中可能出现的不良反应和应对措施，以教育求美者规范地选择和正确使用家用射频治疗仪，以免造成严重或者不可逆的皮肤损害。

一 适应证和禁忌证

1. 适应证 适应证包括轻度细纹改变、毛孔粗大、松弛下垂、弹性下降和皮肤水肿问题。中重度面部松弛、颧部脂肪垫明显下移、中重度皮肤静态皱纹、活动性皮肤皱纹等均不属于家用射频治疗仪的适应证，需要寻求专业医疗美容机构的评估和治疗。

2. 绝对禁忌证

（1）正在使用医疗仪器的人群，包括体内植入心脏起搏器等医用电子仪器的人群；使用除颤器、人造心肺机、制氧机、呼吸机等维持生命的电子仪器的人群；正在使用24小时动态心电图等穿戴型医用电子仪器的人群[15-16]。

（2）体内有金属植入物（包括金属镶牙）者，不宜进行射频类美容项目治疗。

3. 相对禁忌证

（1）正在接受内科、外科等治疗的患者。

（2）婴幼儿及身体正在发育的青少年、孕妇、哺乳期女性。

（3）急性病、结核病患者，发热或者体温异常者。

（4）自身免疫性疾病、高血压和传染病、恶性肿瘤和血液病、内脏疾病患者。

（5）患有过敏性皮肤病、瘢痕体质、皮肤敏感或脆弱者。

（6）物理性刺激会导致出现色素增加、日光敏感者。

（7）皮肤存在细菌、病毒、真菌等感染者，如顽固性痤疮、疣、毛囊炎。

（8）正在口服安眠药、抗焦虑药、抗抑郁药者。

（9）因长期使用类固醇激素药物或肝功能障碍而引发毛细血管扩张者。

（10）确诊外周神经受损、冻伤、烫伤或者无法感知温度者。

（11）高度近视、眼睛和面部患有疾病正在治疗者。

（12）正在接受牙齿治疗或者牙齿中有填充物者。

（13）患有白癜风、银屑病、白塞病、大疱性皮肤病、荨麻疹等活动性皮肤病者。

（14）长期使用止痛药或者滥用镇静剂者。

皮肤表面存在如下特殊情况的区域，需要根据情况调整家用射频治疗仪的治疗范围或者能量：

（1）皮肤外伤破损区域。

（2）刚完成皮肤注射或者进行过整形手术的部位。

（3）口腔内黏膜区域。

（4）喉结、眼球等重要器官部位。

（5）黑棘皮病、黄褐斑、日光性黑子、雀斑及日晒后皮肤颜色加深的部位等。

治疗过程中尽量不要使用镇静剂、局部阻滞剂或麻醉性止痛药，会影响被治疗者对热感觉的反馈，增加不良事件的风险[17]。

二 注意事项

（一）治疗前注意事项

1. 选择安全可靠的家用射频设备 近年来，市场上充斥着各类具有温热效应的家用射频治疗仪，不同的频率、功率及能量的输出对于一般消费者来说难以分辨其具体功效。而部分强调高能量、高效率的仪器也更容易暴露出皮肤烫伤、接触皮肤漏电、能量不稳定、镍释放量过高等产品质量问题。如何让消费者选取可靠安全的家用射频治疗仪急需国家制定统一的评测标准。

目前，市面上大部分的家用射频治疗仪都是

通过一定的射频功率，将需要的能量传递到皮肤真皮组织，促使真皮层升温到 45 ~ 55 ℃的范围[18]。也就是说，具备精准温控系统、能准确使能量传递到真皮加热深度且不烫伤表皮的家用射频治疗仪，才是符合消费者使用需求的安全产品。

国内外对家用美容仪的分类存在差异。美国将大部分美容仪器归为医疗器械，其他国家包括我国则将其归为家用类器具。这就使得国内外对美容仪器的标准要求有所不同。2021 年 4 月，我国药监局（NMPA）发布关于征求《射频美容类产品分类界定指导原则》（征求意见稿）意见的通知，明确三类射频美容产品将纳入医疗器械管理。2023 年 4 月，为进一步规范射频美容设备的管理，NMPA 医疗器械技术审评中心组织制定了《射频美容设备注册审查指导原则（2023 年第 8 号）》（以下简称《指导原则》）并于 2024 年 4 月开始实施。在此之前，家用美容仪的产品标准仍然按照现有的小家电标准实行，且只有安全标准。2023 年，中国抗衰老促进会正式发布《家用射频类美容仪性能要求及试验方法》团体标准，基于国家标准对电磁兼容性、重金属等内容做了规范，同时聚焦产品性能参数的制定，是行业内首个针对家用射频治疗仪制定的规范性文件。该团体标准的实施，在家用射频治疗仪被纳入“三类医疗器械”监管的过渡期及其后较长一段时间内，给出了判断家用射频治疗仪“性能优劣”方面相对具体的指标依据，促进了家用射频治疗仪的性能提升及安全合规，也为大众消费者购买及选择优质的产品提供了依据。具体相关仪器选择标准参照本章节最后部分内容[19-21]。

2. 使用前确保环境和仪器状态安全

（1）避免在可易燃物质如酒精及酒精稀释剂、去油洗甲水或定型喷雾附近使用家用射频治疗仪，以免导致火灾、触电或身体伤害。

（2）充电过程中，需确认电源适配器的插头和插座没有沾水，否则可能导致触电短路起火。

（3）避免用力拉扯、过度缠绕或者折叠充电线，特别是边充电边使用。

（4）避免仪器摔破损坏后继续使用。

（5）避免护理头与金属接触的同时开启治疗档位。

（6）不建议自行使用推荐产品以外的护肤品来配合相关的射频治疗，以免发生皮肤不良反应。

（7）避免长时间过度连续使用家用射频治疗仪或者连续用于商用环境。

（8）使用过程中出现异味、机器异常发热时，需要立即停用。

（9）如果治疗过程中出现皮肤一过性发红、瘙痒、疼痛、针刺感、蚁行感或者电流刺激感等异常情况时，需要谨慎治疗。

（10）避免用酒精消毒治疗头或者整体仪器后立即开展接触皮肤的操作。

（11）避免长时间在同一位置上治疗。

（12）避免与去角质产品或者膏状面膜一同涂抹使用。

（13）避免一开始就采用高强度、高能量治疗。

3. 治疗前认真阅读产品说明书并按照说明书操作　根据《指导原则》提示，家用射频治疗仪在治疗过程中首先需要明确治疗的应用部位及用途。使用者购买相关产品后，需要阅读产品说明书，明确该仪器正常操作时的适应证、安全能量、操作部位及频率，同时了解相关禁忌证以及使用安全环境，出现哪些情况需要及时中止操作。同时建议设备厂商在设计产品说明书时尽量多采用图示方式予以讲解说明，便于大众消费者直观理解。

（二）治疗中注意事项

对于新手操作者，在熟悉产品使用方法、禁忌证及可能出现的皮肤反应风险后，采取以下方式循序渐进地操作，有助于安全治疗。

（1）建议选择面部不太显眼的区域，比如靠近下颌及面颊两侧的位置，作为测试点，以确定皮肤对射频能量的反应情况。

（2）通常从最低能量开始尝试，逐渐增加能量到适应该设备的最佳参数能量。

（3）在治疗过程中遇到局部凹陷或者凸起的区域，特别是骨性突出区域或者皮肤相对菲薄的区域如眼周、额部及颈部，要适当调整为低能量治疗。

（4）治疗过程中确保治疗仪器跟皮肤正常贴合，不要过度用力挤压或者仅用治疗头的局部区域贴合皮肤。

（5）治疗过程中密切观察皮肤的即时反应，一旦有皮肤感觉异常、明显灼热感、刺痛感或者皮肤突发红斑水肿反应，均需立即停止治疗，并及时采取冷敷护理。

（6）治疗中及治疗后使用仪器配套的护肤品护理，不额外叠加各类强抗氧化产品或者酸类护肤品，以免加重皮肤刺激或敏感问题。

（7）首次治疗后 24 小时，注意观察有无明显延迟性不良反应。

（8）按疗程治疗达到一定改善后需要及时调整维持治疗的频率及能量。需特别注意的是，即使患者先前接受过较高参数治疗，每次新疗程仍建议从稍低的设置开始，因为皮肤由于季节性干燥或近期紫外线暴露，可能发生敏感性变化。

（9）部分家用射频治疗仪可能同时具备多种功能，比如微电流、冰敷或者 LED 灯模式，建议治疗后不要叠加微电流或者高能量 LED 照射[22-23]。

（三）治疗后注意事项

根据国内 2023 年发表的《抗面部皮肤老化家用美容仪选择与使用专家共识》建议，家用射频治疗仪建议每周使用 2～3 次即可，部分安全性证据较充分的产品每周最多使用 5 次。根据产品参数不同，单次使用时间为 4～15 分钟，具体参照产品说明书操作。对于皮肤状态较敏感的求美者，建议采用隔天或隔 2 天使用的方式。在使用射频能量进行护肤时，同一部位当天尽量不要再使用微电流、激光等能量进行叠加刺激，同一部位一天内不建议进行 2 次及 2 次以上的射频治疗。

其余需要注意的事项包括[24-25]：

（1）避免剧烈运动：射频治疗后皮肤可能会变得敏感，容易受到外界刺激。因此，在家用射频治疗仪使用后的 24 小时之内避免剧烈运动，以防止皮肤过度拉伸或受到损伤。

（2）注意严格防晒：射频治疗后，皮肤对紫外线的抵抗力可能会减弱，容易引起色素沉着或者晒伤。因此，在射频治疗后的几天内应避免暴露在阳光下，并使用高倍数的防晒霜进行防护。

（3）保持皮肤清洁：使用射频治疗仪后，皮肤可能会产生微热感，有可能导致局部定植在皮肤表面的细菌或者真菌生长活跃，从而诱发毛囊炎。因此，治疗前及治疗后数天，注意使用温水和温和的洁面乳来清洁皮肤，以减少皮肤感染的风险。

（4）坚持皮肤保湿护理：刚完成射频治疗后，局部皮肤可能处于轻度干燥状态，需要加强涂抹保湿霜或者透明质酸类保湿成分，以保持皮肤水分。同时建议避免长时间待在空调房，注意多饮水以内源性补充皮肤水分。

（5）避免使用刺激性化妆品或者护肤品：射频治疗后皮肤受到热刺激，容易出现轻度敏感状态。在射频治疗后的几天内应避免使用刺激性护肤品和化妆品。如果皮肤产生过敏现象，应及时停用并咨询医生。

三 不良反应及应对措施

1. 不良反应

（1）灼热、刺激、疼痛：是最常见的不良反应，但是疼痛在一定程度内与疗效成正比；调整治疗等级或停止治疗后即可缓解。

（2）一过性红斑：通常在停止治疗后数小时内消退，大部分 24 小时内消退。

（3）水肿：通常为轻度水肿反应，治疗后即刻出现，一般数小时后消退。

（4）二度烧伤：治疗后可观察到持续性红斑，形状大小与治疗头接触区域近似，之后出现结痂或小水疱，初始治疗后 6 ~ 7 天消退。

（5）一过性皮肤凹陷：罕见，皮肤较薄区域更容易出现，由于治疗能量过高，脉冲重复叠加，深层组织过度加热导致脂肪萎缩和纤维间隔的过度收缩所致。一般 1 ~ 3 个月可自行恢复[26]。

（6）脂肪坏死和脂肪萎缩：非常罕见，可能是由于在局部过度操作而产生的脂肪液化变性。

（7）一过性色素沉着：少见，偶见于点阵射频，与操作能量、密度有关。

（8）皮下结节、血肿：少见，多与治疗过程中能量密度设置过大、未及时涂抹冷凝胶等引起。

（9）治疗区域皮肤麻木：少见，一般沿着神经分布，可自行消退，不需特殊处理。

（10）瘢痕形成：少见，多因治疗头接触不完全引起，也可因水疱发生后处理不当所致。

需要注意的是，部分红斑和水肿是正常射频类项目治疗后的短期反应，特别是部分医用射频类治疗，轻度的红斑、水肿是正常的治疗终点反应。理想情况下，治疗后皮肤应该呈现均匀发红和轻微肿胀，水肿和红斑通常在 30 分钟后消退，仅少数治疗项目可能会有持续 24 小时的泛红与水肿改变。家用射频治疗仪通常受能量限制，往往治疗能量偏低，单次治疗不太容易出现泛红、水肿、灼热刺激感或者其他不适，一过性皮肤凹陷、脂肪坏死、脂肪萎缩、血肿等情况更是罕见[27]。但如果盲目开大能量、单点位多次重叠治疗，或者单次治疗温度过高，则容易损伤深层皮肤，甚至造成瘢痕形成，也就是烫伤反应。如果升温速度不够快，仪器长期贴合皮肤表面，皮肤表面也容易出现慢性热刺激造成的低温烫伤反应。

2. 应对措施　一旦在治疗过程中突然发生泛红、水肿、皮肤灼热、皮肤刺痛等不良反应，应该立即停用相关设备，迅速采取冷敷方式护理，比如采用医用生理盐水纱布冷湿敷、医用冷敷贴或者医用冷敷面霜乳膏等护理。若症状持续不消退，或者出现水疱、色素性改变（色素加深或者色素减退）、毛囊炎、皮肤敏感、持久性红斑、皮肤凹陷或者质地不规则、瘢痕形成等情况，需要寻求专业医生的诊治。

3. 可能出现的远期皮肤不良反应

（1）皮肤弹性减弱：过度刺激胶原增生后，真皮层弹性纤维含量降低，皮肤含水量下降，导致皮肤柔软度及弹性减弱。

（2）红斑样改变：家用射频治疗仪需要长期、持续的治疗。加热反应是由内而外逐渐叠加的，其外部改善表现可能会持续出现。而比较耐受皮肤疼痛刺激的人反而不太容易出现早期急性皮肤泛红、水肿或者不适感，但皮肤可能长期处于高温热量过度累积的状态，导致远期出现一系列皮肤毛细血管网状扩张、皮肤神经敏感性增加及色素沉着的表现。

（3）色素增加：反复热刺激使皮肤色素细胞

过度活跃，分泌色素颗粒，甚至可以诱发黄褐斑加重。

（4）皮肤局部凹陷改变：极其罕见，考虑是慢性累积能量过高，脉冲重复叠加，深层组织过度加热，导致脂肪萎缩和纤维间隔的过度收缩引起。

以上这些家用射频治疗仪的远期不良反应往往跟皮肤长时间大量累积治疗能量有关。所以在使用时，不是能量越高、使用越频繁，就越好。一般建议达到一定程度的改善后，采取中低能量、间断维持治疗。长时间的高能量频繁治疗是不可取的。

四 家用射频治疗仪的国家标准

《家用射频类美容仪性能要求及试验方法》团体标准中，关于家用射频治疗仪的性能要求需要符合以下标准。

1. 使用性能

（1）工作频率：产品的工作频率应在 200 kHz ~ 5 MHz 范围内。产品的工作频率不应超过标称值的 ±10%。

（2）输出功率：输出功率应可调，且不大于 200 W。产品输出功率误差应不大于 ±20%。

（3）温度控制：产品应能在自动控温模式下工作，温度波动应不大于 ±2 ℃。产品检测表皮温度最高不超过 43 ℃。

（4）噪声要求：产品正常工作时应运行平稳，且其 A 计权噪声声功率不应大于 72 dB。

（5）升温时间：产品正常工作中，表皮温度升至 40 ℃所用的时间应不大于 30 s。

（6）表皮热场面积：产品作用于一定面积的表皮，持续 60 s，在移开 3 s 内，迅速测量表皮 39 ℃以上所占面积，不低于作用面积的 90%。

（7）升温速度：产品正常工作中，表皮温度低于 40 ℃时，升温速度每秒不低于 0.5 ℃。

（8）软组织热效深度：产品正常工作中，软组织热效应深度应≥1.0 mm。

2. 电磁兼容性 产品电磁兼容性应符合 GB 4343.1、GB/T 4343.2、GB 17625.1 和 GB/T 17625.2 的要求。

3. 安全要求

（1）产品应符合 GB 4706.1、GB 4706.15 以及 GB/T 36419—2018 中的相关规定。

（2）铅、汞、镉、六价铬、多溴联苯和多溴二苯醚的含量应符合 GB/T 26572 的规定。

消费者如果需要购买家用射频治疗仪，建议选择符合以上国家监管标准的产品，其性能相对安全可靠，能量输出也更稳定。

（钟　华　雷秋花　余　佳）

参考文献

[1] Town G, Petersen R, Du Crest D. The recent rapid development of the directed-energy, home-use device sector. Europ Medic J, 2014, (2): 50–55.

[2] Jixing W. China sees boom in home use beauty devices.

China Detergent & Cosmetics, 2018, 3(3): 20–27.

[3] Boisnic S, Branchet MC. Ex vivo study of the home-use TriPollar RF device using an experimental human skin model. J Dermatolog Treat, 2010, 21(5): 301–305.

[4] Sadick NS, Harth Y. A 12-week clinical and instrumental study evaluating the efficacy of a multisource radiofrequency home-use device for wrinkle reduction and improvement in skin tone, skin elasticity, and dermal collagen content. J Cosmet Laser Ther, 2016, 18(8): 422–427.

[5] Nobile V, Michelotti A, Cestone E. A home-based eyebrows lifting effect using a novel device that emits electrostatic pulses containing RF energy, resulting in high frequency, low level transdermal microcurrent pulsations: Double blind, randomized clinical study of efficacy and safety. J Cosmet Laser Ther, 2016, 18(4): 234–238.

[6] Beilin G. Home-use TriPollar RF device for facial skin tightening: clinical study results. J Cosmet Laser Ther, 2011, 13(2): 69–76.

[7] Shemer A, Levy H, Sadick NS, et al. Home-based wrinkle reduction using a novel handheld multisource phase-controlled radiofrequency device. J Drugs Dermatol, 2014, 13(11): 1342–1347.

[8] Gold MH, Biron J, Levi L, et al. Safety, efficacy, and usage compliance of home-use device utilizing RF and light energies for treating periorbital wrinkles. J Cosmet Dermatol, 2017, 16(1): 95–102.

[9] Shu XH, Wan RY, HuoW, et al. Effectiveness of a radiofrequency device for rejuvenation of aged skin at home: a randomized split-face clinical trial. Dermatol Ther, 2022, 12(4): 871–883.

[10] Ai XC, Chen LY, Lan Y, et al. Efficacy and safety of a noninvasive, home-based radiofrequency device for facial rejuvenation: an open-label, intraindividual controlled trial. J Cosmet Dermatol, 2024, 23(3): 862–868.

[11] Jerome MG, Brian Z, Michael HG, et al. Home hair removal in all skin types with a combined radiofrequency and optical energy source device. Dermatol Surg, 2014, 40(2): 142–151.

[12] Garden JM, Zelickson B, Friedman D, et al. Long-term facial and body hair removal with a combined radiofrequency and optical home-use device for all skin types. J Drugs Dermatol, 2020, 19(5): 498–503.

[13] Duncan DI, Kreindel M. Basic radiofrequency: physics and safety and application to aesthetic medicine[M]// Lapidoth M, Halachmi S. Aesthetic Dermatology. Basel: Karger Publishers, 2015.

[14] Hession MT, Markova A, Graber EM. A review of hand-held, home-use cosmetic laser and light devices. Dermatol Surg, 2015, 41(3): 307–320.

[15] Delgado AR, Chapas A. Introduction and overview of radiofrequency treatments in aesthetic dermatology. J Cosmet Dermatol, 2022, Suppl 1: S1-S10.

[16] Kreindel M, Mulholland S. The basic science of radiofrequency-based devices. Medicine, Engineering. 2021

[17] 杨蓉娅，尹锐．医用射频皮肤美容与治疗专家共识．实用皮肤病学杂志，2021，14（4）：193–197.

[18] 李利．抗面部皮肤老化家用美容仪选择与使用专家共识．中国皮肤性病学杂志，2023，37（9）：977–982.

[19] 国家药品监督管理局．国家药监局关于调整《医疗器械分类目录》部分内容的公告（2022 年第 30 号）.[A/OL].（2022–03–30）[2024–12–16]. https：// www. nmpa.gov.cn/xxgk/ggtg/ylqxggtg/ylqxqtggtg/20220330144627167.html.

[20] 国家药品监督管理局医疗器械技术审评中心．国家药监局器审中心关于发布射频美容设备注册审查指导原则的通告（2023 年第 8 号）[A/OL].（2023–04–12）. [2024–12–16]. https:// www. cmde.org.cn//xwdt/shpgzgg/gztg/20230412133845175.html.

[21] 国家市场监督管理总局．医疗器械注册与备案管理办法 [A/OL].（2021–08–26）. [2024–12–16]. https：// www. samr.gov.cn/zw/zfxxgk/fdzdgknr/fgs/art/2023/art_56880e3ee344c45b38d073bba1c53ad. html.

[22] Lolis MS, Goldberg DJ. Radiofrequency in cosmetic dermatology: a review. Dermatol Surg, 2012, 38(11): 1765–1776.

[23] 林可怡，赵阳，李点点，等．光电声技术在面部年轻化中的应用．中国美容整形外科杂志，2023，34（6）：341–344.

[24] 郎恂，李利，钟佳璇，等．面部年轻化射频技术在国内应用新进展．中国美容整形外科杂志，2023，34（6）：345–349.

[25] Ziai K, Wright HV. Carbon dioxide laser rejuvenation of the facial skin. Clinic Plast Surg, 2023, 50(3): 421–436.

[26] 陈敏，徐楠，李梦，等．2 种型号国产家用多功能射频仪对女性面部皮肤皱纹及质地改善的效果研究．中国中西医结合皮肤性病学杂志，2022，21（5）：439–443.

[27] Wong A, Lowery AS, Bloom JD. Ultrasound therapy for the skin. Facial Plast Surg Clin North Am, 2023, 31(4): 503–510.

第7章 射频与其他治疗方法的联合应用

近年来，射频在医疗美容临床中得到了广泛应用。其主要优点包括穿透力强、加热均匀、操作简便和副作用少。射频技术通过高频电磁波加热组织，促进胶原蛋白再生，增加皮肤弹性，具有显著的治疗效果。将射频与其他治疗方法科学、合理地组合使用，可以更好地满足患者的治疗需求，提升临床疗效，减少治疗时间，提供更全面的综合治疗方案。

射频与其他疗法联合应用时，必须确保每种疗法的使用安全性，避免不良反应的发生。根据患者的不同需求，选择合适的治疗方法组合，提高治疗的针对性和有效性。另外，要基于循证医学的原则，结合临床研究和实践经验，制订合理的治疗方案，确保疗效和患者安全。

第1节 射频联合应用超声

聚焦超声技术是采用超声波的聚焦原理，将能量集中到皮肤的特定区域，产生点状组织凝固或变性，通过组织修复过程，刺激胶原蛋白的再生。通过不同焦距的换能器，可以将超声能量聚焦在不同深度，如聚焦于筋膜层（4.5 mm）可以起到紧致提升的效果；聚焦于真皮层（2.5 mm）可以改善面部细纹，提高皮肤含水量等；聚焦于皮下脂肪可以收缩脂肪纤维间隔，部分减少脂肪细胞的数量，从而改善脂肪堆积问题。

射频与超声的联合治疗不仅能够改善皮肤的紧致度，还可以改善毛孔粗大、皱纹等多个问题，实现全方位的美容效果。相较于传统的美容手术，射频与超声联合治疗通常具有更短的恢复时间和较小的侵入性，患者更易接受且能够更快地返回正常生活。通过调整射频和超声参数，医生可以根据患者的不同需求制订个性化的治疗方案，实现更精准的治疗效果。

一　临床应用研究

目前，关于射频与超声联合应用的疗效与安全性等，国内外均有较多的文献报道。

1. 射频与超声的有效性和安全性比较　Alhaddad 等[1]研究比较了单极射频（monopolar radiofrequency，MRF）和可视化微聚焦超声（microfocused ultrasound with visualization，MFU-V）在面颈部提升和紧致方面的有效性与安全性。该研究为前瞻性、单中心、随机、盲法评价、半脸对照临床试验，共纳入 20 例 30～60 岁面部及上颈部轻中度对称性皮肤松弛的女性受试者。每位受试者的面颈部一半采用 MFU-V 治疗，另一半采用单极射频治疗。受试者在第 0 天接受一次治疗，并在第 30、90 和 180 天回访。

对于单极射频治疗侧，使用面部治疗头（3 cm^2），根据耐受性调整能量至平均 3 等级。单侧脸进行了 600 脉冲的治疗，重复 2～3 遍。对于 MFU-V 治疗侧，面部和上颈部的治疗深度以浅表肌腱膜系统（superficial muscular aponeurotic system，SMAS）为主。用于精准定位这些组织深度的治疗手具有 4 种：4 MHz-4.5 mm，7 MHz-4.5 mm，7 MHz-3.0 mm 和 10 MHz-1.5 mm。深层（4.5 mm）进行了 195 行超声治疗，表浅层（1.5～3.0 mm）进行了 205 行超声治疗，由术者根据超声可视化确定适当的换能器组合。

这项研究首次采用半脸对照的方法比较了单极射频和 MFU-V 治疗面颈部松弛的疗效。两种治疗方法均使面颈部松弛度评分降低。第 30 天时，松弛评分（包括面颊、鼻唇沟、下颌和上颈部松弛度）即有显著改善，在第 90 天和第 180 天仍继续保持显著改善。但两种治疗方法的各项松弛评分之间没有统计学差异。受试者的整体美学改善量表（global aesthetic improvement scale，GAIS）评分在第 30 天、90 天和 180 天显示出增加。治疗期间，单极射频的疼痛视觉模拟量表（visual analogue scale，VAS）平均评分为 1.4 分，而 MFU-V 为 2.35 分，但两者之间没有统计学差异（P=0.09）。有趣的是，对于上颈部松弛，两种治疗方法在第 30 天和第 90 天的松弛评分均降低。但在第 180 天，只有 MFU-V 治疗侧的松弛评分的降低有统计学意义，而单极射频的松弛评分降低不显著（MFU-V 侧 P=0.048，单极射频侧 P=0.08）。

在 MFU-V 治疗侧，有 1 名患者（5%）在第 30 天出现 1 级红斑（仅局部可见）。红斑在第 90 天之前消退。在第 30 天至第 180 天的随访期间，未发现患者出现淤血、水肿或轮廓不规则。

Jones 等[2]比较了单极射频和可视化微聚焦超声（MFU-V）在颈部提升和紧致方面的疗效和安全性。20 名 18～65 岁的颈部皮肤中度松弛的受试者被随机分配接受一次单极射频或 MFU-V 治疗。结果显示，由调查者评定的颈部松弛等级在单极射频和 MFU-V 治疗后第 90 天均显著下降，并持续到第 180 天。受试者对肌肤紧致度、质地和松弛度的评估在第 90 天显著改善，并持续至第 180 天。不良事件轻微且短暂。在调查者评定和患者评估的颈部松弛度、患者满意度和不良事件方面，单极射频和 MFU-V 之间没有统计学上的显著差异，而 MFU-V 在治疗时疼痛感更明显。

2. 单独使用超声与超声联合射频的疗效和安全性比较　2023 年，Byun 等[3]进行了一项射频联合高强度聚焦超声（high-intensity focused ultrasound，HIFU）的半脸对照试验，探究对比单独使用 HIFU 和 HIFU 联合双极射频对皮肤年轻化的疗效。研究者对 22 名面部有皱纹和衰老表现的韩国成年人进行了治疗，左侧面部进行单纯 HIFU 治疗，右侧面部进行 HIFU 联合双极射频治疗。在不同时间点测量皮肤参数，以评估皮肤年轻化的改善情况。结果显示，HIFU 治疗显著改善了皮肤参数，包括毛孔大小、皮肤弹性、眼部皱纹深度、眼部区域下垂程度、鼻唇沟的长度、脸颊和颌骨体积、皮肤密度和皮肤含水量；而双极射频联合 HIFU 治疗在减少毛孔数量、改善皮肤弹性、减少眼部皱纹深度和增加皮肤含水量方面疗效更佳。该研究表明，双极射频在真皮乳头层产生的热效应区比 HIFU 的靶区更浅，可以协同提高皮肤年轻化效果。

在该研究中，研究者使用了一种将 HIFU 和双极射频结合在一起的设备。该设备产生的超声能量是单点的能量。它还可以在不更换探头的情况下，安全地将 HIFU 辐照至皮肤的真皮深层，同时将射频辐照至皮肤的真皮浅层。因此，这种治疗头通过同时刺激皮肤不同层次的胶原产生，对多种皮肤状况如皮肤松弛和皱纹提供更全面和有效的治疗方法。

该研究的主要局限性在于随访时间较短（8 周），可能不足以显示皮肤年轻化的长期疗效，但该研究提供了 HIFU 联合双极射频在改善皮肤状况方面的协同效应的证据。

3. 射频与超声在人体组织产生的病理学改变的比较 聚焦和射频能够在皮肤中产生热效应，不同的能量设备和治疗参数，会导致不同的组织病理学变化。Kim 等[4] 对比了聚焦超声和射频在尸体皮肤中产生的热效应。研究者首先分析了单独使用聚焦超声、有创双极射频和非侵入式单极射频在尸体大腿内侧皮肤上产生的热效应。然后又进行了组合治疗，结果显示，先进行 1.5 mm 深度的聚焦超声治疗，再接着进行 1.5 mm 有创双极射频的组合治疗，在中至下层真皮中引起了多个凝固的热损伤区；并且在这些区域里，聚焦超声诱导的热效应与有创双极射频诱导的热效应无法区分，显示出它们在热效应上的相似性。与仅进行非侵入式射频治疗的组织标本相比，先进行聚焦超声治疗再进行非侵入式单极射频治疗的尸体组织标本表现出更大程度的热损伤，而且穿透更广、更深。

通过以上研究数据，研究者得出结论认为，聚焦超声和射频的组合治疗引发了多种互动性热效应模式。这一结果对于深入理解这两种治疗方法的互动效应，以及在美容领域中更有效地应用它们具有重要意义。

二 射频联合超声在皮肤美容中的应用

射频和超声的联合应用拓展了医学美容的治疗范围，在面部轮廓塑造、颈部提升等方面，不仅能取得良好的短期和长期效果，还可以改善毛孔粗大、皱纹等多个问题，为患者提供更全面、更持久的美容解决方案。

1. 作用原理 射频通过电流产生热效应，由于电流具有向电导率低的组织集中的特点，故射频的热分布类似网络状；而超声则通过聚焦技术，使组织的热损伤呈均匀点状分布。两者结合在理论上可以相辅相成，形成强大的协同效应，加强组织的重塑过程。

微针射频与超声同属点状加热，联用时则需要考虑作用在不同层次的问题。

2. 适应证

（1）面颈部皮肤紧致和提升。

（2）刺激胶原蛋白的再生，有助于减轻表情纹和动态皱纹。

（3）改善肤质，使皮肤更加光滑、均匀，减轻毛孔粗大。

（4）淡化轻度痤疮瘢痕，改善瘢痕外观。

3. 联合应用方案规划 在选择设备和治疗方案时，医生应该根据患者的具体皮肤状况、需求和期望，制订个性化的治疗计划。多项研究表明，射频联合应用超声相对于单一治疗，往往在皮肤紧致度、弹性和整体美容效果方面可取得更显著的改善。

在临床上，射频联合应用聚焦超声等其他能量设备时，要考虑到同一治疗深度的能量累积。比如临床常用的点阵微针射频（fractional microneedling radiofrequency，FMR）治疗深度在 2 ~ 3 mm 以内，如果同时叠加聚焦超声治疗，则治疗就要选择更深的层次，比如 4.5 mm 左右，以针对 SMAS 层的紧致提升。

无创单极射频联合聚焦超声治疗时，宜选择下面部较丰满的患者，并对使用剂量进行调整，在减少副作用的同时，可取得比单一治疗更好的疗效。

4. 注意事项　联合治疗时，医生和患者需关注一系列注意事项，以确保治疗的安全性和有效性。

（1）患者评估和选择：在进行联合治疗前，医生应仔细评估患者的皮肤状况、健康状况和美容需求。确保患者无射频和超声治疗的禁忌证，如妊娠、皮肤感染或活动性皮肤病等。

（2）医生培训和经验：医生应接受专业培训，熟悉射频和超声设备的操作原理和技术要点，具备丰富的实际操作经验，以确保治疗的精准性和安全性。

（3）设备选择和质量：使用经过认证及质量保证的射频和超声设备，确保其符合当地法规和标准。定期检查和维护设备，保持其性能和安全性。

（4）制订个性化的治疗方案：根据患者的不同需求和皮肤类型调整射频和超声参数。在治疗前向患者清晰解释治疗的预期效果、可能的风险和术后护理要点。

（5）麻醉和疼痛管理：根据治疗部位和患者的个体差异，考虑采用局部麻醉或表皮麻醉等方式缓解患者的疼痛感。在治疗前进行全面的麻醉和疼痛管理评估。

（6）术后护理和恢复：为患者提供详细的术后护理指导。术后一段时间内注意保湿、防晒，避免暴露于高温环境，不剧烈运动和过度用力，避免使用可能刺激皮肤的化妆品等。

（7）对风险和并发症的认知：向患者清楚地介绍射频和超声治疗的潜在风险和可能出现的并发症，如红肿、瘀斑、过敏等。建立随访制度，监测患者的术后反应和效果。

（8）与其他治疗方法的协同：医生应注意询问患者之前接受过哪些美容治疗，确保射频和超声治疗与其他治疗方法产生协同作用，而非产生冲突，结合不同技术的优势，制订综合的美容方案。

（9）不同肤质和肤色的个体化处理：对于不同肤质和肤色的患者，采用个体化的处理方案，确保对不同皮肤类型取得良好的疗效。

（10）医生和患者之间的充分沟通也是确保治疗成功的重要因素。

三 典型案例（图 7-1）

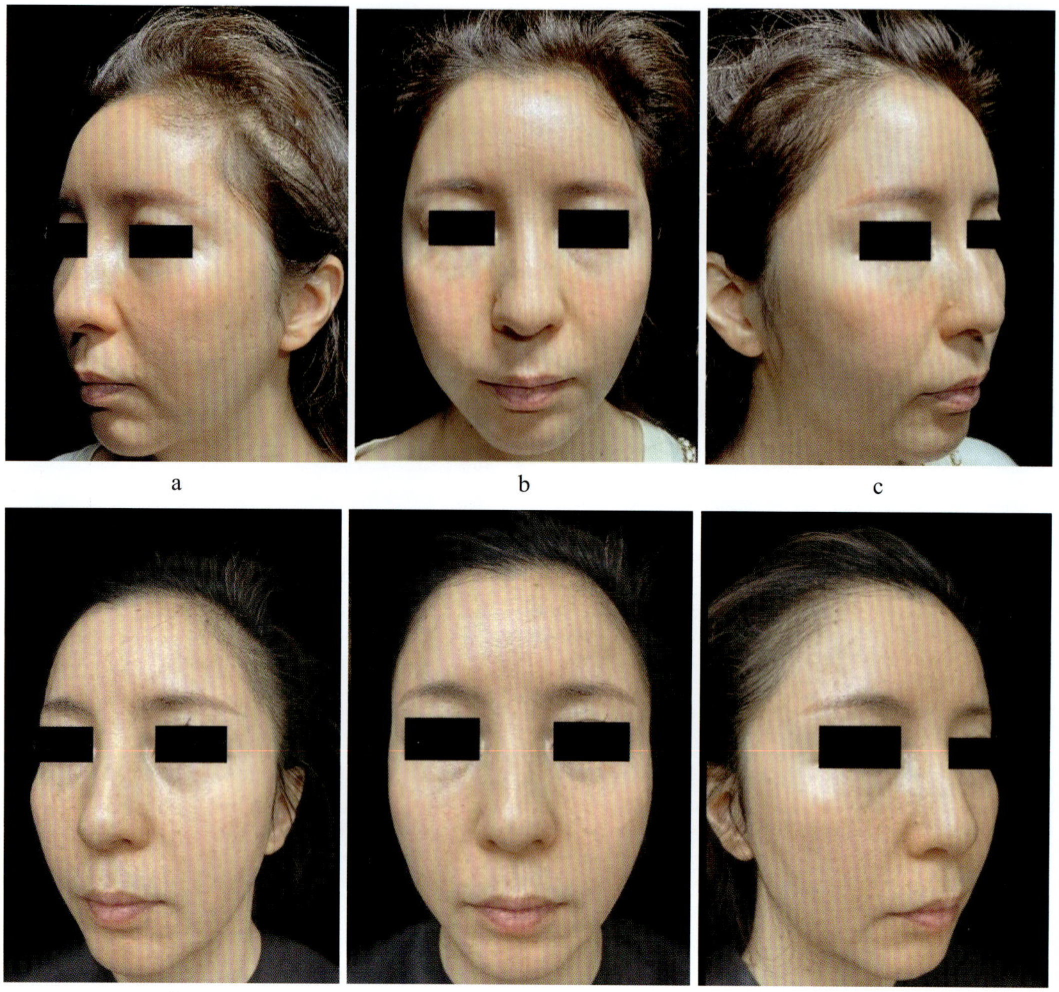

图 7-1 微聚焦超声联合点阵微针射频治疗

a ~ c. 术前；d ~ f. 给予单次超声炮治疗（深圳半岛）（参数：M 4.5，能量Ⅳ档，全面部 200 发；M 3.0，能量Ⅳ档，全面部 200 发；D 4.5，能量Ⅳ档，全面部 9600 发），并联合应用单次点阵微针射频治疗（深圳半岛，United 4.0）（参数：绝缘针，8 W，300 ms，1.6 ~ 2.0 mm）。联合治疗术后 3 个月，可见面部轮廓提升，法令纹减轻，毛孔缩小。

第 2 节 射频联合应用激光或强脉冲光

激光技术包括多种波长和脉宽的设备，在治疗色素性疾病、血管性疾病、瘢痕以及嫩肤上有良好的效果。强脉冲光（intense pulsed light，IPL）不是激光，但有类似的作用。激光和强脉冲光的弱点是治疗深度有限，有色人种皮肤治疗后出现炎症后色素沉着的可能性大。射频联合激光或强脉冲光在治疗层次上可以互补，而且可以增强效果，减少不良反应，是临床常用的联合治疗模式。

一 临床应用研究

针对不同的适应证，不同的射频和激光设备可以相互组合使用。国内外有较多研究报道了这两大类技术联合应用的潜力。

1. 微针射频或点阵 CO_2 激光治疗增生性瘢痕 Tawfic 等[5]研究比较了点阵微针射频（FMR）与点阵 CO_2 激光治疗烧伤后增生性瘢痕的临床疗效及安全性。研究者纳入 20 名烧伤后增生性瘢痕患者，每位患者的两个瘢痕区域分别随机给予点阵 CO_2 激光或 FMR 治疗（使用 22 根非绝缘针，整个针身均有射频能量），一共治疗 4 次，每次间隔 6 ~ 8 周。使用患者和观察者瘢痕评估量表（patient and observer scar assessment scale，POSAS）进行临床评估，采用 H&E 染色和地衣红染色进行组织病理学评估，并测定组织中的 TGF-β1 表达水平以进行生化评估。

结果显示，治疗后 1 个月，点阵 CO_2 激光和 FMR 治疗区域在所有参数上均显示出显著改善。与 FMR 治疗相比，点阵 CO_2 激光治疗区域在 POSAS（P=0.025）、弹性蛋白评分（P=0.004）和 TGF-β1 表达水平（P=0.000）方面显示出更大程度的改善。与点阵 CO_2 激光相比，FMR 治疗后患者恢复时间较短，炎症后色素沉着较少，但两者在统计学上并无显著性差异（P=0.327，P=0.231）。

研究者得出结论，FMR 是治疗增生性瘢痕的一种有效的替代手段，并具有更好的安全性。

2. 微针射频联合点阵 CO_2 激光治疗痤疮瘢痕 Mandavia 等[6]对联合应用微针射频和剥脱性点阵 CO_2 激光治疗痤疮瘢痕的相关文献进行了回顾性研究，结果提示联合治疗后，患者的痤疮瘢痕得到改善。治疗引起的不良反应包括红斑、水肿、疼痛、水疱、瘀点、脱屑、炎症后色素沉着和痤疮复发。随后在两个中心进行的回顾性研究证明了该结论。

研究者随后对英国伦敦和美国华盛顿特区两个诊所的 26 名患者进行了回顾性分析，所有患者均接受一次微针射频联合点阵 CO_2 激光治疗痤疮瘢痕。治疗前使用 4% 利多卡因乳膏行表面麻醉，随后对患者进行微针射频治疗（参数：2 mm；50% 强度；RF 200 ms）并立即使用点阵 CO_2 激光治疗（Fitzpatrick 皮肤分型Ⅰ、Ⅱ、Ⅲ型能量设置为 69 mJ；Fitzpatrick 皮肤分型Ⅳ型和Ⅴ型能量设置为 50 mJ）。治疗期间配合使用空气冷却。采用瘢痕全球评估（scar global assessment，SGA）量表进行结果评估。SGA 平均评分在基线为 3.0 分，一次治疗后的平均评分为 1.3 分，所有患者的 SGA 评分均有改善。不良反应包括红斑、疼痛、水肿、皮肤结痂，3 例患者出现炎症后色素沉着（术后 3 个月内完全恢复），2 例患者出现痤疮炎性皮损（术后 2 周内消退）。所有患者在治疗后 7 天内基本恢复正常。该研究表明，微针射频联合点阵 CO_2 激光可安全有效地治疗痤疮瘢痕。

3. 微针射频联合 Q 开关激光治疗色素性皮肤病 临床上，射频除了与 CO_2 激光有较多的联合应用外，与其他类型的激光也可联合使用。韩国学者 Kwon 等[7]研究了低能量 Q 开关 Nd: YAG 激光联合点阵微针射频（FMR）治疗黄褐斑的疗效与安全性。研究者认为，Q 开关 Nd: YAG 激光在治疗较深肤色类型的黄褐斑中显示出中等疗效，但使用单一激光治疗黄褐斑仍然存在挑战，未取得令人满意的结果。以往的研究认为 FMR 能够增强皮肤微环境，可能减少使黄褐斑加重的因素。

在该回顾性研究中，研究者比较了低能量 Q 开关 Nd: YAG 激光联合应用 FMR 与仅使用 Q 开关 Nd: YAG 激光在亚洲黄褐斑患者中的有效性和安全性。56 名患者接受联合治疗，在 1 周间隔的 10 个疗程中连续接受 Q 开关 Nd: YAG 激光和 FMR 治疗；58 名患者仅接受 Q 开关 Nd: YAG 激光治疗（光斑直径 7 ~ 8 mm，能量密度 3.0 J/cm^2，平扫模式，频率 10 Hz，治疗 10 次，每次间隔 1 周）。由 2 名皮肤科医生在术前和最后一次治疗后的 3 个月根据改良黄褐斑严重指数（modified melasma area and severity index，mMASI）以及医生整体评估（physician's global assessment，PGA）评估疗效，并详细记录与治疗相关的副作用和病程。

研究者统计得出，与 Q 开关激光单独治疗组相比，mMASI 减少的中位数（2.9 *vs.* 1.8）和获得"好"等级以上 PGA 的比例（68% *vs.* 54%）显示出联合治疗组的疗效更好。而两组之间与治疗相关的副作用没有显著差异，但 Q 开关激光单独治疗组中圆形色素减退和反弹性色素沉着的发生率较高。研究者认为，低能量 Q 开关 Nd: YAG 激光联合 FMR 治疗是一种对亚洲黄褐斑患者安全而有效的治疗方法。

4. 射频联合强脉冲光治疗敏感性皮肤 近年来，敏感性皮肤问题备受关注，而射频在治疗敏感性皮肤领域也有较多的研究报道。国内学者 Jin 等[8]探讨了短波射频（shortwave radiofrequency，SWRF）联合强脉冲光（IPL）对改善敏感性皮肤患者经表皮水分丢失（transepidermal water loss，TEWL）和面部红斑的疗效及安全性。

研究一共纳入 22 名敏感性皮肤患者，接受了 SWRF 治疗（27.3 MHz 射频仪，ZKKL，中国武汉，能量 0.5 W），用射频治疗头在面部轻柔打转，配合使用保湿霜，每周一次，共 4 周，并进行一次 IPL 治疗（Alma laser，Caesarea，Israel，500 ~ 600 nm 滤波片，脉宽 12 ~ 15 ms，能量密度 9.0 ~ 12.0 J/cm^2）。在每次随访时拍摄高清照片和三维图像，通过敏感量表来评估刺激症状和面部红斑。此外，还测量了红斑区域的面积和 TEWL 值。

结果表明，所有患者治疗后主观和客观评估面部刺激感觉和面部红斑均有改善。TEWL 值从基线的 20.29 ± 5.97 g/（h·m^2）降至 SWRF 治疗后的 14.70 ± 6.02 g/（h·m^2），联合治疗后降至 13.78 ± 4.70 g/（h·m^2）（P=0.000）。红斑区域面积的减少具有统计学意义，基线为 14.05% ± 5.71%，SWRF 治疗后为 9.38% ± 4.08%，联合治疗后为 5.73% ± 279%（P=0.000）。研究中未观察到不良反应。研究者认为，SWRF 与 IPL 的联合应用对修复皮肤屏障功能有显著效果，能有效缓解敏感性皮肤的刺激感觉和改善面部红斑。

5. 微针射频联合强脉冲光治疗痤疮的动物模型研究 痤疮是一种常见的慢性炎症性皮肤病，发病率较高，病情容易反复，需要新的治疗模式，以便为现有的治疗方案提供替代和补充。Seok 等[9]在兔耳模型中使用痤疮丙酸杆菌的悬浮液诱导痤疮，随后评估微针射频和强脉冲光（IPL）治疗对痤疮的有效性和安全性。单极微针射频治疗是通过使用 1.2 mm 的绝缘针头，通过热传递实现选择性地破坏皮脂腺而不损害表皮，射频治疗后痤疮皮损有显著性改善。而 IPL 组治疗后 7 天，痤疮病变体积的减少较射频组少。研究表明，微针射频治疗可以显著减少痤疮的炎性丘疹数量和体积，而 IPL 可能具有免疫调节作用。与微针射频或 IPL 治疗相比，联合治疗对痤疮丙酸杆菌的抑制作用更强。治疗 7 天后，与对照组相比，所有治疗组均有改善，且无不良反应。病灶总数显示微针射频或 IPL 治疗及联合治疗组均有明显改善。治疗后数天 H&E 染色切片显示，对照组皮脂腺周围有明显的炎性细胞浸润，微针射频及联合治疗组皮脂腺破坏明显。与单独使用微针射频或 IPL 相比，联合治疗组的炎症细胞浸润减少。

二 射频联合激光或强脉冲光在皮肤美容中的应用

射频联合激光或强脉冲光技术为皮肤科治疗提供了多样而有效的选择。这是一个备受关注且快速发展的领域，以下将探讨射频联合激光或强脉冲光技术的原理、应用领域、实际操作经验以及未来发展方向等内容。

1. 作用原理 射频、激光和强脉冲光是美容皮肤科常用的治疗技术，它们分别基于不同的物理原理，用于改善皮肤质量和解决不同的皮肤问题。

激光技术的主要原理包括：①选择性光热效应，激光能够选择性地瞄准皮肤组织中的黑色素、血红蛋白或水分子等靶色基，使其吸收光能并转化为热能；②激光治疗产生的热效应及轻度损伤通过刺激胶原蛋白的生成和重组，改善皮肤弹性，减少细纹和皱纹；③不同波长的激光可以选择性地治疗面部损容性病变，如色斑、痣和血管病变等。

强脉冲光（IPL）是一种广谱光，其主要原理包括：①选择性光热效应，类似于激光，IPL 也利用选择性光热效应，通过吸收光能的色素或血红蛋白来产生热量；②IPL 适用于改善皮肤表面的色素问题，如日光性黑子、雀斑等；③治疗血管病变，IPL 通过扩展的选择性光热作用，选择性地损伤血管壁，可以治疗血管病变如面部红血丝等。

2. 适应证 射频、激光和 IPL 三种治疗方式的选择取决于患者的具体皮肤问题、治疗目标和个体差异。治疗前，患者应接受专业的皮肤评估，由医生根据个体情况制订合适的治疗方案。

（1）色素性疾病：在色素性疾病（如黄褐斑和晒斑）的治疗中，射频通过促进色素颗粒的分解和排出，达到淡化斑点的效果。此外，射频还能刺激胶原蛋白的再生，提升皮肤的弹性和光滑度。激光和 IPL 利用选择性光热效应，通过特定波长的光束作用于皮肤中的黑色素。这种选择性作用可以引起黑色素的破坏或分解，从而改善皮肤表面的斑点问题。不同波长的激光可用于不同类型的色素性疾病，如日光性黑子、雀斑等。对于光老化相关的色素问题如黄褐斑等，可以先使用激光或 IPL 改善色素沉积，后期可以联合点阵微针射频促进胶原再生，改善皮肤老化的微环境，以进一步改善色素问题。

色素问题的治疗通常需要多个疗程，间隔数周。患者在治疗过程中可能会感到轻微的刺痛或热感，但一般耐受性良好。治疗后，患者需要注意防晒，保持皮肤的水分和滋润。

（2）血管性疾病：面部红血丝等血管性疾病常需要精细而有效的治疗。激光和 IPL 利用选择性光热效应，通过特定波长的光束作用于血管组织。在这一过程中，光能被血红蛋白吸收，引起局部升温，从而破坏血管壁，对周围的组织影响较小。对于一般的血管性疾病，选择被血红蛋白高效吸收的激光如脉冲染料激光等，可以取得较好的疗效；针对面部大范围的潮红，可以联合射频技术如点阵微针射频，以改善局部炎症，促进潮红消退。

目前，临床上对玫瑰痤疮的关注度较高，亦有针对玫瑰痤疮的多种治疗方法，包括药物治疗及光电治疗等。已有相关研究采用点阵微针射频治疗丘疹脓疱型玫瑰痤疮，取得了较好的临床效果。

（3）皮肤松弛：射频联合使用激光技术可以刺激胶原蛋白的生成，提升皮肤紧致度，尤其适用于面颈部。

（4）皱纹和细纹：联合治疗有助于减少面颈部的细纹和皱纹。

（5）瘢痕：联合治疗可以改善瘢痕外观，包括痤疮瘢痕、手术瘢痕和其他类型瘢痕。

（6）毛孔粗大：联合治疗有助于改善毛孔的外观，使皮肤变得更加细腻。

（7）光老化：联合治疗有助于改善整体肤质，使皮肤看起来更年轻、光滑。

（8）痤疮：联合治疗有助于减轻轻中度痤疮病变，改善痤疮瘢痕和痤疮红斑。

3. 注意事项 术后避免阳光暴晒和接触高温环境，避免使用含有刺激性成分的化妆品或护肤品，遵医嘱使用修复类护肤品。术后注意观察皮肤反应，如果出现异常红肿、疼痛、起水疱或感染迹象，应及时联系医生并定期随访。

4. 联合应用方案规划 在进行射频联合 IPL 治疗之前，患者通常需要接受专业的皮肤评估和咨询，以确定合适的治疗方案。治疗的具体方式、设备选择和治疗计划取决于患者的个体情况以及医生的专业判断。术前和术后的护理以及治疗的不良反应也需要在治疗前进行详细的讨论。

对于面部年轻化，射频联合激光或 IPL 可以达到增强疗效的作用。射频联合激光在治疗面部松弛时应用广泛，特别是对于法令纹、嘴角纹等细纹和皮肤松弛问题，疗效明确。应用较多的是单极射频联合长脉宽 Q 开关 1064 nm 激光和长脉宽 2940 nm 铒激光。注意激光和单极射频的治疗间隔和治疗次数，一般长脉宽激光与单极射频治疗应间隔 1 个月左右。另外，点阵微针射频也可以联合激光以改善面部皱纹、毛孔粗大及萎缩性瘢痕等，一般可以联合点阵类激光，如点阵 CO_2 激光、点阵铒激光、点阵光纤激光、点阵皮秒激光等。

颈部是皮肤老化较明显的区域之一，射频联合激光或 IPL 可有效改善颈纹，提升下颌线条，使颈部皮肤更显年轻。应注意能量设备对血管及颈部腺体的影响，不同深度的治疗设备有不同的治疗范围，应正确规范操作，以避免引起术后不良反应或对正常组织造成损伤。

医生应根据患者的皮肤状况和需求制订个性化的治疗方案，包括治疗方式的选择、治疗的次数和间隔以及术后护理。患者可能在治疗后经历暂时性的红肿、疼痛或轻微的灼热感，这是正常的治疗反应，通常会在短时间内自行缓解。治疗后，通常在数周至数月内逐渐见到改善。针对松弛和皱纹的年轻化治疗，通常需要多次治疗才能维持疗效。应当根据治疗层次，合理安排治疗周期，避免过度治疗，给患者造成不良后果和经济负担。

三 典型案例（图 7-2 ~ 7-4）

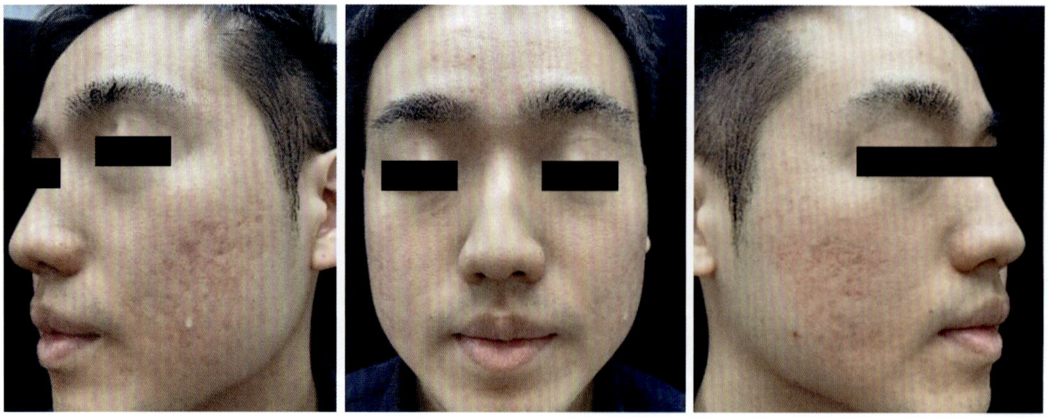

a b c

图 7-2 点阵微针射频联合强脉冲光（IPL）治疗痤疮及痤疮瘢痕

a ~ c. 术前

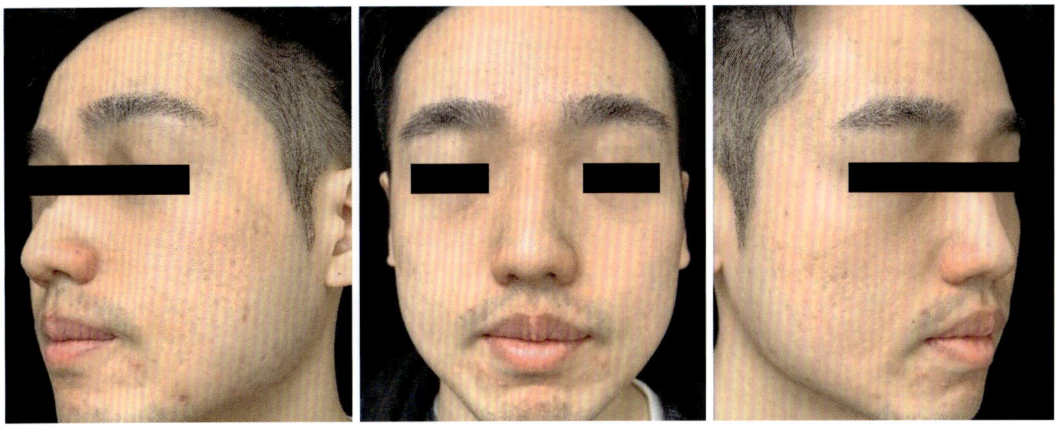

d　　　　e　　　　f

图 7-2　点阵微针射频联合强脉冲光（IPL）治疗痤疮及痤疮瘢痕（续）

d ~ f. 给予点阵微针射频治疗 1 次（6 ~ 8 W，200 ~ 300 ms，1.6 ~ 1.8 mm），间隔 4 周后进行 IPL 治疗 2 次（590 nm，三脉冲，脉宽 5 ms，脉冲间隔 50 ms，能量密度 15 J/cm^2）。联合治疗后 3 个月，可见红斑基本消退，痤疮瘢痕变浅，毛孔缩小。

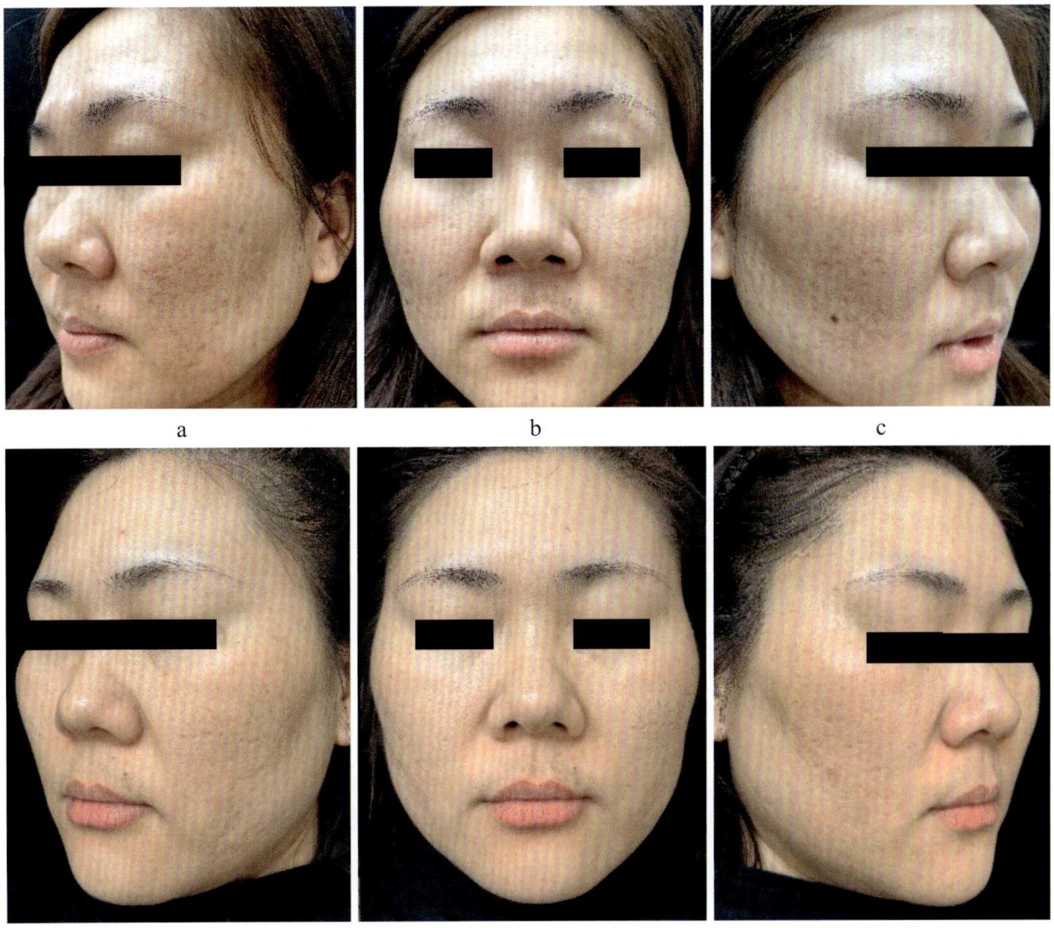

a　　　　b　　　　c

d　　　　e　　　　f

图 7-3　点阵 CO_2 激光联合强脉冲光（IPL）及点阵微针射频治疗痤疮萎缩性瘢痕

a ~ c. 术前；d ~ f. 给予点阵 CO_2 激光治疗 1 次（Aesthetic 模式，对痤疮萎缩性瘢痕局部进行治疗，能量 80 ~ 100 mJ/Pixel），间隔 6 周进行 IPL 治疗 1 次（590 nm，三脉冲，脉宽 5 ms，脉冲间隔 50 ms，能量密度 15 J/cm^2），间隔 4 周进行点阵微针射频治疗 1 次（6 ~ 8 W，200 ~ 300 ms，1.6 ~ 1.8 mm）。联合治疗后 3 个月，可见痤疮瘢痕变浅，红斑减轻，毛孔缩小，且面部紧致度提升，法令纹变浅。

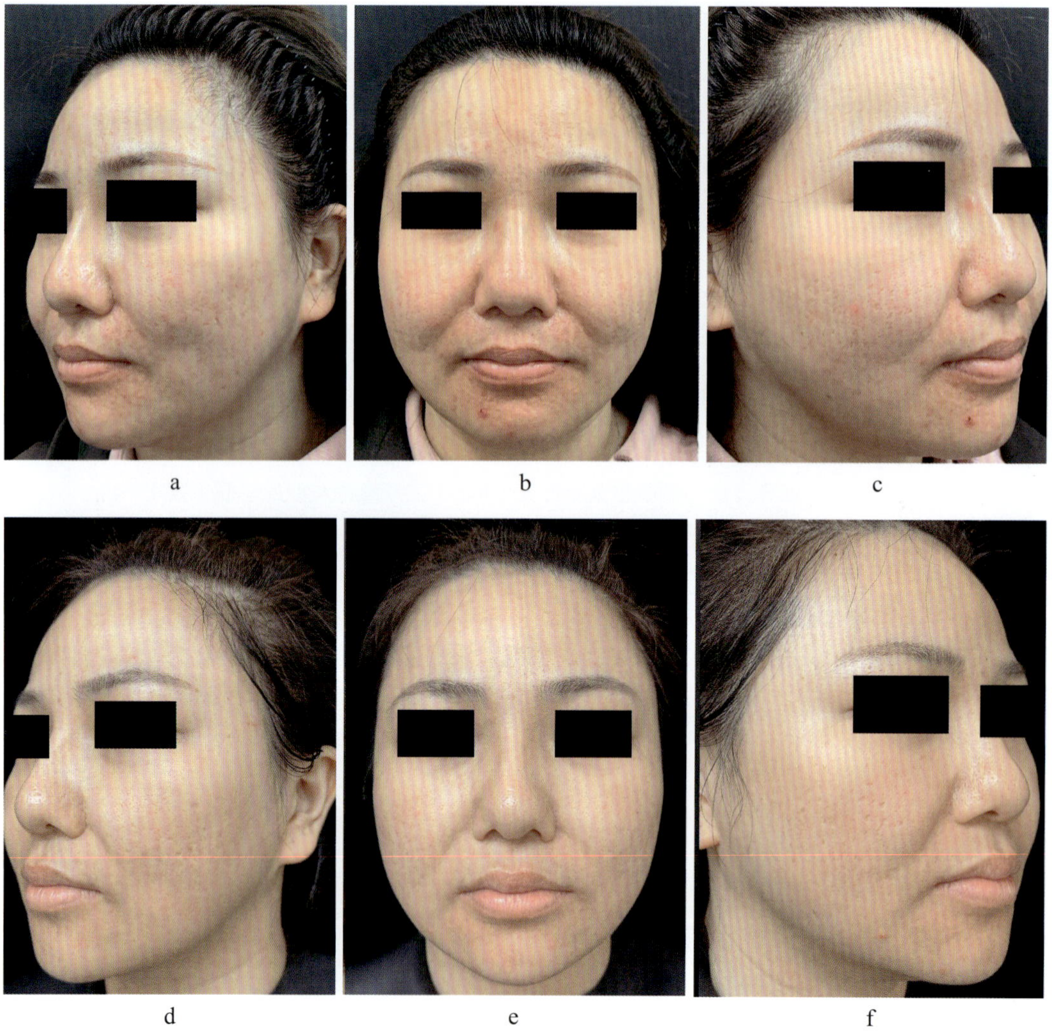

图 7-4 点阵微针射频联合点阵 CO_2 激光及强脉冲光（IPL）治疗痤疮及痤疮瘢痕

a～c. 术前；d～f. 给予点阵微针射频治疗 1 次（6～8 W，200～300 ms，1.6～1.8 mm），间隔 4 周进行点阵 CO_2 激光治疗 1 次（Aesthetic 模式，对痤疮萎缩性瘢痕局部进行治疗，能量 80～100 mJ/Pixel），间隔 6 周进行 IPL 治疗 1 次（590 nm，三脉冲，脉宽 5 ms，脉冲间隔 50 ms，能量密度 15 J/cm^2）。联合治疗后 3 个月，可见痤疮瘢痕变浅，红斑基本消退，毛孔缩小，痤疮病情减轻。

第 3 节 射频联合应用负压技术

面部骨性结构较多的区域，特别是眼周、颈部等部位，使用射频治疗时常常有治疗手具与面部贴合不紧密的问题。目前，临床常采用射频联合负压技术，即在射频手具头部加上负压装置，使其与面部贴合更紧密，更适用于眶周及颈部皮肤松弛区域的治疗。

一 临床应用研究

1. 点阵微针射频联合负压技术 Gao[10] 评估了负压点阵微针射频（negative pressure fractional microneedle radiofrequency，NPFMR）治疗眼周老化的疗效和安全性。研究纳入 25 名眼周老化患者，进行了 2 次治疗，每次治疗间隔 1 个月。在最后一次治疗前和治疗后的 1、3 和 6 个月进行评估。研究结果显示，NPFMR 显著改善了患者的眼周皱纹（$P<0.05$）。另外，检测到的生理指标显示，与治疗前相比，治疗后 3 个月和 6 个月，皮肤的水合度增加（$P<0.05$），经皮水分丢失（TEWL）减少（$P<0.05$）。治疗后 1 个月，光泽度显著提高（$P<0.05$），但在治疗后 3 个月和 6 个月时回到基线水平。黑色素含量无显著变化（$P>0.05$）。皮肤超声检测显示，眼周皮下层厚度在治疗后 1、3 和 6 个月显著增加（$P<0.05$）。眼周皮肤活检显示，治疗后，真皮中的胶原纤维显著变厚，排列更有序，Ⅰ型胶原纤维和弹性纤维的表达增加。1 名患者在第一次治疗后 1 个月出现炎症后色素沉着（PIH），经积极治疗后改善。未观察到其他不良反应。该研究认为 NPFMR 可能是一种有效且安全的眼周老化治疗方法。

韩国学者 Kim 等 [11] 也开展了类似的研究，评估一种新型带负压的点阵微针射频设备对眼周皱纹的效果和安全性。该研究纳入 11 名 30～75 岁有眼周皱纹的韩国患者。使用 Fitzpatrick 皱纹评估量表（wrinkle assessment scale，WAS）评估皱纹等级，记录黑色素和红斑指数、经皮水分丢失（TEWL）以及 3 个皮肤弹性参数，并且在志愿者中进行了皮肤活检。结果显示，所有患者的眼周区域皱纹改善，其中 2 名患者的下眼睑区域也表现出显著疗效。WAS 评分显著减少，黑色素指数显著改善。TEWL 显著下降，表明随着治疗的重复，皮肤水分含量增加。在第一次治疗后，皮肤弹性增加。此外，组织病理学检查发现，治疗后真皮层中的胶原蛋白和弹性蛋白分布更加密集，进一步证明了点阵微针射频对于皮肤结构的积极影响。研究结论认为，点阵微针射频在改善眼周皱纹、色素沉着和提高皮肤水合作用方面具有显著的长期效果。

2. 单极射频联合负压技术 国内学者 Zhang 等 [12] 对带有负压装置的无创单极聚焦射频治疗中下面部松弛的有效性及安全性进行了研究，并创建了一个面部松弛的评估系统。研究对象为 2017 年 1 月 12 日至 2018 年 9 月 5 日入组的 52 名受试者，年龄为 32～64 岁（平均 43 岁）。该研究使用的聚焦单极射频装置在不改变内部频率（40.68 MHz）的情况下，通过压缩正弦波将主要能量聚焦在目标组织上，从而精确提高了外部频率；使用高负压将组织吸入装置尖端，以增加治疗效果和准确性。射频设计通过调节负压的功率来加热三层组织（浅层 1.5 mm、中层 3 mm、深 4.5 mm）。所有患者均接受 1～3 次治疗，每次治疗间隔 1 个月，治疗后至少随访 1 个月。每个区域采用 2 秒加热和 2 秒冷却（间隔时间），一共治疗 6 遍。在此过程中，皮肤温度维持在 40～42 ℃，并使用红外测温仪进行监测。治疗的终点为出现轻度红斑、水肿和患者体验到温热感而不是疼痛。治疗后指导患者使用面部保湿剂和防晒霜，避免日晒 3 个月。

所有患者均完成至少一次面部下 2/3 区域的治疗，平均治疗次数为 1.52 ± 0.67 次，随访时间为 1～7 个月（平均 2.24 ± 1.44 个月）。未报告 PIH、水疱、瘢痕等不良反应。患者术后均出现一过性红斑，但在 2～4 小时内消退。在基线和治疗后，由 3 名盲法观察者测量面部轮廓和线条，分析 VISIA 评分，并使用 Alexiades 综合分级量表（ACGS）和整体美学改善量表（GAIS）评估结果。结果表明，斑点、紫外线色斑、紫质和棕色斑点无变化，皱纹、纹理、毛孔和红色区域显著减少（$P<0.05$），减少百分比分别为15.37%、13.67%、6.48%和6.57%。主观评估结果显示，多数患者治疗后有一定程度的改善，39例（75%）患者为“改善”，3例（5.8%）为“显著改善”，只有10例（19.2%）被认为“无变化”。量化评估结果显示，面部宽度和轮廓线缩小，显示出更平坦的鼻唇沟和清晰的下颌线。

该技术的特点是将能量逐步聚焦于不同的组织层，旨在显著紧缩和恢复衰老的皮肤。重要的是所施加的负压能到达所需治疗的浅层或深层，并且非常接近皮肤表面，因此具有高度的治疗选择性和安全性，无须麻醉。另外，负压也有诱导成纤维细胞产生机械应力并促进胶原蛋白合成的作用。

二 射频联合负压技术在皮肤美容中的应用

射频与负压技术的结合可以使治疗手具与皮肤表面贴合更紧实，增加治疗的深度，保证治疗的安全性。临床上常用的有带负压的点阵微针射频、带负压的双极射频、带负压的单极射频等。

1. 点阵微针射频联合负压技术 点阵微针射频联合负压技术是一种侵入性的治疗方法。微针以点阵状排列刺入皮肤，搭配射频能量的传递，通过微创的方式刺激皮肤胶原蛋白再生和重塑。同时，负压系统能够促使皮肤更紧密地贴合在微针上，提高治疗的精准度和安全性，更适用于眼周等精细部位和颈部等骨骼比较明显的区域，通过刺激胶原蛋白的生成，有效提升皮肤紧致度，改善轮廓。

（1）眼周年轻化：眼周细纹是皮肤老化的常见表现。带负压的点阵微针射频技术在眼周细纹的治疗中优势明显。负压系统确保微针在治疗区域平稳操作，避免对周围组织的过度损伤。应用于眼周时，由于点阵微针射频的能量相对局限，治疗较为安全，带负压的治疗头可以将眼周皮肤吸起，确保微针刺入皮肤。

（2）颈部年轻化：应用于颈部时，由于颈部皮肤相对松弛且平整度较差，带负压的射频可使操作更便捷和安全。单极射频等设备治疗深度较深，可能对颈部的腺体产生不良影响；而点阵微针射频的治疗深度在真皮深层，对皮下组织的影响较小，应用于颈部时较为安全。

（3）腹部瘢痕：对于腹部瘢痕如手术瘢痕或妊娠纹，该技术也表现出令人满意的效果。负压技术使腹部治疗更为简便安全，而点阵微针射频对表皮影响较小，色素沉着的风险相对于点阵激光小。

2. 单极射频联合负压技术

（1）皮肤紧致和提升：通过单极射频能量的传递，可以刺激皮肤深层的胶原蛋白和弹性纤维生成，同时负压的辅助作用有助于增加治疗深度，实现紧致效果。

（2）改善细纹和皱纹：单极射频可以刺激胶原蛋白的生成，减轻细纹和皱纹。负压的作用有助于提高皮肤的张力，改善表面纹理。

（3）改善毛孔粗大：通过刺激皮肤深层的胶原蛋白生成，有助于改善毛孔的外观。

3. 双极射频联合负压技术 双极射频治疗深度较单极射频浅，常用于改善皮肤细纹及颈部、腹部皮肤松弛。联合负压技术能增加治疗深度，适用于面部骨骼明显、眼周及脂肪堆积区域，使治疗更为安全。

用于腹部脂肪区域时，除了可以减少脂肪，还有较好的收紧效果。此外，可联合冷冻减脂等设备，对局部脂肪堆积疗效更佳。

三　典型案例（图 7-5）

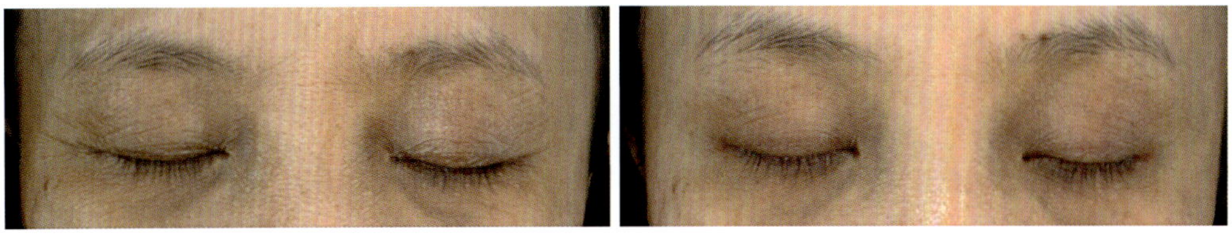

a　　　　　　b

图 7-5　负压点阵微针射频治疗眶周细纹

a. 术前；b. 给予负压点阵微针射频治疗 3 次，间隔 3 个月（6 W，200 ms，1.5 mm）。末次治疗后 3 个月，可见眶周细纹明显变浅，皮肤紧致度及细腻度增加，肤色提亮。

第 4 节　射频联合应用注射填充技术

面部填充剂常用于面部增容、提升和轮廓塑形。填充剂根据其维持时间长短可分为三类：永久性、半永久性和暂时性。透明质酸（hyaluronic acid，HA）填充剂已被广泛用作暂时性的皮肤填充剂。HA 是一种复杂的多糖，是真皮和身体其他器官的主要成分，可以在人体组织中自然合成和降解。由于低免疫原性，HA 提供了安全有效的体积增量。根据 HA 填充剂的制造工艺，其可在 1 ~ 2 年内完全降解。透明质酸酶、超声波、热效应、自由基和紫外线等因素可加速 HA 的降解过程。在临床上，HA 注射填充常与其他治疗方法（包括激光和能量设备）结合使用，以增强整体的美容效果。射频联合注射填充技术是常用的年轻化治疗方案。

一　临床应用研究

1. 射频联合透明质酸填充注射治疗　一项国外的专家共识[13]认为，如果在同一天进行联合治疗（HA 注射填充和激光 / 强脉冲光），应该始终从激光或强脉冲光治疗开始，避免在注射 HA 后进行皮肤操作。能量设备（尤其是射频）产生的大面积加热可能会导致 HA 填充剂的降解，这也是临床上医生和求美者较为关注和担忧的问题；同时，在射频治疗后再进行填充，可以减少填充剂用量，减少馒化等副作用的发生。

由于数据有限，目前尚无关于 HA 填充剂注射后射频治疗的合适间隔时间的循证指南。有学者进行了一项针对射频和 HA 注射填充联合治疗的研究[14]，通过临床和组织学分析，评估不同时间点上射频治疗对体内 HA 降解的影响。研究共纳入 14 名健康受试者，平均年龄为 18 ~ 65 岁，排除了皮肤病（例如湿疹、皮肤感染、开放性伤口等）、结缔组织病、免疫功能异常、凝血功能异常、妊娠、哺乳期等。有增生性瘢痕或瘢痕疙瘩病史、HA 填充剂过敏史、体内有永久性金属植入装置或起搏器者也被排除在外。

所有受试者均在腹部的4个治疗区域（2 cm×2 cm）进行标记（A、B、C、D）。首次就诊时，4个部位均注射HA填充剂（Belotero Balance®，Merz美学公司，美国）。在每个位点注射0.2 ml HA，共分为16个小等份。所有注射部位均轻轻按摩5分钟。注射后2小时，在所有部位进行3 mm穿刺活检。在位点B进行单极射频（Minnie，Quanta System Sp A，意大利）治疗，单极模式，深度为36 mm，能量60%，持续30～60秒，直到表面皮肤温度达到42 ℃（使用红外测温仪测量）。第14天和第28天，在位点C和D进行相同设置的单极射频治疗。

HA填充剂注射和射频治疗后的不良反应记录为“是”或“否”，包括疼痛、瘙痒、红斑、可触及结节和炎症后色素沉着（PIH）。另外，还记录了组织学变化，包括炎症和肉芽肿。

所有受试者在第56天完成实验。受试者多为女性（n=12，占85.71%），平均年龄为37岁。Fitzpatrick皮肤分型Ⅲ、Ⅳ、Ⅴ型者分别有3例（21.4%）、8例（57.1%）、3例（21.4%）。在HA填充剂注射后立即进行单极射频治疗的部位，有5名受试者（35.71%）表现出HA的体积减小，与基线（4.0 *vs*. 3.57，P≤0.01）相比，平均HA体积评分明显降低；组织学检查也显示，与对照部位相比，组织中的HA减小。在HA填充剂注射后第14天进行射频治疗的部位，有1名受试者（7.1%）表现出HA体积减小；在第28天进行射频治疗的部位，有1名受试者（7.14%）在组织学切片中显示HA减小。在第14天和第28天进行射频治疗的部位，HA分级评分的平均值在基线和第56天（4.0 *vs*. 3.93，P=0.56）之间没有显著性差异。在HA填充剂注射后未进行射频治疗的对照部位，受试者未表现出HA体积减小。所有患者均能耐受治疗。治疗后未观察到可触及的结节、红斑或PIH。2名受试者（14.28%）在注射HA后出现瘙痒，在2天内完全消退。未观察到严重不良反应。组织学检查显示，在注射后第56天，所有活检标本中未检测到炎症或肉芽肿。

从该研究的结果可以推断，在注射后早期进行射频治疗可能导致HA填充剂的少量减少。HA填充剂注射和射频治疗之间的间隔时间拉长，可以减少对HA的降解。

另外，该研究只使用了一种HA填充剂和单一类型的射频技术。因此，对于其他类型的HA填充剂以及其他射频技术，研究结果可能有所不同。在未来的研究中，可以纳入更多的受试者和更多的产品种类，采用不同的能量设备和不同的注射深度，以便得出更准确的时间间隔数据。综上所述，研究者建议在HA填充注射前进行射频治疗。但若先注射HA填充剂，在注射HA后14天内不宜再进行单极射频治疗。

Shao等[15]也探讨了HA填充剂注射联合绝缘微针射频用于面部年轻化治疗的安全性。研究者在HA填充术后1周进行微针射频治疗，研究发现微针射频治疗并未导致HA填充剂的降解，并且组织活检显示在经过微针射频治疗后的皮肤样本中，HA的留存量与仅进行HA填充的样本相似。此外，研究还指出微针射频治疗并未引起HA的降解，也没有在表皮中发现HA的外渗。该研究的局限性在于样本量较小，需开展进一步的研究来验证当前的结论。

2. 射频联合非交联透明质酸真皮内美塑治疗 HA除了用于注射填充外，也是真皮内美塑治疗的主要成分。射频联合非交联HA真皮内美塑注射治疗在临床上也是一种常见的治疗方法。

Lim等[16]对一种微针射频联合HA美塑注射（RF hydro-injector，RFHI）的新设备治疗眼周区域（包括外眼角和眼下区域）的疗效和安全性进行了研究。共纳入 24 名受试者，一共接受了 2～3 次治疗。使用外眦皱纹研究者整体评估（investigator's global assessment of the lateral canthal line，IGA-LCL）和整体美学改善量表（global esthetic improvement scale，GAIS）来评估眼周年轻化的改善情况。使用 Cutometer® 评估皮肤的弹性，使用 Antera 3D 图像采集系统® 评估皱纹、粗糙度和毛孔大小。在第一次治疗后 8 周随访时，IGA-LCL 和 GAIS 均显示出显著改善。Antera 3D 图像采集系统® 测量的皱纹、粗糙度和毛孔大小表现出统计学上的显著改善。未报告严重不良事件。研究结果显示，这种同时提供微针射频和 HA 美塑注射治疗的新设备对于眼周区域的年轻化治疗是安全且有效的。

Platkowska 等 [17] 研究了双极射频联合非交联 HA 美塑疗法改善皮肤外观和表皮屏障功能的疗效。该前瞻性、单中心、半脸对照的初步研究招募了 20 名 29～54 岁（平均年龄 46 岁）面部皮肤干燥和松弛的女性，其经皮水分丢失（TEWL）值≥26 g/（m^2·h）。受试者在面部两侧均接受双极射频治疗，治疗后立即在面部一侧进行 2.5 ml 非交联 HA 美塑治疗。在治疗前和治疗后第 28 天时进行高清相机拍摄、表皮屏障功能参数分析和表皮高频超声波检测。

结果显示，与仅使用射频治疗的一侧相比，双极射频联合美塑治疗的一侧 TEWL 降低，皮肤水合度增加（分别为−5.8% *vs.*+3.9% 和 +23.1% *vs.*+1.0%）、色素沉积改善（−7.5% *vs.* −1.5%）和红斑值改善（−7.2% *vs.*+3.0%）更明显；表皮超声波测量显示，联合治疗侧表皮厚度和密度的改善也更明显（分别为 12.0% *vs.* 5.6% 和 57.7% *vs.*7.1%）。未见明显不良反应。

该研究得出结论，与仅使用射频治疗相比，双极射频联合非交联 HA 美塑治疗在皮肤水合度、紧致度和肤色方面可提供更大的改善，联合治疗还与表皮厚度和密度的增加以及角质细胞分化的增加相关，表明两种治疗对皮肤稳态和屏障功能有协同作用。

二　射频联合注射填充技术在皮肤美容中的应用

射频与填充剂注射的联合治疗可以达到改善皮肤质地、紧致肌肤、减轻皱纹等效果。在开始治疗之前，进行详细的患者评估是至关重要的，包括患者的健康状况、过敏史、药物使用史等信息，以确定是否适合接受联合治疗。根据患者的皮肤类型、问题的严重程度和期望目标，制订个体化的治疗计划。对于不同的患者，可能需要调整射频和填充剂的种类、浓度、深度和治疗次数。

根据患者的情况和诉求选择合适的射频设备，确保使用经过批准和认证的设备，操作符合安全标准。治疗前，向患者详细解释射频治疗的过程、可能的皮肤感觉和术后效果。调整射频的能量和深度以适应不同的皮肤区域。根据情况制订疗程。

选择适当的填充剂，根据患者的需要和目标注射合适的剂量。确保注射技术准确，以避免不必要的不良反应，例如出血、淤青或感染等。

射频与填充剂的联用主要考虑到能量设备对填充剂的影响，是否会加速填充剂的代谢或者改变填充剂的外形，从而影响填充剂的疗效和维持时间。经过临床实践及多项研究证实，能量设备治疗常对填充剂注射部位产生较高的热效应，或者剥脱性或侵入性光电治疗形成的微损伤通道达到了填充剂的位置，可能会影响填充剂的代谢时间以及填充剂的外形，故而建议先进行能量设备的治疗，后期再行填充剂的注射。

在治疗过程中，密切监测患者的反应，确保治疗过程中的安全性。建立标准化应急预案。告知患者可能出现的不良反应，包括但不限于肿胀、淤青、疼痛或感染。向患者提供应对这些不良反应的解决方案，并建议他们在术后定期追踪复诊，以评估治疗效果和检查不良反应，并根据需要调整治疗计划。为患者提供详细的术后护理指导，包括避免阳光暴露、不要过度按摩注射部位、使用适当的防晒霜等。在患者的医疗记录中详细记录每次治疗的细节，包括使用的设备、填充剂的种类和剂量、射频参数等，以便后续治疗参考。

三 典型案例（图 7-6）

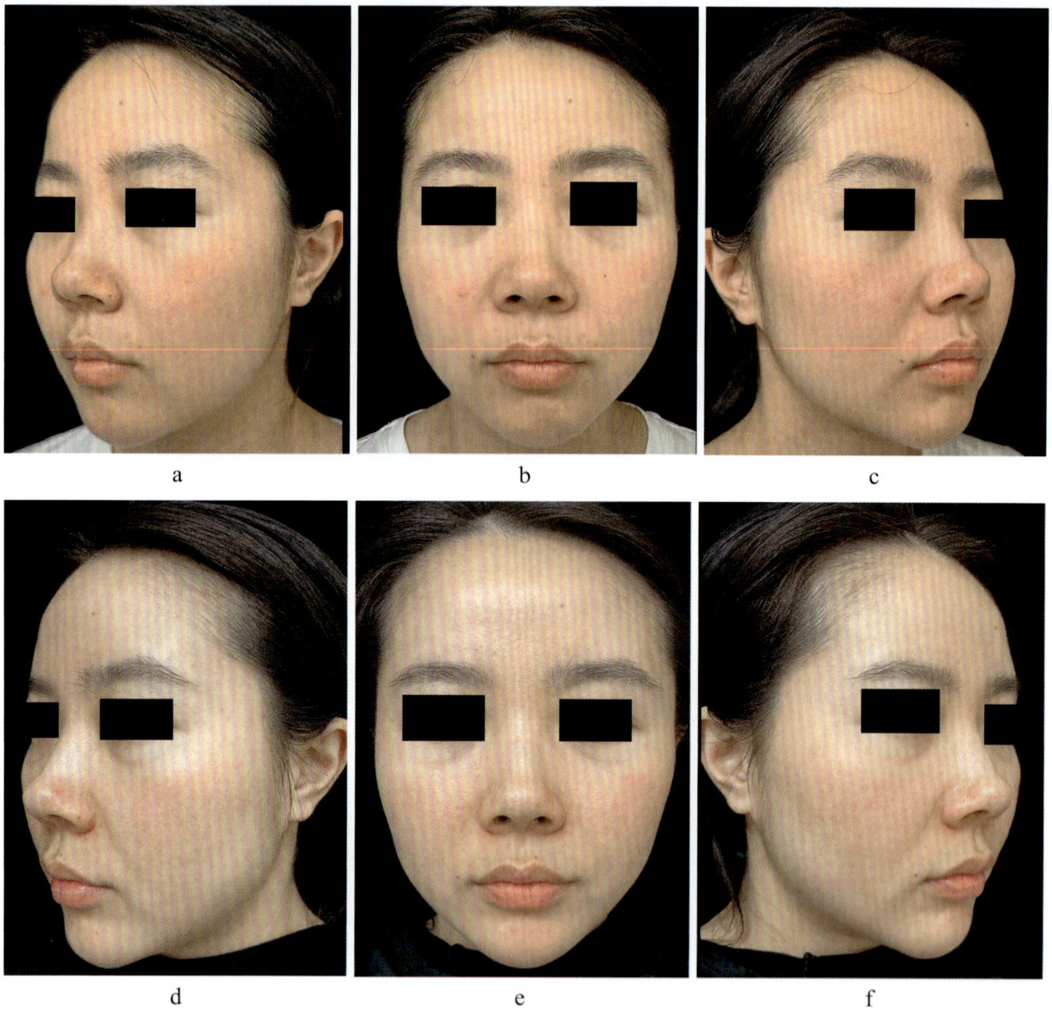

图 7-6 点阵微针射频联合超光子及透明质酸（HA）注射填充治疗

a ~ c. 术前；d ~ f. 给予点阵微针射频（非绝缘针，6 ~ 8 W，200 ~ 300 ms，1.6 ~ 1.8 mm）、超光子（590 nm，三脉冲，脉宽 5.5 ms，脉冲间隔 55 ms，能量密度 15 J/cm^2）、颞区 HA 注射填充（单侧丰颞 0.5 ml）联合治疗。术后 3 个月，可见痤疮瘢痕变浅，肤色提亮，轮廓较前流畅。

第 5 节　射频联合应用肉毒毒素注射

A 型肉毒毒素（botulinum toxin type A，BoNT-A）是临床上应用最广泛的生物毒素之一。它通过抑制神经肌肉接头处乙酰胆碱的释放来减弱肌肉收缩，导致局部肌肉无力。BoNT-A 和各种能量设备之间的联合应用可以针对面部的不同区域，相互补充以达到更好的临床疗效和更高的患者满意度。但将这两种治疗方法结合的最佳方式尚无统一共识，能量装置的热效应是否影响肉毒毒素的活性仍不明确。鉴于治疗的安全性和患者的恢复情况，临床一般建议能量设备治疗后 1 周再进行 BoNT-A 的注射。

一　临床应用研究

1. 点阵微针射频对肉毒毒素活性的影响　国内学者 Jiang 等[18]研究了点阵微针射频（FMR）治疗后注射 BoNT-A 的时间间隔对 BoNT-A 活性及最终疗效的影响。研究招募了 45 名中重度眼周鱼尾纹的女性，根据不同的治疗方法和间隔分为三组，包括仅注射 BoNT-A、FMR 治疗后立即注射 BoNT-A 以及 FMR 治疗后 7 天注射 BoNT-A。在治疗前和治疗后 4 周进行照片对比。然后，建立小鼠模型，通过在不同的时间间隔内联合 FMR 与 BoNT-A，评估肌肉力量、肌肉质量、肌肉营养标志物和重要细胞因子水平。

每组患者均对治疗效果表示满意。FMR+BoNT-A（立即注射）组可以改善动态皱纹，但其他组的疗效更显著（$P<0.05$）。小鼠模型的结果显示，所有 BoNT-A 组在体内均诱导不同程度的肌肉麻痹，但 BoNT-A 组、FMR+BoNT-A（3 天间隔）组和 FMR+BoNT-A（7 天间隔）组的麻痹效果更强，并且切片组织中肌肉营养标志物的表达水平显著上调。

最终研究得出结论，FMR 对 BoNT-A 的活性有一定的减弱效应，并且此减弱效应在 FMR 治疗后持续 3 天。

2. 点阵微针射频与肉毒毒素注射对于眶周年轻化的疗效对比　点阵微针射频（FMR）对于眶周皱纹及松弛均有不错的疗效。Jeon 等[19]对 FMR 与 BoNT-A 注射对于眶周年轻化的疗效进行了比较，对比了这两种治疗方式对眼周静态皱纹的影响。研究纳入 12 名年龄在 20～59 岁的存在眼周皱纹的健康女性。每位患者在左眼周区域接受 1 次 BoNT-A 皮内注射，在右侧接受 3 次 FMR 治疗。在每次就诊（基线、3 周、6 周和 18 周）时评估临床改善、皮肤弹性和主观满意度。

结果显示，注射 BoNT-A 的一侧在 3 周和 6 周时显示出良好的效果，而 FMR 治疗侧在 18 周时表现出更好的改善效果。在皮肤活检中，与未治疗的皮肤和 BoNT-A 注射部位相比，FMR 治疗侧的前胶原蛋白Ⅲ和弹性蛋白的表达增加。患者在 3 周时的满意度调查显示，与 FMR 治疗侧相比，BoNT-A 治疗侧的满意度更高。在 18 周时，两侧的患者满意度没有显著性差异。

研究人员据此得出结论，BoNT-A 注射可以迅速改善眼周皱纹，但效果在 18 周内逐渐减弱。

FMR 治疗对于眼周年轻化则表现出渐进而长期的改善效果。

二 射频联合肉毒毒素注射在皮肤美容中的应用

射频和肉毒毒素注射的联合应用可以针对多种皮肤美容问题提供更全面的治疗效果。以下列举了这两种治疗方法联合应用的常见适应证。

1. 减少皱纹和细纹 射频通过促进胶原蛋白的生成，改善皮肤弹性，减少细纹和皱纹；肉毒毒素注射则可以阻断神经与肌肉之间的信号传递，减少面部肌肉活动，有助于平滑表情纹和动态皱纹。

2. 提升面部轮廓 射频可以刺激胶原蛋白生成，肉毒毒素则可以减少下颌区域的肌肉活动，从而达到提升面部轮廓、改善下颌线条和放松颈部肌肉的效果。

3. 改善肤质 射频可以促进血液循环，增加皮肤代谢，改善肤质；肉毒毒素注射可以减少面部肌肉紧张，减轻皱纹，使皮肤外观看起来更平滑。

4. 改善颈部线条 射频可以刺激胶原蛋白生成，肉毒毒素注射可以减少颈部肌肉的活动，从而共同改善颈部皮肤松弛和颈纹。

5. 治疗瘢痕 对于某些增生性瘢痕，射频可以减小瘢痕体积；而肉毒毒素注射则通过调整肌肉的紧张度，有助于改善瘢痕的外观。

在联合应用射频和肉毒毒素注射时，关键在于根据患者的具体情况和期望制订个性化的治疗计划。这种联合治疗的好处是能够同时从不同的角度改善皮肤问题，提供更加综合和持久的效果。治疗前的详细咨询和评估有助于确定合适的方案。此外，及时的随访和反馈也很重要，以确保治疗的效果和安全性。

射频与肉毒毒素注射的治疗间隔取决于多个因素，包括患者的个体情况、治疗的目的以及使用的具体设备和肉毒毒素产品。一般来说，建议能量设备治疗和肉毒毒素注射应当间隔 1 周及以上，如果间隔时间过短，可能影响肉毒毒素的疗效。

三 典型案例（图 7-7）

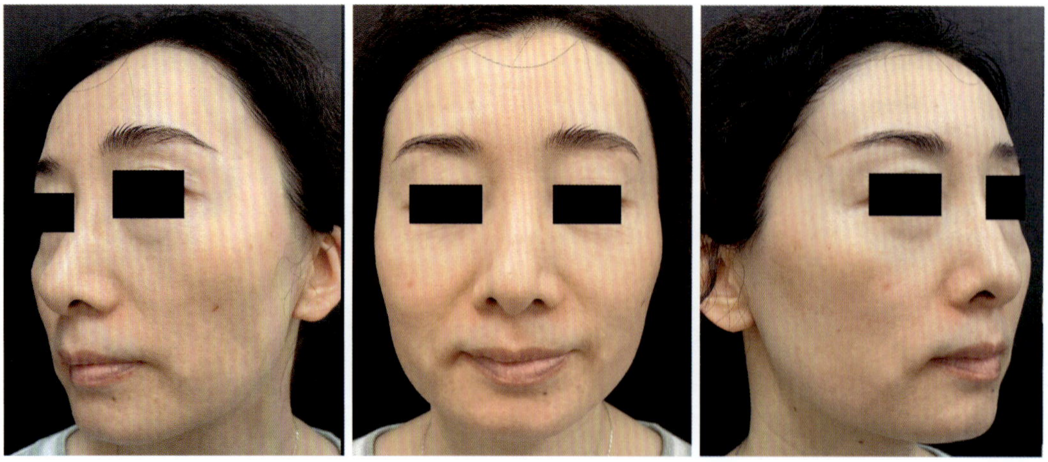

a b c

图 7-7 点阵微针射频联合超光子及肉毒毒素全面部除皱治疗

a ~ c. 术前

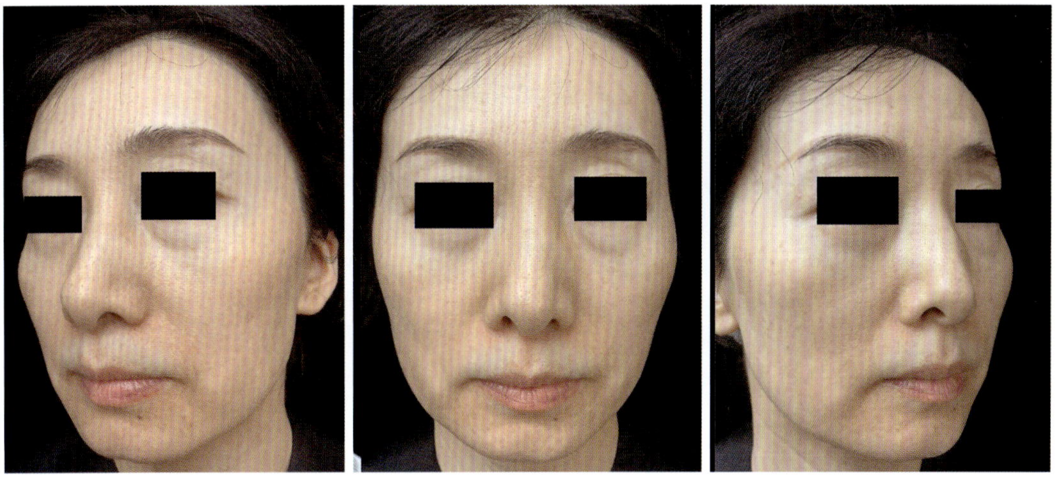

d　　　　　　　　e　　　　　　　　f

图 7-7　点阵微针射频联合超光子及肉毒毒素全面部除皱治疗（续）

d ~ f. 给予点阵微针射频（非绝缘针，6 ~ 8 w，200 ~ 300 ms，1.6 ~ 1.8 mm）、超光子（590 nm，双脉冲，脉宽 3.5 ms，脉冲间隔 35 ms，能量密度 13 ~ 16 J/cm^2）、肉毒毒素 100 U 注射（上面部动态纹 + 颈阔肌）联合治疗。术后 3 个月可见肤色提亮，面部轮廓紧致，上面部细纹减轻。

（周炳荣　丁梓蔚）

参考文献

[1] Alhaddad M, Wu DC, Bolton J, et al. A randomized, split-face, evaluator-blind clinical trial comparing monopolar radiofrequency versus microfocused ultrasound with visualization for lifting and tightening of the face and upper neck. Dermatol Surg, 2019, 45(1): 131–139.

[2] Jones IT, Guiha I, Goldman MP, et al. A randomized evaluator-blinded trial comparing subsurface monopolar radiofrequency with microfocused ultrasound for lifting and tightening of the neck. Dermatol Surg, 2017, 43(12): 1441–1447.

[3] Byun JW, Kang YR, Park S, et al. Efficacy of radiofrequency combined with single-dot ultrasound efficacy for skin rejuvenation: A non-randomized split-face trial with blinded response evaluation. Skin Res Technol, 2023, 29(9): : e13452.

[4] Kim H, Ahn KJ, Lee S, et al. Interactive thermal tissue reactions of 7-MHz intense focused ultrasound and 1-MHz and 6-MHz radiofrequency on cadaveric skin. Skin Res Technol, 2019, 25(2): 171–178.

[5] Tawfic SO, Hassan AS, El-Zahraa Sh Aly F, et al. Fractional microneedle radiofrequency versus fractional carbon dioxide laser in the treatment of postburn hypertrophic scars. Lasers Surg Med, 2022, 54(8): 1089–1098.

[6] Mandavia R, Cariati M, Shahidi S, et al. Combination radiofrequency microneedling and carbon dioxide laser for acne scarring: A systematic review and retrospective case series across two centers. J Cosmet Dermatol, 2022, 21(11): 5672–5679.

[7] Kwon HH, Choi SC, Jung JY, et al. Combined treatment of melasma involving low-fluence Q-switched Nd: YAG laser and fractional microneedling radiofrequency. J Dermatol Treat, 2019, 30(4): 352–356.

[8] Jin T, Pan L, Zhao Y, et al. Treatment of sensitive skin by short-wave radiofrequency combined with intense pulsed light. J Cosmet Dermatol, 2022, 21(11): 5709–5715.

[9] Seok J, Kim JH, Kim JM, et al. Effects of intradermal radiofrequency treatment and intense pulsed light therapy in an acne-induced rabbit ear model. Sci Rep, 2019, 9(1): 5056.

[10] Gao Y, Che Q, He Q, et al. Treatment of periorbital aging with negative pressure fractional microneedle radiofrequency: A self-controlled clinical trial. J Cosmet Dermatol, 2024, 23(4): 1269–1276.

[11] Kim KE, Park JH, Seul TW, et al. Periorbital skin rejuvenation of Asian skin using microneedle fractional radiofrequency. Ann Dermatol, 2023, 35(5): 360.

[12] Zhang Y, Yan M, Mi J, et al. Clinical efficacy and safety of a focused-radiofrequency device on middle and lower face rejuvenation: a retrospective clinical study. J Cosmet Laser Ther, 2021, 23(7–8): 176–183.

[13] Urdiales-Gálvez F, Martín-Sánchez S, Maíz-Jiménez M, et al. Concomitant use of hyaluronic acid and laser in facial rejuvenation. Aesthetic Plast Surg, 2019, 43(4): 1061–1070.

[14] Jurairattanaporn N, Amornpetkul W, Rutnin S, et al. The effect of combined hyaluronic acid filler injection and radiofrequency treatment: A clinic histological analysis. J Cosmet Dermatol, 2023, 22(3): 798–803.

[15] Shao EX, Lim D. Stability of hyaluronic acid fillers after insulated microneedle radiofrequency treatment. Dermatol Surg, 2019, 45(9): 1213–1216.

[16] Lim YK, Jung CJ, Lee MY, et al. The evaluation of efficacy and safety of a radiofrequency hydro-injector device for the skin around the eye area. JCM, 2021, 10(12): 2582.

[17] Płatkowska A, Korzekwa S, Łukasik B, et al. Combined bipolar radiofrequency and non-crosslinked hyaluronic acid mesotherapy protocol to improve skin appearance and epidermal barrier function: a pilot study. Pharmaceuticals, 2023, 16(8): 1145.

[18] Jiang L, Liang G, Li Y, et al. Does microneedle fractional radiofrequency system inactivate botulinum toxin type A? J Cosmet Dermatol, 2023, 22(7): 2008–2017.

[19] Jeon IK, Chang SE, Park GH, et al. Comparison of microneedle fractional radiofrequency therapy with intradermal botulinum toxin A injection for periorbital rejuvenation. Dermatology, 2013, 227(4): 367–372.

第 8 章 护肤品与皮肤抗衰老

医疗美容虽然植根于医疗，但在美学的追求上与护肤、化妆有共通的目标，有许多概念是“互通有无”。有句话也许能说明它们的关系：护肤的尽头是医美。同时，每一个医疗美容医生都应该知道，护肤品特别是一些功效护肤品，是医疗美容效果最大化不可缺少的一部分。指导患者正确使用护肤品，也是医疗美容临床工作中的一环。

医疗美容涉及的护肤品主要分为三大类，一是最基础的保湿防晒护肤品，二是一些皮肤侵入性医疗美容项目治疗前后的修复增效护肤品，三是配合治疗目的的日常功效护肤品（如防治痤疮、抗衰老的针对性产品）。

由于本书聚焦于医用射频治疗，因此在护肤品的介绍中，也侧重于抗衰老方面。还有一些护肤品基础知识的介绍，希望能补充临床医生这方面知识的空白点。

第 1 节 护肤品的基本知识

一 护肤品的概念

护肤品区别于常规药品，其属于类别较宽泛的日化产品，涵盖如人体清洁用的淋洗类产品、保养和滋润肌肤的基础护理品、美化和修饰皮肤的美妆品、美化和保护毛发及指甲的护肤品、清洁和清除异味的口腔护理品，以及各种芳香制品等多种剂型的产品。世界各国和地区大多将护肤品列为个人护理品（personal care products）或精细化学品（fine chemicals），或专用化学品（chemicals specialties）。

护肤品作用于人体表面，包括皮肤表面、毛发表面及指甲表面等部位，不能直接接触伤口或各种类型的创面。

二 护肤品的特性

日常生活中使用护肤品，除淋洗类产品外，均长期反复使用。因此，产品必须保证其安全性。

我国《护肤品安全技术规范》(2015 版) 中对护肤品的原料、配方、微生物指标、包装、标签等提出了明确要求，即护肤品应符合产品质量安全有关要求，经检验合格后方可出厂。

护肤品的使用性更多的是强调消费者选取产品的消费意愿和感官体验。除产品本身需具备的基本的安全性和功效性外，还要从外观、颜色、气味等方面适合消费者的使用需求，能够满足消费者的心理需求和社会属性。合适的护肤品还可以提升消费者的社交力和群体认同感，这是其他普通的日化产品所无法达到的。

护肤品不同于药品和医疗器械，虽不能具备治疗的功能，但在使用过程中也要具有一定的效果，即所谓的功效性。护肤品的功效性可以通过其添加的活性成分的有效性体现，也可以通过皮肤科医生证实或经由各种检测仪器测试，甚至通过一定数量的消费者调查问卷和感官评估数据来体现。护肤品产品及原料的功效宣称也是国家对于护肤品监管的分类依据之一。目前，护肤品研发机构和生产企业可以通过不同的功效评价方法或手段对某类产品进行功效性验证，以支撑其产品宣称。同时，产品的功效性宣称及相应证据也是消费者判断是否选择该产品的重要考虑因素之一。我国《护肤品监督管理条例》中明确要求加强护肤品功效宣称管理，并规定：“护肤品的功效宣称应当有充分的科学依据。护肤品注册人、备案人应当在国务院药品监督管理部门规定的专门网站公布功效宣称所依据的文献资料、研究数据或者产品功效评价资料的摘要，接受社会监督。”

三 护肤品的分类

我国药监局（NMPA）于 2021 年 5 月 1 日起实施的《护肤品分类规则和分类目录》中明确指出：“在中华人民共和国境内生产经营的护肤品，护肤品注册人、备案人应当根据护肤品功效宣称、作用部位、使用人群、产品剂型和使用方法，按照本规则和目录进行分类编码。”表 8-1 和表 8-2 是护肤品根据功效宣称和产品剂型的分类列表，医疗美容只涉及部分类别。

表 8-1 功效宣称分类目录

序号	功效类别	释义说明和宣称指引
A	新功效	不符合以下规则的
01	染发	以改变头发颜色为目的，使用后即时清洗不能恢复头发原有颜色
02	烫发	用于改变头发弯曲度（弯曲或拉直），并维持相对稳定 注：清洗后即恢复头发原有形态的产品，不属于此类
03	祛斑美白	有助于减轻或减缓皮肤色素沉着，达到皮肤美白增白效果；通过物理遮盖形式达到皮肤美白增白效果 注：含改善因色素沉积导致痘印的产品
04	防晒	用于保护皮肤、口唇免受特定紫外线所带来的损伤 注：婴幼儿和儿童的防晒护肤品作用部位仅限皮肤
05	防脱发	有助于改善或减少头发脱落 注：调节激素影响的产品及促进生发作用的产品，不属于护肤品
06	祛痘	有助于减少或减缓粉刺（含黑头或白头）的发生；有助于粉刺发生后皮肤的恢复 注：调节激素影响的、杀（抗、抑）菌的和消炎的产品，不属于护肤品

续表

序号	功效类别	释义说明和宣称指引
07	滋养	有助于为施用部位提供滋养作用 注：通过其他功效间接达到滋养作用的产品，不属于此类
08	修护	有助于维护施用部位保持正常状态 注：用于瘢痕、烫伤、烧伤、破损等损伤部位的产品，不属于护肤品
09	清洁	用于除去施用部位表面的污垢及附着物
10	卸妆	用于除去施用部位的彩妆等其他护肤品
11	保湿	用于补充或增强施用部位水分、油脂等成分含量；有助于保持施用部位水分含量或减少水分流失
12	美容修饰	用于暂时改变施用部位外观状态，达到美化、修饰等作用，清洁卸妆后可恢复原状 注：人造指甲或固体装饰物类等产品（如：假睫毛等），不属于护肤品
13	芳香	具有芳香成分，有助于修饰体味，可增加香味
14	除臭	有助于减轻或遮盖体臭 注：单纯通过抑制微生物生长达到除臭目的产品，不属于护肤品
15	抗皱	有助于减缓皮肤皱纹产生或使皱纹变得不明显
16	紧致	有助于保持皮肤的紧实度、弹性
17	舒缓	有助于改善皮肤刺激等状态
18	控油	有助于减缓施用部位皮脂分泌和沉积，或使施用部位出油现象不明显
19	去角质	有助于促进皮肤角质的脱落或促进角质更新
20	爽身	有助于保持皮肤干爽或增强皮肤清凉感 注：针对病理性多汗的产品，不属于护肤品
21	护发	有助于改善头发、胡须的梳理性，防止静电，保持或增强毛发的光泽
22	防断发	有助于改善或减少头发断裂、分叉；有助于保持或增强头发韧性
23	去屑	有助于减缓头屑的产生；有助于减少附着于头皮、头发的头屑
24	发色护理	有助于在染发前后保持头发颜色的稳定 注：为改变头发颜色的产品，不属于此类
25	脱毛	用于减少或除去体毛
26	辅助剃须剃毛	用于软化、膨胀须发，有助于剃须、剃毛时皮肤润滑 注：剃须、剃毛工具不属于护肤品

表 8-2 产品剂型分类目录

序号	产品剂型	说明
00	其他	不属于以下范围的
01	膏霜乳	膏、霜、蜜、脂、乳、乳液、奶、奶液等
02	液体	露、液、水、油、油水分离等
03	凝胶	啫喱、胶等
04	粉剂	散粉、颗粒等
05	块状	块状粉、大块固体等
06	泥	泥状固体等
07	蜡基	以蜡为主要基料的
08	喷雾剂	不含推进剂
09	气雾剂	含推进剂
10	贴、膜、含基材	贴、膜、含配合护肤品使用的基材
11	冻干	冻干粉、冻干片等

第 2 节 常见抗衰老功效成分

皮肤的老化不是仅单一途径造成的，而是诸多因素共同作用的结果。由于老化的机制、途径不同，抗老化、抗皱类护肤品的研发思路不尽相同。这里介绍一些常用的功效成分和它们的作用机制。

一 类视黄醇

类视黄醇是指具有维生素 A 主要基本结构的化合物及其代谢产物，包括视黄醇、视黄醛、视黄酯和视黄酸。这类物质在体内经过一系列代谢，最终形成视黄酸，与细胞内的视黄酸受体和维 A 酸类 X 受体结合，调节基因表达，进而影响细胞的功能。

类视黄醇的作用还与对金属蛋白酶的抑制作用有关。UVB 照射显著增加了胶原酶、透明质酸酶和溶基质素的产生，这些物质能降解皮肤中的胶原蛋白，导致皮肤光老化。而类视黄醇可抑制这三种有害基质金属蛋白酶的合成，发挥抗老化作用。

类视黄醇改善光老化现象，减少细纹、色素，增加皮肤弹性的同时，有一定的刺激性，可引起皮肤干燥、脱屑、红斑，目前还不明确这些副作用是否与其效果相关，但已经证明皮肤可以产生耐受，在副作用消失的情况下，治疗效果仍可持续。此外，由于此类化合物影响基因表达，有致畸作用，不建议孕妇和哺乳期女性使用。

二 酸类

酸类成分主要有果酸和水杨酸，护肤品通常使用几种酸复配，达到减少副作用、增强效果的目的。

果酸按照分子结构的不同可分为甘醇酸、乳酸、苹果酸、酒石酸、柠檬酸、杏仁酸等。在医疗美容界中，最常应用的成分为甘醇酸及乳酸。

水杨酸具有脂溶性，能够溶解在皮肤油脂中，这使其能够较快地深入毛囊皮脂腺深部，因此在防治痤疮上有独特优势。

酸类的作用原理主要包括以下几个方面：一是可使表皮角质层粘连性减弱，使堆积在皮肤上的角质层脱落，使皮肤光亮、润泽。二是使真皮浅层的肥大细胞脱颗粒，肥大细胞脱颗粒释放的介质有刺激真皮内成纤维细胞的作用，使胶原纤维和弹力纤维数量增加，增加皮肤弹性。酸的刺激能使毛细血管扩张，有改善皮肤血液循环的作用。此外，水杨酸具有一定的抗炎和抗菌作用。

三 抗氧化酶类

抗氧化酶包括超氧化物歧化酶（superoxide dismutase，SOD）、过氧化氢酶（catalase，CAT）、谷胱甘肽过氧化物酶（glutathione peroxidase，GSH-Px）等，是一类广泛存在于各类动物、植物、微生物中的抗氧化剂。它们可清除细胞内新陈代谢等过程中产生的氧自由基，在保护细胞免受氧自由基的损伤中发挥重要作用。

四 维生素类

维生素（vitamins）是天然食物中的成分，既是不可缺少的食品营养素，也是人体最重要的抗氧化物质。维生素 E、维生素 C 和类胡萝卜素等都是天然的抗氧化剂。

1. 维生素 C　维生素 C（vitamin C，VC）也称抗坏血酸，是常见的水溶性食品抗氧化剂，对人体起到一定的保健作用。VC 参与胶原蛋白和组织细胞间质的合成，增强机体免疫力，参与体内多种氧化还原反应，具有抗氧自由基的作用；可增强新陈代谢，影响机体酶的功能和生物活性物质含量，提高组织 pH 值；抑制色素在皮肤的沉着，减少黑色素形成，并能抑制酪氨酸酶活性而祛斑增白；可抑制生物膜中脂质过氧化的过程，从而具有明显的抗衰老作用；对 DNA 有很好的保护作用。

2. 维生素 E　维生素 E（vitamin E，VE）是四种生育酚和四种生育三烯酚的统称，为人体必需的脂溶性维生素。VE 可保护多价的不饱和脂肪酸免受氧化破坏；与 VC 相同，可以预防和阻止诱发脂质的过氧化，减少过氧化脂质的生成，维持生物膜的正常结构。

3. 类胡萝卜素　类胡萝卜素是一类黄色、橙色或红色的脂溶性物质，按照化学结构可以分为胡萝卜素和叶黄素两类，是广泛存在于微生物、植物、细菌、真菌、动物及人体内的微量元素，在植物中主要存在于新鲜水果和蔬菜里，具有抗氧化、抗肿瘤、增强免疫和保护视觉等多种生物学作用。类胡萝卜素中的 β- 胡萝卜素、番茄红素、虾青素、叶黄素和玉米黄质等均具有显著的抗氧化性。其中，番茄红素和β-胡萝卜素均为维生素A前体物质。

五 植物提取物

1. 黄酮类成分 竹叶黄酮具有抵抗自由基、抗氧化、抗辐射活性和显著的抑菌及抗炎作用。在0.005%~0.050%的剂量范围内，能显著地促进皮肤细胞的增殖，并能抑制黑色素的合成，减少丙二醛生成，并提高SOD的活性。竹叶黄酮对皮肤和黏膜无刺激和过敏性反应。同类的还有银杏黄酮，也是强有力的氧自由基清除剂，能有效保护皮肤细胞不受氧自由基的过度氧化，从而延长皮肤细胞的寿命，还能加速新陈代谢，改善血液循环，增强抗衰老能力和细胞活力。芦丁是从槐米中提取的黄酮类化合物，具有抗辐射、抗氧化等作用。

2. 多酚类成分 它是一大类广泛存在于植物体内的复杂多元酚类化合物，多指分子量在500~3000的单宁（tannins）或鞣质，还包括小分子酚类化合物，如花青素、儿茶素、栎精、没食子酸、鞣花酸、熊果苷等天然酚类。植物多酚的大量活性酚羟基赋予它很强的抗氧化性，其主要形式表现为对各种活性氧自由基的清除作用。植物多酚还可以避免细胞中的VC被氧化，与多种维生素具有协同抗氧化的作用。其他多酚类成分如绿茶、葡萄籽、银杏、棉花叶、槐花等提取物，也是护肤品中广泛应用的抗氧化、抗衰老功效原料。

第3节 射频术后护肤品选择及注意事项

射频技术在实施过程中，通过高频振荡电流作用于皮肤组织，产生一定的热刺激，引起胶原纤维的即刻收缩，继而产生创伤后修复反应。无论是侵入性的射频系统，还是非侵入性的射频系统，在接触皮肤时，都会使其产生一定的热损伤性组织学改变。因此，皮肤在射频治疗后总体上处于应急反应状态，具体的皮肤表现则与射频治疗的种类、使用的能量有关。单极射频、双极射频和多极射频属于无创治疗，皮肤反应较轻，会出现轻度红斑、水肿，一般在24小时内消退。射频微针属于微创治疗，皮肤会有微针穿刺孔，需要在24小时内即针孔闭合前进行特殊护理；红肿反应也会更重一些，通常为轻度到中度，2~3天才能恢复。

射频术后护肤品的使用需要根据治疗技术和治疗目的进行选择。本节介绍一些原则，供医生和求美者参考。

一 根据治疗后时间段选择

1. 治疗后24小时内 如果进行的是无创射频（单极、双极射频）治疗，24小时内，皮肤处于应急状态，真皮组织热反应表现为血管扩张、血流加速、渗出增加。表皮由于制冷保护，通常不会超过 40 ℃。无肉眼可见的损伤，但可以推测功能有改变，24 小时内水分蒸发、脂质分泌都会有改变。此阶段需要帮助皮肤恢复功能。推荐使用具有一定舒缓、消炎功能的产品，加强保湿。主要使用霜剂，保护皮肤即可。

如果进行的是微针射频治疗，需要注意防止感染，8 小时内不能用水洗脸，也不建议使用非医用产品（即非无菌产品）进行面膜贴敷。如果面部干、肿等不适感强，可咨询医生，给予医用或特妆护肤品，目的是防止感染、消炎及保湿。通常霜剂更有保护作用。

2. 治疗后 24 ~ 72 小时　急性炎症期基本结束，可以正常洁面，但推荐仅用清水或蛋白类、泡沫少、偏酸性的柔和洁面乳。仍继续加强保湿。不推荐使用面膜。

微针射频治疗后的 24 ~ 72 小时，可根据皮肤反应选择是否需要抗菌消炎处理。通常针孔 24 小时内闭合（表皮无损伤的前提下），可以轻柔洁面和使用保湿霜。

这个阶段不推荐外出，尤其是夏季。如有需要，使用帽子、口罩等硬防晒方式。也可以使用安全的防晒霜，但最好是物理防晒霜，质地轻薄、便于清洗。不推荐化妆。

3. 治疗后 3 ~ 7 天　通常，无创射频治疗后 3 ~ 7 天，皮肤已经恢复正常，可以进行正常的护肤和彩妆的使用，但护肤以保湿、防晒为主，不推荐使用含果酸、维 A 酸类的功效护肤品。

微针射频治疗后 3 ~ 7 天，皮肤可能未完全恢复，但不再需要专业医学抗菌处理，可使用舒缓类护肤品，保湿类霜剂仍是重要组成部分。防晒也很重要，不建议进行户外长时间活动。

4. 治疗后 1 周　恢复日常护肤。

二　根据皮肤状态及治疗目的选择

为了维持疗效，可根据治疗目的在日常护肤中选择一些功效护肤品。

1. 基础护肤　保湿、防晒是护肤的基础，也是护肤品的主要效果，做好保湿、防晒就能达到 70% ~ 80% 的护肤效果。

（1）保湿：保湿成分主要是封闭剂和吸湿剂两大类。封闭剂的作用是在皮肤表面形成封闭体系，防止皮肤中的水分蒸发；而吸湿剂的作用是吸收环境水分，形成皮肤表面更加潮湿的微环境，与封闭剂共同阻止皮肤中水分的散失。

传统的封闭剂主要是一些油脂类，常用的有凡士林、羊毛脂、脂肪醇、牛油树脂、卵磷脂等。吸湿剂主要是一些多元醇类，主要有甘油、丁二醇、丙二醇等。

现在研究较多的一些保湿成分机制较为复杂，但多为与人体成分类似，有良好水合能力的大分子物质，如神经酰胺、透明质酸、尿囊素、吡咯酮羧酸钠、海藻糖、胶原蛋白等。通常保湿成分会选择多种复配，以达到更好的效果。

（2）防晒：防晒产品有两个发展方向，一是将过去的单纯紫外线防晒发展为联合防可见光甚至红外线的全光谱防晒，因为现有研究已经证明，可见光和红外线也可以导致光老化；另一个方向是在防晒产品中加入抗氧化成分，因为阳光要通过氧化反应损伤组织和细胞。

防范紫外线的成分有两大类，一类是紫外线吸收剂，即化学防晒剂，通过吸收紫外线来阻挡紫外线进入皮肤，主要成分有二苯酮、邻氨基苯甲酸酯、水杨酸酯及其衍生物、肉桂酸酯类等；另一类是紫外线屏蔽剂，即物理防晒剂，通过反射紫外线来阻挡紫外线进入皮肤，主要成分有二氧化钛、氧化锌等。防晒产品也同样会选择多种成分复配。

2. 功效护肤品

（1）抗衰老：衰老的原理比较复杂，一些因素和机制尚不清楚。目前的抗衰老成分主要根据已知的几个环节来设计，这里只介绍已经有临床验证的成分。

①抗氧化：氧化是很多衰老因素的共同作用环节，例如光、环境污染都是通过氧化作用损伤组织和细胞。抗氧化成分有 VC、VE、超氧化物歧化酶（SOD），以及天然植物提取的黄酮类、多酚类、花青素等。

②细胞活性剂：主要是指维 A 酸、视黄醇、视黄酯类，这类化合物通过结合细胞核内的视黄酸受体和维 A 酸类 X 受体，激活细胞功能，是公认的“抗老”成分。但其皮肤刺激性几乎与活性相平行，需要在专业指导下使用。

③酸类：能够轻度剥脱或刺激角质层，从而促进角质代谢。用于抗衰老的酸主要是果酸类，如甘醇酸、苹果酸、柠檬酸、杏仁酸、乳酸等。

（2）祛痘：祛痘需要配合日常洁面和护肤，通常推荐较强去污能力的洁面乳，同时配合酸类护肤品。祛痘的酸类建议选用含水杨酸的产品，水杨酸是脂溶性酸，去除堆积角质、溶解多余油脂、疏通毛孔的功能更好。此外，对其他护肤品和化妆品的选择尽量避免含油脂过多及粉类产品。

（3）美白祛斑：防晒是防止皮肤变黑、暗黄、晒斑和老年斑出现的首要措施。抗氧化剂通过稳定黑素细胞，也可算是美白的功效成分。此外，一些特殊的美白成分可以直接阻断黑色素合成所需要的关键酶——酪氨酸酶，包括熊果苷、曲酸及其衍生物、甘草黄酮等。

（王　敏　黄乃艳）

参考文献

[1] 董银卯，李丽，孟宏，等. 化妆品配方设计. 北京：化学工业出版社，2016.